贰阅 ｜ 阅 爱 · 阅 美 好

让阅读走心

让阅历丰盛

张海音

心理咨询实践

张海音

——

著

北京联合出版公司
Beijing United Publishing Co.,Ltd.

图书在版编目（CIP）数据

张海音心理咨询实践 / 张海音著 . —北京 : 北京
联合出版公司 , 2022.1

ISBN 978-7-5596-5666-7

Ⅰ . ①张 … Ⅱ . ①张 … Ⅲ . ①心理咨询—通俗读物
Ⅳ . ① R395.6-49

中国版本图书馆 CIP 数据核字（2021）第 220232 号

张海音心理咨询实践

作　　者：张海音
出 品 人：赵红仕
选题策划：北京时代光华图书有限公司
责任编辑：李　伟
特约编辑：范朝颖
封面设计：新艺书文化
版式设计：冉　冉

北京联合出版公司出版
（北京市西城区德外大街 83 号楼 9 层　100088）
北京时代光华图书有限公司发行
文畅阁印刷有限公司印刷　　新华书店经销
字数 375 千字　　787 毫米 × 1092 毫米　　1/16　　28 印张
2022 年 1 月第 1 版　　2022 年 1 月第 1 次印刷
ISBN 978-7-5596-5666-7
定价：108.00 元

目 录

第一部分

心理咨询师的自我成长

心理咨询是通过非常私密的方式进入另一个人的内心,去理解和领悟另一个人。好的咨询师必须具备五种能力:自我觉察、共情、探索潜意识、成为咨询师的渴望和领悟。

第二部分

心理危机干预的原则与处理

有时候不多做就是最正确的。有些问题往往就出在多做。

第三部分

独创个案概念化，打通治疗思路

临床经验丰富，并不一定是本事大、疗效好，而是吃的苦头多，
最后还能够幸存下来，分享更多处理个案困难时刻的经验。

第四部分

资深心理咨询师告诉你

看得懂，分得清，有方向，你将知道在什么情况下需要做心理咨询，在什么情况下可以建议身边有需要的人做心理咨询。

第五部分

讲好自己的故事

每个个案都有各自独特的防御内心痛苦的方式和风格，但这也会导致咨访关系处理困难，需要咨询师识别并进行工作。个案的改变和咨询师的成长往往是同步发生的。

昨夜又从梦中哭醒——我梦到奶奶了，类似的事情近几年已经发生好几次了。醒来的一刹那虽然知道是梦，但还是感到深深的悲哀，整个身体往下沉，一动也不想动，脑海中反复闪回奶奶无声哭泣的画面，而我坐在她对面怯怯地看着她，什么也做不了……

奶奶生于 1904 年，年轻时就在商务印书馆做装订书籍的工人，算是中国的第一代产业工人，当时可是代表先进生产力的。她性格外向、豁达幽默，做事果断，又极其坚忍顽强。我哥和我是由奶奶带大的。让我印象深刻的是：老式石库门房子的二楼里，住着五户人家，就在那公用灶间，奶奶经常边做饭边和邻居们聊天，结合时事新闻指点江山，调侃讲评人世间的爱恨情仇、酸甜苦辣，时不时地来一点儿"冷面滑稽"，气场大，感染力强，很多邻居都特别敬佩、尊重她。后来我才懂得，敬佩、尊重的背后，还有同情甚至可怜，我也明白了什么叫"本来想做大哥心中的女人，最后却做成了女人心中的大哥"。

奶奶中年丧夫，含辛茹苦地独自带大了父亲和姑姑。但老天真是不长眼啊，奶奶在晚年又痛失她寄予了极大期望的儿子，也就是我的父亲。那时候我才3岁，这对我们全家来说真是晴天霹雳。之后的好几年，奶奶几乎每天以泪洗面。让我印象尤其深刻的是：小时候没有空调，夏天人们在晚饭后都要到弄堂或马路上纳凉，奶奶会一边扇着扇子一边哭唱着痛彻心扉的心绪，引得路人注目。我在边上会感到深深的羞耻和无力，这也是我内心很重要的底色和烙印。现在我们专业领域经常喜欢说"创伤的代际传递"的话题，有时我会感到很可笑：亲生的，当然会传递！那叫血脉相连，生命的传承！那种很深的连接，是语言无法描述的。

把两个孙子抚养成人的责任和使命支撑了奶奶此后20多年的晚年时光。奶奶特别宠我，非常明显，亲朋好友和邻居都能感受得到。任性之余我隐隐有些纳闷：我长得没有我哥好看，不如我哥听话，不如我哥学习用功，我哥还是班干部，我是凭什么"上位"的？应该是我从小练就了捕捉奶奶内心情绪的武功吧，凭直觉"迎合"她的内心需求。我小时候非常调皮、爱捣蛋，常常闯祸惹麻烦，她总是为我操心。记得上幼儿园时，我经常哭闹，不听老师的话，也不好好睡午觉，老师十分头疼，经常向奶奶告状。奶奶就气急败坏地发火，甚至会迁怒老师和其他小朋友，边发火边拿拐杖狠戳地面，凌厉的目光向四周一扫，大家吓得气都不敢出。所以只要幼儿园午睡时有人不听话，就会有小朋友说"张海音的奶奶来了"，有时候老师也会拿此话来吓唬不听话的小朋友。至今我们小学同学（多为幼儿园时就是同学）聚会时说起过去的事情总要提起"张海音的奶奶来了"这个梗。

奶奶在宠我的同时，对我的管束也是很严的。记得我上小学时，学校组织了游泳活动，集体去区里的游泳池游泳。我没有获得准许，就去问老师，老师说："你回去问你奶奶。"回到家奶奶说："学校里说你身体检查不合格，要过几年才能去游泳。"我又去问老师怎么回事，老师支支吾吾的，我非常委屈和恼火，凭直觉觉得肯定是奶奶和老师串通好的，故意不让我去。回到家后我拼命哭闹，还对奶奶说了很多怨恨难听的话。现在想来好后悔啊——奶奶太怕我出意外了，已经痛失了儿子，要是孙子再有什么三长两短，那还怎么活啊。

　　但那时候我根本不懂这些，虽然学习成绩很好，数学竞赛得奖，会做饭、会烧菜、会做其他家务，但真是很能调皮捣蛋，又打架又旷课，小学阶段头就被打破不下五六次，放学后经常被老师留下来，要家长来领，但老师看着奶奶手拄拐杖，朝着地上边戳边气急败坏地为我辩护的样子，也不好再说什么了。回家后奶奶就对我一顿狠揍，用湿毛巾抽，用藤条抽，我总是忍着不吭声。直到我上初一，有一次她打我，我突然生出很大的力气，抓住她的双手一下子把她推到了门背上。她无法动弹，一下子愣住了，一动不动地看着我，茫然的眼神里含着深深的悲哀……从此奶奶再也没有动手打过我，而我也明白了，她老了，打不动我了。从那以后我懂事很多，学业方面也更加开窍了，中考考上了交大附中，再后来不管是学业、家务、工作、恋爱还是结婚，都没有让她多操心。在上海第二医科大学（2005年，与上海交通大学合并，成立上海交通大学医学院）学习时自然而然地决定了今后要成为精神科医生。

　　这几年，我的人生到了一个新的阶段，也越来越多地想梳理一下自己的过去，所以会常常想起奶奶，那个我既往生命中最重要的人。本书收录的文字，有很多是有感而发，也是职业生涯一个阶段的见证。以此怀念奶奶。

张海音

上海徐汇区

　　故事，通常是跟儿童联系在一起的，喜欢听故事的是儿童，而童话百分之百都是故事。但是在心理治疗领域，故事超越了儿童的范围，延伸到了成年人的精神世界。故事治疗和叙事治疗都是独立的后现代治疗学派，此外故事本身也被赋予了某种终极意义。这一终极意义的具体表达是：活着，就是要讲好自己的故事。

　　先说说有些人为什么讲不好故事。一般说来，有两个原因。第一，你的先辈们，他们就没有讲好自己的故事，这个惯性以藏匿于基因的方式传给了你。没有人是基因的对手，你也不例外，所以你无力讲好自己的故事。相信这个原因的，被视为生物学派。第二，仍然是这个惯性，不在生物学层面，而在关系层面，用一切我们知道的和不知道的方式，传给了你，同样使你既不愿也不能讲好自己的故事。相信这个原因的，是非生物学派。

　　如果天空中有一双眼睛，千百年来一直看着人间，那它每天都可以看到这样的情景：有些人读着自己的故事，流着泪说"可惜了"；另外一些人读着别人的故事，也流着泪说"可惜了"。这背后的潜台词是：每个人本来都可以讲好自己的故事。如果一个人来到这个世界是因为天意，那他讲好自己的故事也算天意。帮助他人讲好自己的故事，则是顺从天意，替天行道，而做这件事的，或者以此为职业的，一定有心理咨询师。

海音曾经同时是中国心理卫生协会精神分析专业委员会、森田疗法专业委员会、内观疗法学组的主要领导，责任不可谓不重大。当年，上海市心理咨询中心大楼开张一年有余，出现了亏损，领导慧眼识珠，让海音出任心理咨询中心主任，一年后就扭亏为盈。需要强调的是：这一盈利不是通过榨取病人利益实现的，而是通过在法规范围内的管理变革实现的。在这一点上，作为一个上海"土著"，海音的天生精明得到了升华。他还同时担任心身科病房主任十几年，该科在很多人眼里，排名都是全国第一。尤其令人钦佩的是，他退居二线之后，有好几位专业人员可以替代他的位置，相比后继无人的情景，这说明他一直都在深谋远虑地操心事业本身的天长地久。

上海市精神卫生中心是中国最好和最大的精神疾病专科医院，也是生物精神病学的堡垒。在这样一个地方植入非生物学理念、开展谈话治疗（所有心理治疗都可以称为谈话治疗），难度可想而知。20多年来，得益于历任院长的智慧、胸襟和远见，加上以海音为首的具体执行者的老成谋国，各学派的心理治疗都得以在上海市精神卫生中心顺利生根发芽，跟生物学传统相处得一团和气。促成这一切的，绝不是人际交往的那些小技巧，而是人格层面的大成熟。在更大的背景上，即全中国的生物精神病学和心理治疗的关系上，冲突变得越来越少，和谐越来越多，这也跟上海市精神卫生中心的典范作用有显著关系。千秋功德，此时已可评说。

在专业上，海音也相当活跃。他的课程几乎涵盖心理治疗领域所有重要话题，这构成了本书的基本框架。现在很多人都在讲课，海音讲课的特点是直指要点，这对听惯了病理性赘述的人来说是一种难得的享受。海音还一直坚持在临床一线工作，这使他的课程内容有源头，似活水。

海音的故事很精彩。心理咨询的目标不是让来访者变成百无一用但道德高尚的圣人，而是要他们变成能够解决具体问题、对自己和他人有用的人，专业的说法叫提升自我功能。所以，咨询师自己首先要有用。海音在现实生活中显然是十分有用了。

如果要我用最简洁的词描述海音和我的关系，那我的回答是"酒肉朋友"。在我需要回忆温暖的关系以抵御形而上或形而下的寒冷的日子里，脑海里无数次出现海音的形象：他作为东道主坐在上海某餐厅里等我，或者是在武汉我的工作室里拿大杯子喝白酒，全都跟吃喝有关。

学精神分析的人都知道，与吃喝有关的关系就是最深的、最接近灵魂的关系，因为灵魂是我们吃喝的时候看着的那些人变成的 —— 最早的那个人叫母亲，后来的那些人叫朋友。

曾奇峰

2020 年 12 月 13 日

武汉东湖纯水岸

推荐序 2

功夫在外有秘籍

海音让我给他的新书写序，他说书的内容繁杂，所以我可以杂写，我没看书相当于盲写，这很像精神分析师在探索潜意识，就是我其实不知道他在想什么，但他想让我写出我知道他在想什么。一个初见我的来访者说："施医生，您肯定能治好我的病，因为您是专家，您肯定知道我为什么得病。"

我们将海音的这种认同称为原始信任感。我们在一起喝酒时，先喝白酒，后喝红酒，在上海还得喝黄酒，最后海音把所有酒掺一起，说："不管了，都喝了。"他把一切交给酒，其实是把一切交给大家，之后陷入全然不知的状态，发生什么他全然不知，也全然不管，在大家手忙脚乱时，海音夫人来了一通电话，他一下回到了尘世，告诉夫人她找的钥匙在哪个柜子的第几层，之后又陷入托管状态。大家都是相处了几十年的同学，于是对海音抬的抬，抱的抱，而海音陷入了拈花微笑的状态，一种常人难以企及的出神状态。因为海音是国内森田治疗的顶尖专家，所以我们认为，这是他的书外功夫，把人际关系拉乱而不淫，然后趁势获得治疗效果。

几年前，海音胃痛，心想这是吃多了，于是上跑步机锻炼，却越跑越痛，到医院做胃镜，一切正常，过了几天才被发现心脏出了大问题，于是就变了一个人。记得他病后一个月左右我们专程飞去上海看他，他同以往一样亲自下厨，不断地做菜、上菜，而且个个都是硬菜，他自己居然不吃。他看着我，笑着说："吃吧吃吧。"这让我想起一个临床例子：女子患贪食症，结果她带丈夫来看病，说我想吃的时候就让我丈夫吃，你们给我治病，也得给我丈夫减肥！

森田疗法的一个操作是将人关在一个房间一周，顺其自然，海音弄过一个"精神分析与孤独十讲"的课程，看似热闹的背后，他其实是很孤独的，但孤独是一种高雅的爱好，它不同于杯觥交错的热闹，也不同于独居一隅的寂寞，它是乘风归去、高处胜寒的感觉。

一年前，海音突然宣布退出江湖！从此，江湖只剩海音的传说。一年过后，他从过度减肥的枯槁形象回归正常，这次突然致电久未联系的我，说："老施，来份序！"遂重出江湖。

这本书，估计就是海音的修炼秘籍，我顿时脑补小岳岳的魔幻表情：好期待！

施琪嘉

2020 年 12 月 1 日

武汉莱顿园

　　心理咨询师就像外科医生，讲究操作能力。纸上谈兵很难解决来访者的实际问题。所以得有人传帮带，最好能够手把手、一招一式地传授。因为理论的东西往往是抽象思维处理过的内容，语言文字能表达得很清晰，但是到了实践中就会出现变化无穷的现象，会令人眼花缭乱，不知所措。有了督导师的引领，才能练成火眼金睛，透过纷乱的现象，提取本质特征。而想要做好一名心理咨询师，就需要知道自己应该具备怎样的知识和技能，什么样的书能帮助自己，也需要知道跟什么样的人学习会早得"真经"，少走弯路。

　　在本书中，你会看到心理咨询师能力建设的三部分内容：系统的理论学习、精到的技术运用和清晰的自我觉察。

　　系统的理论学习：理论学习要系统完整，忌讳望文生义、东拉西扯。碎片的理论只能抒发感慨，无法有效指导咨询和实践。所以需要跟随系统的理论介绍学习理论。

精到的技术运用：技术运用要学啥像啥，不能照虎画猫，不要随意拼接。运用之妙，存乎一心，这需要手把手的带教模式，跟随一位资深的咨询师，让他以案例督导为基础做教学引领。

清晰的自我觉察：咨询师犹如照人的镜子，对自我了解得越多，在会谈中就越容易去除自己的干扰，更清晰、准确地反映来访者内心的真实面貌。这需要做自我体验式的精神分析。

此外，你还可以看到心理咨询流程的四大步骤：粘得住、看得懂、玩得转和脱得开。

"粘得住"，即建立咨访关系：稳定、安全、包容、有所限定的关系是保证咨询工作持续进行的基础。

"看得懂"，即建构概念化理解：建构理解基于不同流派的理论基础，为的是解读内心世界，并以此为路径，帮助来访者了解内心世界的丰富内涵，达到对自我的感悟和理解，进而探寻发展、改变的可能。这不是为了宣示真理，更不是咨询师用于比试武功高下的宝典。多掌握几套理论，咨询师选择工作路径就更灵活，适应的来访者类型就更多。在实践中，既要强调理论的系统完整和细腻具体，还要不局限于理论的表达形式。要看到鲜活生动的人，而不只看到一个案例模型。

"玩得转"，即干预改变：干预改变从一开始就发生着，并随着咨询的进程逐渐展开。在一个治疗性的关系中，随着对自己的理解，很多变化已经在潜移默化地发生了。这就要看咨询师是否能够看得见、看得懂这些变化，并继续引领、促进这些变化。

"脱得开"，即分离结束：咨询的意义在于来访者能够获得自我主导生活的能力，离开拐棍独立前行，而不是永远挂着咨询师这个拐棍。作为一个优秀的专业人员，要为来访者能够离开咨询师这个目标而工作。

所以这本书既有系统的精神分析心理治疗理论的讲解和技术督导的内容，也有对重要的专业主题的研究探索，还有对常见生活话题通俗易懂的讲解。相对系统、完整的框架给专业的心理咨询师提供了提升能力的参考书，而通俗易懂、烟火气十足的风格也满足了普通读者接受心理学启发的需要。

　　作者海音教授是一位既有丰富的临床实践，又能兼容多个心理治疗流派理论的好导师。我俩曾经密切搭档十余年，共同主持过多种形式的精神分析心理治疗连续督导和理论教学。我原先只知道他对精神分析治疗的理论掌握得精准细腻，技术操作融合了性格、为人处世的慈悲厚道，与人交流的共情能力超强。令我刮目相看的是，2017年春天在西安大雁塔下举办的一场文化心理论坛上，他的演讲"森田疗法在中国：东方的心理治疗理念如何体现在设置中"，一个小时内洋洋洒洒，把十几个不同心理治疗流派的重要特征点评得十分精准、清晰、透彻，对东西方文化理念如何影响治疗的思考深刻而感性十足。我在台下听得振奋不已，等他讲完立刻上前握手，期待他把自己多年深刻的思考和珍贵的体验编辑成书，惠及更多人。

　　终于等到这本汇集了海音教授独到智慧的著作出版，这不仅仅是他个人的智慧，也是中国心理治疗学界的财富。我期待再次拜读，并和他继续切磋。

张天布

2020年12月3日

西安终南山

第一部分

心理咨询师的自我成长

心理咨询是通过非常私密的方式进入另一个人的内心，去理解和领悟另一个人。好的咨询师必须具备五种能力：自我觉察、共情、探索潜意识、成为咨询师的渴望和领悟。

心理咨询如何生效？

　　"心理咨询如何生效"，虽然做了一个视角切入，我仍然感觉题目比较大，但这一篇不是讲循证的研究，更多的是一个人的体验、体会，分享我觉得在实践过程中需要或者可以帮助来访者的东西。

　　一个人在一个阶段内有固定的频率，比如每周一次，找咨询师。两个人做什么呢？这一过程意味着什么？两三个月过去了，两个人之间到底发生了什么？这是我们非常关注的，而不仅仅是关注理论、技术。我们对一个人的心理问题是怎么产生的有一个假设 —— 一个人早年成长中未被处理的冲突会潜移默化地影响他的现在。但是有了这一个假设，要重新处理未处理好的创伤、心理冲突，并不是靠意识层面的努力就可以做到的。有的时候会有人说，我要探索自己内心的任何东西，我什么都不害怕、不回避，我很有勇气，已经下定了决心，什么问题都可以讨论。但是我们知道，有一些问题不在我们的记忆层面，主观意识控制不了。

退行

我对退行的理解是：走进内心潜意识，或者说内心深处，一个人如果感到比较安全，就会退行。比如我参加中学、小学同学聚会，自己好像变成了以前的自己，为什么可以这样？因为比较安全，从小一起长大的，没有什么好防御的。但是第二天在办公室里不能这样，因为那样的身份、角色不合适。因此在心理咨询的过程中，咨询师要通过一定的设置，创造一个比较安全的氛围，这有助于来访者逐步退行，进入自己的内心。但是情感上的安全感不能靠理性解释，也不能强求。

在一小时或者五十分钟的咨询中，来访者不管时间、空间，回到曾经的内心体验，但是一次咨询结束后，来访者要回到现实，演好自己的角色，让自己进入很痛苦、很难受的状态，这对来访者的自我功能是有要求的。换句话说，来访者每周见一次咨询师，在这个过程中，他不断摇摆，要感性地回到内心，又要理性地回到现实而不至于完全崩溃。我认为这是一个修炼的过程，需要咨访关系的支持。这也是一个逐步的过程，不可能一蹴而就，有的时候会有阻碍甚至走不下去。

设置

心理咨询不同于朋友之间、同学之间、亲戚之间的交谈。有一些人，不是做心理咨询的，但也很善解人意，很会开解别人，能解决一些问题，别人也很信任他们，那跟他们交谈算心理咨询吗？这就要提及能体现专业的设置了。

设置非常重要，没有设置框架的建构，很多东西就流于一般。如果我们有多种身份，比如我跟你是朋友，你有困难打电话给我，倾诉也好，问也好，我有空肯定多听，没空我也不能说不听，也不能说不愿意听，因为我以后还得跟你相处呢。我希望给朋友留下好印象，所以找一个借口，说自己正在忙，有空再打回去，这都是我们现实中的朋友会做的。

但是有了设置，满意还是不满意、问题有没有解决，立刻显现出来。一次咨询多少钱，朋友之间不会提这样的要求，因为这属于彼此间的情感联络、"献爱心"。因此从精神分析的角度讲设置很有意义。

疗程长短决定咨访关系的深度跟走向。精神分析喜欢做长程的，双方讨论好时间，至少半年以上。长程无形中会有一定的安全感，允许较深的内心探索，因为有时间处理。如果是短程，时长三个月，一周一次，基本上点到为止——伤口刚打开就结束了，没有机会处理，所以人们不会把自己的伤口全扒开，扒开就是二次创伤。我看到许多方法很有冲击性：一个团体互动，大哭大叫，充分走进内心，从早到晚，一共五天，结束后散伙，很多人都会受伤害——我好不容易暴露自己，却没有人善后。长程给人的感觉就是能逐步走进内心，有时间跟咨询师共同面对走进内心带来的负面反应；时间相对短一点儿的咨询会偏向行动，促进现实的能力。生活中其实也是这样，比如我们科室来了一位进修医生，还来了一位新同事，无形中大家对这两个人的态度肯定不一样，相对来说，会对进修医生更客气，因为进修同事是客人，要回去的，而新同事是要和大家长期相处的。

费用也有象征意义。如果我们做义诊，不收费，会发现自己讲话相对轻松。如果我们收费，一次收两千元，每一句话都要掷地有声、铿锵有力。费用并不是仅仅给人更大的责任和压力，它在一定程度上象征一个人对物质欲望的把握。换句话说，收费很高，会给人很贪婪的感觉；收费很低，好像不允许自己追求欲望，非常节制，对自己很苛刻。如果我们以此为生活来源，就应该收钱，这是市场行情。在正常的收费问诊中，如果我们把自己看得很低，引导来访者对自己好一点儿的时候，来访者听不听？他会看我们有没有能力对自己好一点儿，这不是言语能做到的，要靠引导，引导能改变一个人。

除了疗程长短和费用，设置中还有很多方面具有象征含义，而我们所有的咨访关系都以设置为基本点。

早年情感关系模式会影响现在

早年情感关系模式会影响现在，如果没有这个假设，我们很难操作。我们希望咨访关系中能呈现这个模式。

例如，很多年前，我碰到一个年轻妈妈，孩子一岁多。她结婚已经七八年了，原来和丈夫的关系挺好的，他们是同学，大学里恋爱，后来结婚了，所以不存在没有感情基础、不了解、不适应的问题。可是，半年前，她开始莫名地跟丈夫发脾气，现在一件很小的事情就能让她情绪爆发，而且爆发得挺厉害，门都被砸了一个洞，但事后她又很后悔。这样很伤感情，很影响家庭稳定，她想认真解决，于是买了夫妻相处的书来看。夫妻如何相处靠看书大概是不行的，书看得很认真，但是碰到小事，她还是容易爆发。来访者也会自我反思，说自己不好，说自己原来不是这样的人，自己之前很善解人意。确实，来访者修养比较好，就像大家闺秀。

她结婚以后跟娘家没有来往，没有人帮她带儿子，她跟婆婆的关系很好，半年前儿子半岁的时候，婆婆表示愿意帮她带孩子。但婆婆不在上海，在另一个城市帮她丈夫的兄弟带孩子，想把她儿子接过去一块儿带。一开始她有点儿担心孩子不跟自己一起生活会不会有什么问题，但是婆婆安排得挺好，从丈夫兄弟家开车去她家只要两个小时，每个月婆婆带着孩子在她家住上两三天，平时再多些视频通话。

她小时候的经历比较特殊，因为她母亲跟她奶奶的问题，她从小跟母亲过度分离，跟伯父伯母长大。她在咨询过程中经常提一个问题："张医生，我儿子半岁起就不和我生活在一起，他长大后会不会有什么心理障碍？"第一次问时我回答说："不会吧，你儿子有这么多人爱他，你也经常看到他。"当她第三次问我同样的问题时，我开始警觉，她其实不是在说她儿子，而是在说她自己，她跟儿子的分离触动了她早年分离创伤的痛苦经历。

她的成长经历、家庭环境使得她以她的方式应对自己的孩子小时候没办法跟父母在一起的局面。她学习成绩很好，考上了很好的大学，工作也很好。每个人的触发点不一样，她的触发点在于当她成为母亲，再次遭遇同样的事情，虽然这件事情在现实中不是很特殊、很多人都经历过，但她会莫名烦躁，她自己也没意识到这会影响她的情绪。孩子不在自己身边，她会烦躁，然后对丈夫发脾气，丈夫感到无所适从，觉得"我也没做错什么，你怎么老跟我发脾气"。我们总是把愤怒指向最亲密的人，但是她丈夫很难站在她的角度，很难看见她发脾气是因为早年的创伤。

要改变，首先要允许参与

一个人早年的情感关系模式会在咨询中重现，换句话说，咨询中我们跟来访者的关系模式有一部分是病理性的。比如一个人从小到大非常依赖权威，跟咨询师建立关系也会非常依赖，明明他要改变这个问题，怎么又弄成老样子，当然他是身不由己的。为什么给他带来困扰的模式会再度重现？我们强调潜意识会企图逆转以前坏结局的模式，我理解这差不多像创伤后应激障碍（PTSD）中的闪回。人的本性是回避痛苦，遭遇创伤为什么还闪回呢？为什么没有启用压抑的防御机制？为什么没有启用解离的防御机制？怎么在脑子里回忆创伤的画面呢？其实一个人总是回忆痛苦的情景，有点儿相当于如果我再次回到那个情形，可以逆转坏结果，当然现实中不可能。或者比如我们都熟悉的情境：我在外边偶然跟人发生冲突，很吃亏，回到家里就想"他骂我一句，我怎么没回他一句；他推我一下，我也可以推他一下"。已经吃亏了还想它干吗？因为不甘心，好像想想可以重新来过，可以逆转局面。

一个人复现以前的模式，从积极的角度讲，是希望有人帮他终结不好的结果。比如我一贯很任性，希望碰到一个人，既能支持理解我，又能终结我这种模式，这是潜意识的企图。如果没有这个企图，很难想象一个人一周找一次咨询师，说那么多，还要付钱，最后没什么东西拿回去，下周还要来，继续说痛苦的事情。干吗呢，这不是自虐吗？其实，来访者内在是希望改变。我们唯一能做的，是咨访关系中他重现模式时以与他生活中不同的方式来回应。如果我跟你是朋友，我对你有一些看法，我一辈子不会告诉你，因为我们以后还要相处。但是作为咨询师，我们要做的就是把真实感受反馈给来访者，让来访者有机会看到自己在人际互动中让别人有什么样的感受，或者有什么样的模式，这是我们强调的。

现在的精神分析强调，模式不在咨访关系中重现，咨询师解释得再多，来访者有再好的自我洞察，他在现实中的改变也不会太大。很多来访者在起初非常有感觉，感到我提供了很多看待他们内心活动的新视角和新思考，对他们触动非常大，但是现实中他们的问题并没有解决，模式也没有改变。我们知道，虽然道理都明白，但不一定有真的改变。几个月下来我自己也很沮丧，自己分析得那么透彻，讲了这么多道理，他们也有很多领悟，然而没什么用。他们会察觉到我有一些沮丧，有的时候会叹气。下一次我发现情况不一样了，他们有点儿改变，因为他们发现我也不过如此，他们发现别人再努力也帮不到自己，最后还是要自己动起来。

这是一个过程，我们先要进入这种模式，成为移情目标，不被仇视。不被移情，基本上是没有关系可以建立的。通过我们的自我察觉，通过此时此地的环境，去重现和处理。被消化的投射有助于来访者再内化。我们要确保移情浮现出来，并成为咨访关系的一部分，最后以不同于来访者习惯的方式给他回应。比如一个人在生活中总觉得自己不行，很依赖别人，别人会感觉不满足他就是对不起他，我们在咨访关系中也会被激起这种感觉。刚开始我们可能会身不由己地关心他，但是到后来，是不是自己也陷入其中，不得不每次都照顾他？我们要以不同的模式回应，看他能不能自己解决问题。

关注来访者当时最担心的问题

心理咨询强调关注来访者当时最担心的问题，哪怕是表面上的问题，我们也要回应来访者。一开始就抓来访者的关键问题，这是在满足咨询师的需求，而不是满足来访者的情感需求。我们很难要求来访者在咨询刚开始时就很有觉悟，能够呈现自己最关键的问题，而要从表面，从他最担心的问题开始，优先处理这些问题。一般人只是感觉自己出了状况，不对劲，希望有谁能帮助自己不那么苦恼，自己愿意花点儿时间花点儿钱改变生活方式，每周见一次咨询师对他来说是一个改变。一个有痛苦的来访者，一个咨询师，双方很容易建立理论上的关系。共情、情感连接是非常重要的，允许来访者跟咨询师建立关系，允许他参与到关系中来，咨询师肯定要立足于他情绪的反馈，这也是共情的基础。

心理咨询要求心理咨询师不给建议，这不太可能，其实我们都给过建议的，特别是在早期阶段。如果我们因为自己是专业的而不给建议，这么解释没错，但会让来访者觉得我们不想跟他"玩"，他担心的问题我们不担心。所以我们给建议很简单，无非就是让来访者感觉我们在和他一起担心，对于他担心的问题很伤脑筋，而建议是不是深奥不重要。也就是说无须特意给建议，而是抱平常心。如果真的感觉来访者非常需要，特别是刚开始阶段，给一个具体的建议也没错。关键是我们要知道自己这么做意味着什么，为什么这个时候很想给他建议，事后要有这样的察觉。有时我们不给建议，事后察觉更重要。

有的来访者问题很严重，很痛苦，但是咨询一两个月后好了很多，这是移情性康复，是短暂的。一个人能承接自己的情感，许多症状就暂时不需要了，但之后他会有波动。移情性康复是一个标志，表明咨访关系处在一个理想化的阶段，关系建立起来了，可以朝更深的地方走。

投射认同

对于投射认同，我的理解是移情和反移情潜意识的互动。当我们建立了设置，然后又建立了咨访关系，可能咨访关系中会重现病理性关系模式。重现了，我们就要去识别、解释、面质，首先要知道自己为什么和来访者形成这样的关系。像有依赖特质的来访者，我们跟他一接触，马上就会有一种感觉：他很有领悟力，很配合，他对自己很有期待，只不过环境不好，所以关键的几步没走好，稍加培养他会很有前途。所以我们很喜欢帮他，帮到后来我们会感到耗竭、无助 —— 说了这么多道理、做了这么多努力，却什么也解决不了。怎么会这样呢？为他付出这么多！因为他从小习惯这一套模式，只有这样他才能感到依恋关系的存在。这样的人在生活中匹配什么人？匹配喜欢为他做事、保护他、给他建议和忠告、规定他的人。当然他最烦的也是别人控制他，他觉得自己行，又希望别人为他负责，非常矛盾。反过来说，我们感到一个人很弱，我一帮，他就行，我们会感觉自己很强大。

有些来访者觉得自己可以照顾咨询师。我碰到过这样的来访者，非常善解人意、体贴，有时候会说"今天你也很辛苦，正好我也有事，我们早点儿结束，我这个问题不是一天两天能解决的，以后有时间再讨论"，一股暖流涌上我心头，感觉自己被照顾了。可我又一想，不对呀，人家花了钱、花了时间，是需要我帮助的，怎么会反过来帮助我呢？来访者会为我们做很多事情，牺牲自我，让我们很感动也很内疚，而且都是提前做好，有点儿像孩子把所有的家务都料理好，不是等父母回来才做，这种模式马上会在咨访关系中重现。咨询一开始我们就会感到，如果没有他的引领，心理咨询的方向就会出错，他会非常清晰地把自己的问题呈现出来，他对这个问题的领悟程度大概是读了三年心理学的研究生都达不到的。我们有困难、疑惑的时候，他会很敏感地提醒我们，会让我们觉得自己在接受他的督导，而且他也挺客气的，不会让我们的这种感觉太明显。他会站在他的角度，说："毕竟你是咨询师，还是以你的意见为主，我的一些不成熟的想法供你参考。"最让我们懊恼的是他讲得很对，显得我们技不如人。想承认自己不如对方，却不甘心，这会激发我们跟他的竞争，激发我们做得更出色，否则我们就对不起这个专业角色。但是我想，这可能也是他的问题所在，夸张地说他传递出来的信息是：你活不下去。有的领导也会这样，平时很主观、很霸道、很独裁，但是出了事情大家都会想到他，因为只有他可以把局面收拾好。

在给青少年做咨询时，我们经常碰到很多父母，对孩子控制得很严，管得很多，所以会有这个问题那个问题。我们会要求父母少管点儿，鼓励孩子独立成长，父母有时候很委屈、很懊恼，但是想想提要求的是医生、是权威，就只能听。刚开始因为我们做了这样的努力，孩子跟我们走得很近，咨访关系很好，但几个月下来，孩子出了点儿状况，闯祸了，我们打电话给孩子父母，问他们孩子出了状况怎么不管，父母马上会说"是你叫我们少管的"。出现困难的时候，我们希望管孩子的父母出现，但是当我们希望可以做点儿什么的时候，又希望父母不要来管。讲这个无非想强调一点，这样的父母身不由己地从小被赋予了责任：都要我来管，我不管谁来管？你们能处理好问题吗？如果你们像样一点儿，我也不用操心。其实什么叫处理好？每个人的标准不一样。我们在咨访关系中可以体验到这些模式。

面质

看到关系模式后怎么办？要呈现给来访者，要进行面质。我们有的时候分析来访者有什么问题，其实是一种防御，讲是没用的，关键看我们怎么回应。所谓面质投射认同，就是真实的回应，而解释是靠认知语言，属于前语言时期，很难触及本质。当然现在精神分析也强调，人格障碍层面的问题更多的是前语言期的，是因为前语言阶段形成的一些心理冲突还没解决好。像神经症水平的个案有一定的承受冲突的能力，我们可以通过解释让他获益。但对于人格障碍层面的问题，我们分析得再深刻、再透彻也很难改变他，他是要看你怎么做。

防御机制中有一种叫色情性移情，呈现后会把咨询师卷入乱伦或者非道德所能接受的色情行为中。来访者会讲自己的性爱细节，讲高潮，很真诚地讲自己过去的事，我们会发现不对劲，听他讲述就像在看三级片。但是不听也不好，来访者很真诚地在暴露自己的隐私。一次咨询下来，发现听他讲还挺开眼界的，但又觉得自己有这样的感觉不对，显得自己很不专业。其实我们需要跟他表明一个态度：咨询师并不是通过性才能感觉他有价值。不知道大家有没有这种经验，轮到自己值班就接到骚扰性质的热线电话，是男性打给女性咨询师的，几十年如一日，总是讲自己性方面的苦恼，讲出来他比咨询师开心多了。当然这是表面的，每个人内心都有自己苦恼的方式。面对这种方式，我们要向他传递很明确的信号，让他感觉到我们在处理过程中，并非允许他无休止地呈现这部分，而是把他潜意识的目的摊开来放到台面上，让他看清楚自己此时此地正在说的究竟是什么。

面质时，来访者会很愤怒，说自己不是这么回事，我们误解了他，会有这种防御。所以不是一次面质就能让来访者领悟，咨询师需要不断坚持。大部分人都比较喜欢和谐，不希望场面难堪，或者说我们希望尽量不要有冲突性太强的场面，但是如果有指向负面的情绪，不把它摊开来说，可能伤害更大，两个人的关系也是不真实的。如果来访者跟我们说他感到很糟糕、很寂寞，没人理解他，他也不知道为什么来找我们。我们会很奇怪，会想：我不是帮到你了吗？你也觉得对你有帮助，怎么今天突然翻脸不认人了？我们每个人的焦点不同，对于他的话，我们可以把焦点放在低落的情绪上——他最近情绪不好，才讲这些话，或者把焦点放在压力上——他最近遇到了什么事，才会讲这些话。当然更多的，咨询师还是应该有一定的敏感性——来访者跟我们讲的这些话可能都是指向我们的。这就是负性移情，要跟来访者面质。把正面的和负面的放到一起摊开来说："看来你对我很失望，你原来希望我可以帮助你、理解你，但是你感到没有被理解，所以你很失望。"这样的面质都是很有攻击性的，还有不少共情的风格，会对来访者有帮助，让来访者感觉到我们没有绕开。

很多年前，有一位定期到我门诊来的来访者，一进来就发脾气："你们门口的保安收停车费怎么收这么贵！你们挂号室怎么这么乱！你们外面护士服务怎么这么差！"一来就火冒三丈，他讲的都不是我，是保安、挂号室、护士，但他在我面前讲，肯定是指向我。什么叫避开呢？就是就事论事：我们这儿停车一小时五块钱，比别的地方还便宜呢；我们挂号室的秩序怎么乱了，你有没有去过其他医院，要排半小时呢；我们护士怎么不好啊，她拿了去年的全院个人先进奖。我越说自己没有责任他就越恼火。我应该直接回应他："你是不是感觉在我这里没有得到很好的服务和对待，你怕被错误对待？"这就是面质。他担心我会错误对待他，但是他无法直接指向我。这位个案有的时候会改口："你是唯一一关注我的人，我父母都不好。"我一听，哟，他没说我不好，我还挺好的。他会把全好的、理想化的东西放在我身上，把全坏的放在其他人身上。如果我们放过了这点，没有面质，就是在鼓励来访者的理想化，他会把所有愉快、不愉快的感觉分裂开来，我们接受了跟他的理想的关系，生活中他看别人会越来越不顺眼。接下来就有一个问题：我们跟他过日子，是这样吗？

一位来访者，我帮助她很多，她很有领悟力，也感觉不错，就恢复上班了。过一段时间她又不好了，抱怨母亲对她态度很不好，导致她情绪波动，不能上班。好不容易努力改变了，家属应该配合一下嘛。她丈夫、母亲来的时候，我还跟他们说要配合。一开始家属很感激，觉得医生不错。下一次又出现这样的情况，她丈夫不高兴了，说："我对她算好的了，你跟她过日子，过过看。"等我们跟来访者过日子，来访者对我们的理想化就会破灭。

心理咨询并不是为了在咨询室中说你好、我好、他好，我们把负面的东西摊开来跟来访者面质，来访者才更有可能在生活中接受别人的好和坏。说得极端一点儿，最好的结果是她怎么看我都觉得不顺眼，看她丈夫却很顺眼。她来这里不是为了看丈夫不顺眼、就看我顺眼，其实我是占了她理想化的便宜，最坏的东西都由别人承受了。我们的目标是促进她更好地适应现实，毕竟咨询是短暂的、阶段性的，而且，跟她过日子的不是我们。所以，处理咨询外的关系不是为了咨询没有冲突，我们会再度面质："你现在感到被理解，其实刚才还感到不被理解，有的时候我也没能和你在一起。"让来访者感受到：虽然咨询师有的时候也不理解我，但总体来说不错。来访者在咨询中有这样的体验，在生活中也会有这样的体验 —— 有的时候不好，但是总体来说还不错。

假性好时光

假性好时光跟移情性康复有类似的部分。我们有的时候很理解一位来访者，来访者也会觉得这个咨询师跟以往的不一样，很理解自己。两个人很匹配，对彼此的感觉都很好。我们与来访者很有共鸣，觉得能走进他的内心，以前这么多人给他看过，怎么没看到这一点呢，只有我们看得到，来访者也会觉得我们对他的帮助很大，这叫互相理想化。有的时候我们会觉得：我总算找到答案了，他因为早年遇到了这件事情，所以才会有这个问题。但这是片面的，片面地解释他两岁时的创伤影响他后来所有的事情。人总是容易片面地看问题，做心理咨询肯定不能顺着这个思路，这只是一个侧面。

修通

关于修通，我们的立足点是在咨访关系中重现来访者的模式，然后逐步修复。经典精神分析认为，没有三年是做不到的，但是，我想说：我们很难通过心理咨询理想化地看到来访者完全修复。由于能力、时间、经济、两个人的匹配度等问题，来访者并没有得到很大的帮助并做出改变，咨询不得不结束，很多时候咨询结束是妥协。医学中有时候说，毛病不一定全好了，但不可能无休止地看下去。反过来说，看一个人好没好，如果只盯着没好的地方看，越看毛病越多，一辈子都好不了。我们不得不接受妥协的部分。

比起精神分析，认知行为有很多循证的证据。认知行为的风格非常适合做研究，操作性强，能够排除干扰因素。两三年的时间，对于精神分析研究而言，干扰因素太多，这两三年里，到底是我们治好的，还是他碰到一个可心的人，所以好了呢？发生的事情太多，所以研究偏少。有人做过随访研究，在三个月或半年的时间节点中，接受精神分析取向咨询的人感受到的改变不大，但是几年以后如果遇到一件事，会想到自己曾经跟咨询师讨论过这方面的问题，也就是说来访者当时没感觉，但可能之后在生活中会有进一步的领悟。

我们不能指望来访者和我们在一起时把自己及自己的问题领悟透彻，我们可以促进他们在生活中朝前走，并在朝前走的过程中有所领悟。咨询师不要把所有责任都揽在自己身上，我们不是无所不能的。

慎重对待结束

我们要慎重对待结束，不要草率地说结束，比如说"今天是最后一次"，然后就结束了。我们要花更多的时间讨论结束：我们是碰到一个关键点走不下去要结束，还是真该结束了，或者有改变的一般指标，比如症状好了，适应社会了。尽管讨论没有标准答案，我们还是有更多的机会去看方方面面的原因。我们更要看到结束有新的含义——新的开始。每周一次也好，几次也好，结束了，我总算可以不干这样的事了，虽然这件事很有帮助。我们医院的医生，接受国际精神分析协会的分析，一周要做四次，为时几年，结束了会有一种解脱感，总算可以不干这件事了。这样持续分析几年，生活方式受到很大的限制，结束后可以有新的开始，可以翻开新的一页。当然会有戒断反应，就像断奶的过程，要面对分离并逐步走向成熟。

答疑解惑

问： 如何与没有主动求助意愿，可能是被拖拽过来的来访者工作？

答： 这是一个实践性很强的问题。理论上说心理咨询要有动机，而现实中，很多人没有动机，被迫来咨询。我认为，无法因为理论就跟当事人说："你要有动机，没有动机的话咨询就没有效果，你要先回家培养动机。"如果对方有动机，估计他也不会出问题。有时家属会说："你们专业人员要启发他的咨询动机。"我的理解是：当事人来了就是一个机会，我们要尽可能努力地留住他，动机是可以慢慢培养、加强的。最好的方法就是我们要考虑他为什么被迫来咨询，他有什么样的感受，这是做共情理解的好素材。其实很多人被迫来咨询是因为怕被错误对待、被支配、不被理解、被贴标签。

来访者心里也知道，出了问题总要解决的，不来也不行。我一直喜欢引用华东师范大学梁宁建教授著名的"三条路"理论：第一条宛平南路（"上海市精神卫生中心"在这条路上），第二条外青松公路（"上海市青浦监狱"在这条路上），第三条自寻绝路。出状况了，总要选择一条路走，让你去医院，你说自己没病；自己犯错误了，你说自己没责任，因为自己有病，天底下没有如此好的事！要么就自寻绝路，当然这是一种夸张的说法。

问： 我来自杭州的一家企业，现在的心理问题挺社会化的，我们是否有提前预防的措施？

答： 这个问题从狭义的角度说，就是做 EAP（Employment Assistance Program，员工帮助计划）。企业促进员工的心理健康，让更多的人识别和应对自己的问题，这是很有价值的。如果严重到生病就不太容易恢复了，以预防为主，这一点我很赞同。这些年我做了很多这方面的工作，希望每个人都能更好地把握职场、家庭、亲子关系中的问题以及和心理有关的问题，而且这些不一定都是病。

问： 如果学习了心理咨询的很多流派，但因为理论背景不同，有时候会在头脑中打架，该如何整合？

答： 学习时还是要按照该流派的程序和基本操作原理来进行，一步步来，矛盾和冲突是无法避免的，但你学着学着也许就会发现，许多东西是相通的，不需要刻意整合。比如认知行为里有歪曲的认知模式——非黑即白，正是这个认知模式导致当事人体验负面情绪和表现不那么恰当的行为，这和精神分析里的防御机制分裂——全好全坏，说的是一回事儿，是同样的心理现象，只是不同的理论有不同的术语结构。最好的方法是照着某个理论或流派去实践、理解概念，最后回归到临床情境或具体的心理过程中。通过实践对照概念，更容易把握。

问： 您对后现代主义有什么样的看法或感受？

答： 我对后现代的体会是接受多样存在的东西，这部分比较重要。要找到适合来访者、适合咨询师本人的内容，抱着更开放、包容的态度，但越是这样，操作层面就越困难。后现代是一个理念，实践时还是要用原来受过培训的、用着顺手的技术，而背景要有后现代的理念，我觉得这样相对好操作一些。这是我的一些体会。

心理压力的身体信号和心理暗号

心理健康

早在 20 世纪 70 年代，世界卫生组织就指出：健康不仅仅指躯体上没有疾病，还应该包括心理和社会适应的完好状态。几十年来，医学模式也一直强调要从单纯的生物学模式转向生物－心理－社会模式。对于身体健康，可以通过 X 线、CT（电子计算机断层扫描）、核磁共振成像、身体组织切片等方式或血液指标等明确的、量化的、肉眼可见的正常值范围确定，而心理健康的标准尚无法从定量的角度确定，只能从定性的角度确定。

国内外心理学家一致认为，以下几方面是心理健康所必需的：了解自己的角色和心情；有所成就，面向未来；心态完整，抗御应激；能自主，能认识自己需要什么；真实理解客观现实，有同情和共感能力；是客观环境的主人；能工作、能爱、能玩，也能解决问题；做事懂得适可而止。当然，以上这些标准都是理想的状态，在一个阶段内，能够符合两三条就很好了。这是一个给我们参照的,需要我们不断努力接近的标准。所以,心理健康并不意味着没有焦虑和抑郁等负面情绪,因为适应现实需要感知周围世界,而感知现实往往会带来痛苦的感受,这是正常的存在体验。

心理压力的身体信号

生活经验和医学心理学都告诉我们,心理冲突会表现为生理上的不适。持续疲劳感、多次感到疼痛和不适、胸闷心慌、局部或浑身绷紧感、记忆力差、注意力下降、胃口不好、睡眠质量差等,如果排除了躯体疾病的原因,这些生理不适就可能是心理状态不良的信号。虽然精神分析学说早就有心理冲突躯体化的概念,但这种以躯体的痛苦表达心理冲突的方式在东方文化中更为常见,一部分人会表现为容易感受到身体痛苦,进而寻求帮助,但医学检查后发现身体上并无器质性疾病,在他们的潜意识层面,似乎直接感受并表达心理痛苦是某种禁忌。以躯体痛苦为主要表现形式的心理障碍在临床实践中为数不少。

我接诊过一位由上海交通大学医学院附属瑞金医院消化科教授转介过来的病人,这是一位六十几岁的老太太,在瑞金医院检查了半年多,一直查不出导致肚子痛的原因。起初,这位老太太在家里突然感到肚子剧烈疼痛,她马上去医院挂了急诊,外科医生检查了腹部,发现没有压痛、反跳痛,没有包块,体温、心率正常,白细胞正常,所以给她吊了一瓶盐水就让她回家了。然而不到一周,她又痛了。再次来医院检查,在消化内科就诊,X线、B超、CT和核磁共振等检查结果都正常。除此之外,在半年多的时间里,她还做了五次胃镜和三次肠镜,结果均正常。一般人会认为做这么多检查很痛苦,但对这位病人来说,检查不出原因才痛苦。只要能查出肚子痛的原因,再痛苦、再麻烦的检查她都愿意做,因为查不出病因就意味着她"没资格"表达痛苦,而她的痛苦感受是真实的，不是臆想出来的，这让她感到很委屈。最后，消化科专家对陪她看病的三个女儿建议道："不要再看消化科了，去看心理科，可能是心理障碍。"回家后，三个女儿对母亲说要去看心理科，没想到老太太听了后拍起桌子就骂人："我怎么会有心理毛病？我从小什么苦都吃过，什么困难都克服了，坚强得很！你们父亲死得早，我把你们三个拉扯大，自己在单位工作也是勤勤恳恳，退休后还帮你们带孩子。我这么痛苦，半年多都没查出什么毛病，还说我有心理毛病！"她越说越生气。但消化科查不出原因，老太太无奈之下，由三个女儿陪同来到了心理门诊。

心理压力的心理暗号

抑郁、焦虑、愤怒等是人类最常见的负面情绪。人们一般在面对丧失性情景时，会出现抑郁的反应；面对不确定的事情而且还没有结果时，会产生焦虑情绪；面对失控无助的情景时，会有愤怒的表现。情绪抑郁低落，兴趣减退，愉快感消失，消极、悲观，有无助、无用、无意义感，自我评价降低，焦虑、烦躁不安，莫名恐惧，容易担忧方方面面，有些人还表现为敌意明显，冲动易怒，疑心增多，也有人在巨大的心理压力下会短暂改变人生观或价值观。在这些状态下，容易发生人际冲突、唐突的决定、意外的失误，甚至暴力行为等，需要我们注意、防范。巨大的心理压力导致的许多感受都是短暂的，会随着时间的推移慢慢适应、恢复，但如果不及时处理，就会后悔莫及。

在职业方面，心理压力可表现为以下体验：并不期待每天工作的开始，只想留在家里；一天的工作结束后感到非常疲倦；工作中遇到困难时，常有厌恶、抗拒的感觉；对待工作已经没有当初的热情，有时甚至给自己不同的借口以逃避开展工作；不再喜欢自己的职业；对待工作伙伴就像对待无生命的物体；当工作伙伴倾诉困境和问题时，会觉得越发厌烦并且越来越麻木；觉得自己渐渐失去自我，并厌恶这样的变化；对工作抱着得过且过的态度；别人会抱怨自己的工作态度。

心理压力调适容易陷入的几个误区

误区一：始终保持良好的心态。我们经常说"心态好坏决定一切"，这其实很容易让自己陷入误区。如果把好心态作为开始做事情的前提，操作起来就很难，因为很多时候，即使我们的心态并没有完全调整好，我们也要做不少事情，甚至是很重要的事情。实际上，人生体验多了，有积累了，心态自然就会好。我们能即刻努力的是外在行为的积极，而所谓好心态则很难刻意追求。

误区二：做事情一定要有很强的自信心。只有自我感觉超级良好的人，或者做有经验、有把握的事情时，一个人才会有很强的自信心。如果自己没有这方面的经验，事情又很重要，人们在刚开始时也会没有自信，但时间、环境又不允许我们拖延，我们就只好硬着头皮，带着忐忑的心情去做。做到后来再回过头去看，觉得自己做得还可以，这样自信心就在实践中积累起来了。

误区三：想不开的人才会有心理障碍。出现心理障碍很痛苦，但与是否想得开没什么关系。心理障碍并不是通过主观努力就能马上克服的，很多心理障碍者都是被周围的人评价为很想得开的人，甚至是挺能理解和开解别人苦恼的人。心理障碍的发生有各自独特的原因，也有一定的规律，只要是人，都有可能在某个阶段出现某种形式的心理障碍，我们需要正确面对。

心理压力的来源

心理压力往往来自于学业、工作、人际、情感、家庭、经济、身体状况等，但个性起着很重要的作用。对一个人来说很刺激的事情，对另一个人来说可能无所谓。我们每个人如果能够对自己有足够深的理解，就容易察觉自己为什么会以某种方式来感受压力和应对压力。那么，如何深入理解自我呢？

心理成长的关键期："三岁看大，七岁看老。"早年的心理成长非常关键，一岁以内的婴儿，没有能力照料自己和判断现实，需要得到他人足够的照顾，这对于一个人形成基本安全感和基本信任感非常重要。一岁到两三岁的孩子开始有独立的意识，但仍会感到弱小无助，想依赖他人，同时想脱离大人的控制，自由行事，但尚未具备足够的能力，所以非常矛盾，有时会通过乱发脾气来掩盖无助、恐惧和软弱。这个时期的孩子非常需要鼓励和支持，以练习与依赖对象在一定程度上的分离，进而能够承受一定的分离焦虑、孤独，逐步在心理上形成能够独立的信心。当然，在孩子成长过程中，大人也要能承受有一定风险的焦虑，如果孩子被过度保护或忽略，长大后会有较明显的依赖。4~6岁的孩子要处理与父母双方的关系，男孩与妈妈亲密，女孩与爸爸亲密，这种愿望是否被理解且有界限，决定了一个人今后分享情感、合作竞争和妥协的能力。心理学研究表明，早年的成长经历和模式会在一个人一生中不断翻版重演。因此，除遗传因素外，家庭环境对一个人个性的成长有着深远的影响，决定了一个人人际关系中的基本安全感、自我肯定、异性交往、夫妻关系、亲子关系、和领导（权威）的关系、对待竞争合作、妥协和分享的能力。而这一切，都是每个独特的人在不同环境、人生阶段感受各种心理压力的背景。

了解一些心理学知识可以增进自我理解，促进自我接纳；多了解一些心理学知识可以更为深入地理解别人的心理，促进人际互动；再多了解一些心理学知识可以增加生活感悟，使人生更加充实、有意义。

心理压力的调适

进行心理压力调适，需要了解心理健康的更多知识，这是为了不断深入认识自己和接纳自己。有时候，掌握了一些知识后，我们会对号入座。我经常碰到学习心理学的朋友说对照书上说的，自己好像有抑郁症或其他一些病症。这样说着好玩，还能提高兴趣，没啥关系，但我们的最终目的是通过深入理解"自己为什么是这样的"，让自己释然并接纳自我。

同时，我们每个人有不同的个性特点。我们知道，个性没有好坏之分，只有有利的一面和不利的一面。千万别把人生的大部分精力放在和自己的缺点做斗争上。深入的态度虽然是积极的，但这样太可惜了，有时候缺点会越斗越大，就像俗话说的：本性难移。如斗不过自己的缺点，不如将之搁置一边，把精力放在发挥自己的优点上，这样相应地，缺点的影响也就小了。

碰到难以释怀的心理矛盾时，要勇于求助，运用周围的心理支持资源，及时接受别人的反馈。有人会说："别人不可能解决我的问题，说了也没用。"其实说出来了，压力也就释放了一半，同时你还会发现，别人也经历过难以释怀的情景，这个发现虽然不能帮助自己解决问题，但会帮助我们理解自己的苦衷。当感受到自己被理解了，被支持了，应对困难的信心就会增加。

我们也需要及时疏泄不良情绪，养成适合自己的心理放松习惯，这是善待自己的行为。只要方法适合自己，环境又允许，都行得通。关键是在调节的同时，还要保持工作、学习和生活的节奏，不能指望调节效果立竿见影，即使暂时没有效果也要及时进行调整。做好面对困难、挫折和压力的准备，努力经历并承受一切，这是自信的资源。我们经常听到有人在回顾过去时说当年是多么多么的艰难，话语中透着些许自豪，因为他经历了，闯过了，还走到了现在，"艰难的当年"终变成了人生财富！

为了成功地适应生活，我们必须顺应自然、为所当为，接纳不那么理想的自我，做现实可行的努力和改变，朝前走，不停留。

你哭了，只有你一个人在哭；你笑了，大家会和你一起笑。

自我觉察力：精神分析视角下的心理咨询师成长

心理咨询师的成长毫无疑问跟我们做精神分析的目标、取向和能够达到什么样的状态有关。"当人们在他人身上再度找到自己，便开始知道自己的存在。"我一直非常喜欢这句话，有点儿客体关系的味道。咨询师或许是在跟别人的互动中、在潜意识中、在移情和反移情的把握中成长的。我们有时看同道学精神分析学得怎么样，不仅仅看他呈现的案例如何精彩，还要看他与家里人的亲密关系如何，与单位、同道、小组相处得如何，即要全方位地评估。

在咨询工作中，我认为最重要的是觉察自身感受，觉察移情和反移情。这种觉察是必然的倾向，精神分析把它放在首要位置。换句话说，你对任何一个人分析得再透彻，分析早年创伤也好，分析他处于什么阶段也好，来访者可能也很认同，但这不是精神分析。精神分析的关键在于：咨访双方的互动重复着什么模式。其实理论也好，技术也罢，只要有头脑，肯花精力，就都不是问题，重要的是咨询师对自己反移情的觉察。咨询进行不下去，大多是这里出了问题。人有时即便自我体验，也不能将盲点尽然扫除。这一点可以通过察觉自身感受到。

精神分析不一定分析自己，有时在个人体验中察觉反移情可能更多的是为了来访者——在互动中，通过自己的感受去很好地共情、理解来访者。来访者也不容易，他的成长环境与咨询师不同，刚开始与咨询师又不熟悉，那要如何是好呢？此时千万谨记，我们被他激发的很多感受都是有利的工具，能够帮助我们更好地理解对方。这种敏感性很考验咨询师的自我功能。打开自己，走向自己的内心感受在自我成长中越来越被重视，但大家也都能体验到，这很难。最近几年常有人提到投射认同，我认为这个概念其实就是咨询室里移情与反移情的互动，只是现在用新的、时髦的方式来表达而已，究其本质可能是一致的。

一位被养父母带来咨询的 17 岁青少年在初始访谈时嘲笑心理咨询浪费钱、无用、可笑，说是为了应付大人才来的。这时候咨询师很容易恼怒，在他做了自我介绍之后，想共情地去理解他，即使内心想拒绝，想让他自作自受，但也不会见诸行动，而是试图理解。咨询师已经察觉出来了，自己会做的是不断地用热脸贴他的冷屁股，尽管自己不断地说，但还是会不断地被他拒绝。但咨询师可以察觉自身感受，然后去理解和帮助他。

说到心理咨询，很多人觉得要有动机，否则就没有效果。"你回去想想，想好了动机再来。"如果你这样对上例中的孩子说，他的养父母肯定投诉你。他们会想：好不容易劝他来，动机你要启发的呀，你如果不做点儿啥，就是没尽到责任。如果人没来，咨询师可以说没办法，但人已经来了，不做点儿什么是没尽到责任，做了又被他拒绝，真是一种两难境地。来访者也是一样。青少年是反叛的，他心里会想：明明是你们造成的，偏偏要我来。内心有说不出的苦，也不想被送到医院住院。当事人不断把感受传达给咨询师，让咨询师也很矛盾。

来访者 3 岁时被亲戚领养，14 岁时因反叛行为被学校处理，咨询两年后状态平稳，但在与女朋友分手后成绩下降，沉迷网吧。原来状态很平稳，为什么与女朋友分手后就自暴自弃呢？与女朋友分手即是分离，他对分离比较敏感，我们也不能简单地劝他"天涯何处无芳草"，谁要是没了芳草，日子都不好过。与女朋友分手导致他早年创伤被激活，他不断用激烈的行动来掩盖内心。自暴自弃，其实是强烈的拒绝。他从小到大无法面对被拒绝的痛苦，所以主动拒绝别人。从小的经历决定了他总是以更强硬的方式先离开别人。如果我们站在这个角度理解，掌握了反移情的模式，那么采取的措施就不会太过激。

用精神分析的视角来理解自身感受对成长是非常重要的。我自己也感触颇深，心理咨询容易吗？不容易！仅精神分析就有十几种流派，我们不可能学这么多。作为咨询师，平行对待来访者，觉察到潜意识，有些东西是共通的，可能在很多时候，不需要多做什么。我做了很多危机干预，干预对象也包括孩子，越来越发现，有时候不多做就是最正确的，因为往往有些问题就出在多做。我们应以恰当的方式抱持和包容，来访者起初不跟我们合作，不要太当真，人家花了钱、花了时间，不是故意来跟我们过不去的，重要的是理解背后的含义。

对咨询师自我觉察能力的要求

对咨询师自我觉察能力的要求包含理性、感性和潜意识等方面。咨询师的技巧与其对潜意识运用的程度紧紧联系在一起。在与来访者的互动中，咨询师比较容易体验到的是"我的认知及想法是什么"，特别要体验的是平时不太容易被激发出来的情绪。体验这些的目的是理解来访者，帮助来访者领悟自身的精神世界。对咨询师来说，一个可触及的、可理解的无意识头脑非常重要。

从广义来说，精神分析认为，我们对别人的任何判断、感受都是我们的投射。咨询到最后要达到的目标是：一个人能够在意识层面理解自身重要的无意识欲望、防御、幻想以及婴儿时期的冲突和衍生物。当然这个境界很难全然达到，有人天天做精神分析，也做了很多案例和自我体验，却越做越糟。我们希望自身能够完全掌控自我，对命运完全了然于心、很通透。这个目标很吸引人，也很难达成，尤其是在自我体验的过程中。

大概没有问题的人是不存在的。我们是咨询师，难道自己的问题就全部解决了吗？不可能的。但咨询师至少要知道自己有哪类问题没有解决，也要知道来访者有什么问题。很多时候，我们只能将自身问题修正一下，使自己更能接受现实，做到这一点已经很不容易。

谁都希望涅槃重生，希望有一个不一样的自我。大家会看到一些培训活动，宣传的心理方法似乎有奇特效果。比如学习一周会让你觉得自己大不一样，但是过了一两个月你又会回到原来的状态。人类探索新领域时会这样，有几天回归到原生状态，然后把最原始的东西都激发出来，但每个人的性格形成已久，所谓江山易改，本性难移，被"冲击"一次就完全改变是不现实的。

关于潜意识

将咨询师对来访者的观察、咨询师对自己感受的观察，以及人类情绪反应的知识放在一起，不断比较、对照它们之间的关联性。不能只盯住其中一个进行理性的观察，而是要更多地观察自己，并且不断重复，这是我理解的探索潜意识的三个维度。与理解潜意识有关的特质是：对人及人的生活方式、情感、幻想和思维有丰富的兴趣和探究的欲望，并有足够的好奇心来推动自己朝着这个方向努力，没有好奇心就会很难坚持，而且好奇心本质上应是善意的。

每个人都有探究的欲望，只是有些被理智防御了。我们希望探索一些以前没被探索过的，如果没有好奇心，很难跟来访者共同做这项工作，反而会成为厌倦的牺牲品。但是过于无情的好奇心也会使来访者承受不必要的痛苦，咨询过程中的探索不能只是为了满足咨询师的好奇心。如果咨访关系不够有保障，在咨询之初就不能太过深入，应该先谈些现实的，如家庭生活等意识层面的话题。如果建立了好的咨访关系，可以再去深入了解创伤。如果一开始就过于深入，那么在短程的精神分析里，就可能没有足够的时间处理来访者的创伤。比如某些疗法非常强调在现场激发强烈的感觉，但接下来却没有进行跟进，导致来访者的创伤无人负责。来访者挣扎得很痛苦，会被过度的创伤压倒。

心理咨询的目的是带给来访者可理解的领悟，而不是为了咨询师施虐的快感。我在微信里曾看到一位咨询师写的一篇文章，主题是怎么避免在咨询中被虐待。这种情况当然会发生，任何流派、任何方法都有可能出现这种现象。精神分析的处理方法是把隐藏在背后的问题摊开来。其实"虐"来访者与咨询师的好坏无关，咨询师不是在意识层面想这么做，有时是来访者潜意识里引诱咨询师虐待他，甚至"虐待"还会让他的症状有所改善。可如果咨询师缺少自我觉察，可能会带来麻烦。有时候潜意识会很深刻地影响一个人，只有当好奇心不再受本能的控制时，咨询师才可能有自我觉察的态度。这点很关键，说到底人在潜意识中有恶的一面，我们不能不去觉察它。

咨询师需要具备延缓判断的能力。我刚进入精神分析领域的时候，很希望把来访者弄清楚，弄清他们的防御、移情、动力学假设……但在案例讨论的时候，我们通常不是很清楚，老师可能也不清楚。咨询师不得不承受某种不确定，承受不能看到某些事情的本质的事实。所以我们在不确定，甚至无知的情况下工作，有时要"钝感"一点儿，不要过早地做出判断。过早做出判断是种防御，我们应该先把本能的判断搁置一边，听听来访者说什么，更好地共情，然后逐步理解咨询中的潜在动力。

像侦探一样充满怀疑会使来访者疏远咨询师，干扰共情和工作联盟。来访者心理上是现实的，会经常屏蔽一些东西，比如一位来访者讲到小时候的创伤经历，这段经历给他造成了困扰，因此前来求助。他在讲述时感受更多的是负面的东西，屏蔽了正面的东西。作为咨询师，我们无法改变他两岁时的创伤经历，但是通过咨询，现在及以后的他会好很多。这不是因为事实的改变，而是因为他心理现实的改变。通俗点儿说，在生活中，他看待同样事情的角度不一样了，人也就不一样了，以前是一蹶不振的，现在也能奋发图强了。

关于共情

共情是"体验性自我"的一种功能，我们不是用理智工作，而是用自身的情感。共情意味着分享、体验另一个人的情感，是一种退行现象。有人认为，咨询师最好的状态是与来访者内心交融。虽然我们一般不太容易把握这种状态，但真正的共情应该是这种状态。不过，要一下子放弃自我与来访者认同，很难！我经常说"共情只是一个传说"，因为你不见得能对另一个不一样的人完全感同身受，尤其是靠主观努力。

共情所产生的情感上的亲近感，在我们生命的头几个月就形成了。有个词语叫"原初母亲的全神贯注"。产后母亲分分秒秒都在体验婴儿的感受，这对婴儿非常重要，对母亲的精力、情感等方面的消耗也非常大。此时如果没有家庭支持，母亲非常容易抑郁。如果母亲得到的情感支持较多，自我功能发展好，她就会很有成就感。婴儿六个月前对安全感的需求非常高，基本安全感、信任感是在这个时期形成的。如果没有很好地度过这一阶段，有人就不太能适应别人在情感上接近他，也有人会没有界限。咨询刚开始，有的来访者对咨询师的要求与婴儿对父母的要求是一样的，无形中有很高的期待，有时会莫名地发火，说："这种东西还要我说？你早就应该知道！"

对于一个丧失爱的客体、没有被理解的来访者来说，共情是建立连接的一种方法。对于创伤性的故事，人们容易身不由己地完全认同。做过灾难后危机干预的人会发现一个现象 —— 替代性创伤，即幸存者对咨询师造成了创伤，咨询师会感到幸存者死去的亲人活不过来，做再多的心理干预也是白搭。出现了替代性创伤，说明这是共情最深的时候。但咨询师的职责、作用、任务是帮助来访者，这样的共情虽然做得好但却无效，因为这样的共情只加深了耗竭和无力感，最好的共情者是那些已经克服了抑郁倾向的咨询师。有人会说"某个咨询师还做心理咨询呢，他病得跟病人一样重"，这种情况我感觉有可能是那个议论的人自己不敢投入，看到别人投入那么深而心生嫉妒。

一个咨询师在职业生涯中被来访者勾起创伤，是好是坏？这需要辩证地看，如果涉及自己的内心冲突，自己的状态也可能暂时变坏。不管什么流派，一个人的投入程度和共情还是由其人格决定，有人偏保守求稳，有人更激进，这跟流派没关系。究竟怎样看替代性创伤？我个人建议每个人找到符合自己的方式。如果你叫我很激烈地去做共情，这大概不适合我；如果叫一个爱憎分明的人慢慢来，他也会受不了。性格没有好坏之分，共情实际是体验、分享，本质不是量的多少，共情的目的是获得理解，是咨询师运用来访者的模式对来访者进行部分和暂时的认同。

咨询师如果通过共情获得了某些发现，那他也必须运用临床和理论的知识对这些发现的意义进行解释。咨询师不能仅凭技术，还要重视当下的自身感受。当然仅凭感觉也不行，运用一些知识也是很重要的。专业理论学习帮助我们整理知识的框架，并在这个框架中理解：他让我产生了什么样的感觉，可能说明了什么。

驱使我们成为咨询师的动机

我们为什么探究潜意识、研究早年创伤？就这么活下去不行吗？其实，能够接受自己肤浅也是一种深刻。而我们，要察觉反移情，察觉我们成为咨询师的动机。动机起源于原始的无意识本能冲动和早年的客体关系，本能驱力使人寻求释放和满足。自我建立后，对安全感的寻求成为另一个基本目标。说得通俗点儿，我们都有创伤，当来访者更痛苦，我们会感到自己活得还可以。

人的本性是对基本的安全感和满足感的追求。咨询师可以合理期待的满足是收费、有限度的好奇、看到来访者成长的满足感等。在精神分析中，收费有很多象征意义，探讨收费的高低或打折都有现实意义。免费，在一定意义上是免除自己的责任，还把自己推到了一个道德高度。好奇、满足，在本质上是善的。咨询师在称赞、支配、保证、确认某种世界观等方面的满足也需要有节制。

对来访者而言，成长和改变很艰难，这个过程充满了挑战权威、寻求认同、继发获益。成长，有时意味着原来活错了。咨询师不是来访者命运的拯救者，更多的是陪伴来访者，见证他们的成长。对于咨询师，这个过程要注意自身利益需要、控制感需要、个人内心冲突、未察觉的偏见或反移情等方面。回过头来看，是什么动机驱使我们成为咨询师？从弗洛伊德到荣格，再到克莱因，他们每个人都有创伤，但并不妨碍他们成为一代宗师，关键在于这些派生活动如何很好地去本能化并进行中和。

原始的东西能否进入咨询师的理性自我，并服从理性自我的影响和限制？潜意识能否上升到意识层面的体验？如果做到了这些，冲动不仅是无害的，还是有价值的，也可能变成驱使我们成为咨询师的一种动力。

关于领悟

咨询师有通过私密的方式来理解另一个人的愿望，以及获得领悟的欲望。接近一个人的内心，换句话说，这种动机叫回归子宫、回归生命本源，这也是克服对陌生人恐惧的一种方法。通过深度面质让来访者领悟到：修补自己的内疚情感，是利他，也是成熟的防御机制。我分享自己吃过的苦，让你少走弯路，对我有帮助，对你也有好处。那我们为什么会内疚呢？当我们是孩子时，没有现实判断能力，那时候最本我了，不希望有人分享爱。如果有弟弟妹妹，我们可能会产生伤害他们的念头，长大后会有内疚感。

对领悟的追求和传递，是对抗恐惧的一种方法。人有时心里不踏实，会看心灵鸡汤和一些感悟。心灵鸡汤也好，感悟也好，都是高级的需要。

我认为，对来访者最大的帮助，是疗愈的共同因素。过去的困惑、伤害、耻辱的体验使来访者的行事受到困扰。在咨访关系中，咨询师不是站在一定的高度去单纯地分析来访者，而是自己也会卷入其中，但还要跳出来与来访者互动。来访者也会得到新的经验：咨询师能承受我的愤怒，能真正理解我的痛苦，即使在最艰难的时刻，咨询师仍会努力理解我、帮助我。在这个过程中来访者会内化。来访者真正感受到的是咨询师如何对待他，咨询师讲的很多道理他是记不住的。同时，不同的技巧带给来访者的感受与体验也不一样。一个人只有充分体验被别人恰当地对待后，才会发展出恰当对待自己的能力，才会有能力恰当地对待别人。

·············· **答疑解惑** ··············

问： 咨询师走多远，才能把来访者带多远。能否说成"咨询师有多健康，才能让来访者有多健康"？

答： 平行地看，健康或不健康，都是对健康的认知。作为人，我们要能理解所谓的不健康并与之共存，也要看这部分能走多远。

问： 什么是无意识头脑？

答： 比较熟练，不就事论事。比如一个人上来就对你很凶，你会感到愤怒，这是现实角度。如果一个人很想回避某些东西，这不是现实原因决定的，而是潜意识，要同时觉察现实原因和潜意识。

问： 关于去本能化，有没有什么经验？

答： 关于去本能化，我们面对的难题无非是本能的冲动没有上升到意识层面。咨询师的生活还没有被本能冲动影响，因此成为盲点。觉察、意识到破坏性的一面对人的自我考验很大，因为人会防御。所谓经验，说得极端点儿，我有时是逼不得已，只能拼一把，拼一把后回头再看，感觉还行。

问： 史蒂夫·乔布斯小时候被父母遗弃，这与他拼命工作、英年早逝有关系吗？

答： 其实从辩证的角度看，创伤没有好和不好，创伤会带来痛苦、困扰，也会带来自我超越。一个人早逝，我们会感到悲哀，但他生命的历程是独一无二的。

问： 投射认同，就是咨询室里移情与反移情的过程？

答： 投射认同是克莱因提出的重要概念，她是客体关系的开创人物。如果理解起来有困难，就不要关注这个概念怎么形成、怎么运用的。先从最容易的入手，投射认同也强调移情和反移情。有认同，就会有互动的过程，我投射出去，人家对我不好，没关系，我可以继续高度关注。换句话说，你对我很重要，我天天盯着你，怎么会找不到缺点？我不但把我不能接纳的部分放在你身上，我跟你有亲密关系，你也必须跟我互动，这就是投射认同的过程。

从更直观的角度讲，其实就是咨询室里的移情和反移情。如果来访者依赖性很强，咨询师就变得很强大，要为他负全责，最后咨询师很耗神，也拖不动来访者。如果来访者有很强的支配感，他就会在咨询中与咨询师争夺主导权，让咨询师很挫败，有火发不出。这就是移情与反移情的互动。投射性有四种类型：依赖、迎合、权力支配、色情性移情，移情和反移情可能更丰富一点儿。但这些框架可以在临床工作方面帮助我们，有个初步分类然后再去印证。

前几年我也纠结过，概念到底有什么用，想想有些地方可以跟移情、反移情串在一起理解，再回头单独看这些概念可能就不再那么困惑。

问： 多年前就有大师研究禅修与心理学的关系，想听听您的看法。

答： 有好几次，总想找些方法提高自身修养，进行自我突破，朋友邀请我坐禅三天，但那一次没成行，这个过程对我来说很困难，我六根不净，哪天真正投身进去体验一把，可能我会改变很多。心理学是西方主导的，分门别类，发展得很科学。近三十多年，西方人也在观察东方人的一些方式，比如正念、冥想等，可能有个整合的过程。东方人的东西不太容易分享，需要人们意会；西方人的东西更偏重体验型，人们更容易尝试。一个方法如果有可操作性的步骤，人们就比较愿意去尝试。可能在某个阶段，来访者也会愿意用很多方法进行调整。总之，东西方的疗法有标准化的东西，也肯定会有整合。

分离—个体化：咨询师对待来访者要像父母对待孩子

弗洛伊德研究儿童早期发育时，将重点放在 3～6 岁的俄狄浦斯期，对 0～3 岁的论述显得有些简单粗略。后来的心理学研究发现，0～3 岁的成长发育远比弗洛伊德论述的更为复杂，也更为重要。其中马勒的分离—个体化理论就是对弗洛伊德理论的一个很好的补充和完善。

马勒的分离—个体化理论共分四个阶段，

第一阶段：0～2 个月 —— 自闭

第二阶段：2～6 个月 —— 共生

第三阶段：6～24 个月 —— 分离—个体化

·6～10 个月 —— 孵化

·10～16 个月 —— 实践

·16～24 个月 —— 复合

第四阶段：24～36+（　　）个月 —— 建立客体永久性

在这几个阶段中，婴幼儿原始自恋及自恋萌芽产生，形成共情能力，产生独立与依赖的矛盾冲突等。

第一阶段（0~2个月）：自闭 —— 原始自恋

婴儿此时没有能力跟周围环境互动，不能把力比多投注到外界，所有的情感能量都保留或固着在自己身上，这一阶段被称为原始自恋。原始自恋有利于婴儿的快速成长。此时，婴儿在心理上和母亲完全融合，是母亲的一部分。

第二阶段（2~6个月）：共生 —— 自恋萌芽

共生的核心本质是没有界限。比如热恋中的情侣，怀孕中的母亲与胎儿，宗教冥想中信徒与神同在，最典型的是性高潮体验中强烈的融合感。与相对独立的成年人之间有一定的界限不同，2~6个月的婴儿无法独立，需要与照料者没有界限地共生。

处于共生阶段的婴儿的需要就是母亲的需要，母亲能猜到婴儿需要什么，然后让婴儿即刻缓解焦虑、苦恼，获得满足，于是婴儿体会到安全感，否则就会产生被害体验。共生体验使婴儿产生共情的能力，一个人的共情能力最早在出生的前6个月就被决定了。当感觉自己被共情地理解时，会有温暖、亲密和愉悦的感觉产生；反之，维持着清晰的人我界限则无法产生同理心。

婴儿在共生阶段产生自恋萌芽。婴儿没有现实检验能力，不知道是别人在回应、照料着自己，以为是自己在满足、回应自己，于是感到自己无所不能。其实无所不能是防御无能。婴儿这时候是最无能的，如果几个月的婴儿体验到自己的这种无能，他会崩溃。成人也是如此，如果一个人内心没有自卑和脆弱，他就没必要把自己弄得好像很强大的样子。外表的强大往往是用来掩盖内心的某种脆弱，孩子就是这样。

共生阶段是婴儿建立良好人际关系的开端，母亲怀抱婴儿时给予婴儿社交性的微笑，使得婴儿感到跟人有安全友好的关系，否则婴儿会对人产生恐惧。

共生阶段形成建设性、适应性的关系模式。如果一个婴儿的所有诉求能够百分百被即刻满足，他是长不大的。只有有某种不满足，才能使他关注现实，这对于他的自我发展非常重要，当然这个前提是他的需要基本被满足，这样他才能够承受挫折。婴儿得到基本的、好的照料，就能应对挫败。如果没有得到基本的、好的照料，这个挫败可能就是一个创伤。换个角度讲，随着孩子的长大，父母也要做一定的撤退。

共生阶段产生比较原始的防御机制——分裂，包括愉悦与痛苦，好和坏这两个极端。婴儿被满足的时候，感到愉悦，产生安全体验，认为周围都是好的；不被满足时，感到痛苦，产生被害体验，认为周围都是坏的。从人的本性上讲，被害体验是人类早期的基本体验。比如婴儿小肠痉挛但不会表达，母亲不知道他小肠痉挛，所以不能帮他解决，这时他就感觉周围一切都非常有害。婴儿没有现实检验能力，不知道周围有害无害，他只能根据自己本能的痛苦体验没有得到解决而产生被害恐惧。

早年的痛苦和不被满足会让一个人产生被害体验，而被害体验引发的早期的极度不安全感会遗留在潜意识里。随着婴儿的成长，现实能力得到了发展，他就能做出现实的判断。但是当生活中某个阶段的冲突超过他的承受能力时，他就会退行到婴幼儿的不安全状态。如果 0～6 个月内没有得到好的照料，一个人就会没有基本安全感和基本信任感。

第三阶段（6～24 个月）：分离—个体化：完成第一轮的分离，形成独立的个体

（1）6～10 个月：孵化

半岁后，婴儿不喜欢被 24 小时紧抱，独立愿望初步萌芽，朦胧地感知到母亲是一个客体，此时婴儿开始从玩具（过渡客体）中寻找愉悦，而不仅仅只从真实的母亲身上得到安全感。从一个象征母亲存在的玩具身上获得稳定的情感，说明婴儿有了一定的承受分离的能力。过渡客体

给婴儿提供基本安全感，使婴儿得到情感的支持，因此对婴儿来说，过渡客体的象征意义非常大。

婴儿从母亲身上挣脱下来，开始有独立诉求，但没有能力走远，只能在母亲脚边玩，这是本能的发展趋势。

母亲过去的亲密关系会影响她此阶段如何面对孩子的分离。如果母亲过去的亲密关系发展不顺利，当她照料的孩子突然离开身边时，她会有两个极端反应：要么抓得很紧，给孩子窒息的爱，没有任何距离，比如抱着孩子，不让孩子到地上玩；要么绝对拒绝，如果孩子非要到地上玩儿，就不再抱他。这些反应是无意识的，但在意识层面，母亲总是有理由，比如怕脏、怕不安全等，其实是母亲在情感上没有安全感。所以，孩子能不能承受这个过程，主要看照料者能不能承受，这是一个互动过程。

心理咨询也是这样。来访者逐步结束咨询，他将来在现实中遇到新问题会不会受不了，其实取决于咨询师受不受得了。咨询师对待来访者就像父母对待孩子，双方一般是互相满足的，既满足亲密关系，又有一定的距离，这是动态平衡的过程。

（2）10～16个月：实践——自恋达到顶峰

这一阶段的婴幼儿通过前面阶段的热身，充分练习承受分离焦虑，逐步形成独立个体。其中一个经典情形就是离开—返回式"情感充电"。幼儿从母亲身上挣脱下来，一个人去玩儿，但不到一分钟就马上回来看母亲还在不在。因为一个人去玩儿很有成就感，既刺激又自由，但跟母亲的分离超过了承受能力，这会让他产生焦虑、害怕的情绪，如果他回来看到母亲还在，尤其看到母亲鼓励的目光，他就会像充电了一样获得能量，又很兴奋地一个人去玩儿了，然后不到一分钟又回来，这是一个练胆的过程，不是一蹴而就的。

此时幼儿发展了生理功能，会爬、翻、走等，但没有现实判断能力，他不知道是父母帮他准备好的、代替他做的，以为是自己完成的，自己要什么有什么，感觉宇宙中唯我独尊，笑得非常开心，此时自恋达到顶峰。这种健康的自恋，如果从小得到基本的欣赏、肯定、鼓励和支持，会使其将来具有雄心壮志和进取心，碰到巨大困难时有勇气克服。而且，一个人在面对极度的困难和创伤时，是需要那种大无畏的英雄气概来撑一撑的。

理性上，任何一位母亲或照料者都希望孩子能够独立长大，但潜意识里，分离使母亲或照料者内心产生焦虑，于是会在现实层面采取防御，比如因怕烫伤、碰伤、摔倒而不让孩子独自玩耍。所以，孩子能不能承受分离焦虑去探索世界，也由母亲或照料者能不能承受潜在的危险决定。

（3）16～24个月：复合

这一阶段的幼儿更能包容分离焦虑，但付出的代价是承受孤独、脆弱和感受自己的依赖。此时幼儿知道了自己其实能力不足，没有父母自己什么也弄不好，感受到自己的孤独、渺小、愤怒和无助，但又不甘心，于是产生独立和依赖的矛盾心理，进而出现逆反行为。比如自己穿不上袜子，但母亲帮他穿上后他会愤怒地拉掉，其实他需要的是别人帮他穿上，但又要别人感觉是他自己穿上的。如果这个阶段没有顺利度过，成年后要自己做主承受一些东西的时候，比如选择恋爱对象、工作等，有些人就会比较困难。

某大学生以前习惯了按照别人安排好的计划做事情，到了研究生阶段，需要自己做主的时候，她就不适应了，甚至因为无法面对如何毕业的问题想要自杀，以至于最后导师都打算替她写毕业论文了。她就像不会穿袜子的孩子，想独立又想依赖，既要导师帮她完成论文，又要别人感觉是她自己完成的。这就是16～24个月的复合阶段没有顺利度过的结果。

逆反：反向形成，是走向升华的桥梁。比如明明很想亲密依赖，偏偏反过来说不要；父母讨论生二胎时，孩子明明不希望，却会反向形成地说喜欢母亲生个小妹妹或小弟弟，自己会帮着父母照顾，而一旦这种行为得到社会的肯定和表扬，以后会变成责任感。因此，此时千万不要戳穿孩子，只要是有建设性的，还是要鼓励、肯定，等他度过这个阶段，这些慢慢就会内化成他自我肯定的品质。

这一阶段的幼儿因独立、分离、无助产生愤怒的情绪，而愤怒一般指向最亲密的人，因为安全。因此愤怒指向母亲比较多，相比于其他人，被过去的共生伙伴拒绝更容易受到伤害。所以如果一个人对你有很多负面情绪，他对你也一定有很多正面情感。面对矛盾逆反的孩子，母亲左右为难。此外，女孩与母亲相似而维持紧密的联系，男孩必须分化更彻底。

在咨询中，如果咨询师发现要为来访者负全责，但又拖不动时，来访者就有很明显的依赖特质。追溯其起源应该是分离—个体化最后一个阶段的问题，此时咨询师要像母亲对待这一阶段的孩子一样对待来访者。

第四阶段 [24～36+（　　　）个月]：建立客体永久性

这一阶段的主要任务是发展出自体的自主感，有能力内化母亲，哪怕母亲不在，也能维持对母亲稳定的内在感受。该阶段的幼儿应有能力独立运作原来由母亲提供的照料功能，承受人际关系的分离，靠自己完成任务并建立健康的客体关系。这也是一个终身发展的过程。在这个过程中，个体逐步明确自己是谁。最后，也不要忘记这一点：一个人关于我是谁的观念的形成基于别人如何对待他。

科胡特：不被理解的大师境界

初次接触科胡特和自体心理学时，有如下感受：

（1）已经有了经典精神分析、自我心理学、客体关系心理学等，还需要自体心理学吗？弗洛伊德等精神分析家不是提过自体的概念吗？科胡特以自体为重点提出的分支流派，有什么特别价值吗？

（2）科胡特非常强调共情，强调咨询师需要用较长的时间支持、包容来访者。这不是更像人本主义吗？那还留在精神分析的阵营里干吗？还不如像罗杰斯，倒是干脆彻底！

（3）说是自体心理学特别适合自恋的案例，难道客体关系精神分析家就处理不好自恋的案例？科恩伯格处理自恋不行？温尼科特处理自恋不行？

……

科胡特的好友曾预测，很多人在刚接触科胡特的著作时会说"那不对"，然后说"那不重要，这微不足道"，最后又会说"我早就知道"。

读科胡特，不能只看他的理论和概念，一定要理解他强烈的好奇心和动力，要感受他表达这些理论时释放的情绪和气场，一定要带着崇敬、呵护、捍卫的心去读。这些，你做得到吗？

科胡特不是那么容易被人理解的。科胡特在其最后的著作《精神分析治愈之道》（*How Does Analysis Cure*）中提到，有人（总体上很支持并赞许自体心理学）误解了他主张的"在被分析者陷入太紊乱的题材前，治疗师必须中止治疗"，他还提到不少人误解他对自体缺陷者的治疗态度和策略回避了分析的深度和完整性。科胡特在书中特别阐述自体的缺陷是可以经由分析特定的自恋移情及突破阻抗修通的。

我仍记得一段关于科胡特演讲的视频，那是他去世前几天在自体心理学大会上的演讲，他在演讲中多次提到他的一些核心概念和观点被人误解。他显得很不开心，语重心长地反复说明："你们怎么就不理解我的独到之处和良苦用心呢！"他的不开心，你懂吗？他像一个很不开心又很认真、执着的孩子，一个人孤傲地向前走，克服种种挑战，忍受痛苦，经历辉煌，获得深刻的人生，而普通人只能肤浅地快乐、妥协着……

观看视频的时候，我好想让他开心一点儿，最好做点儿什么让他满意，但感觉自己可能永远达不到他的标准——"不含诱惑的深情，没有敌意的坚决""恰到好处的挫折"。科胡特说婴儿需要母亲眼中的光芒，婴儿希望母亲对他所做的一切、所是的一切都激动兴奋。婴儿需要无条件的爱：我希望母亲认为我做的事情都是美妙的，不管我做什么。大师的境界啊！我等凡夫俗子只能仰视、膜拜。

现在我已经不再纠结科胡特的哪些地方不同于他人。我想，走近科胡特的生平，走进他的内心，引发自己内心的共鸣，比学习自体心理学或其他理论更加重要。理论、观点和别人的有多大不同并不重要，重要的是坚持自己的独特和执着地追求，以求尽可能地帮助来访者。咨询师可以更努力、更敏感、更积极、更负责地对待来访者，就像父母对待孩子，或者我们自己对待自己。

这是苛求吗？是理想化吗？其实这是现实可行的努力和追求！精神分析是永远没有止境的，我们要不断地把理论和实践推得更高、更深和更广。

读亚隆《成为我自己》中的《寻找明师》

　　欧文·亚隆的这本书，才看了十多页，我便抑制不住思绪和感慨了，写下来和大家分享。

　　一位男性来访者，65 岁，外表自信，机警干练。他是一位物理学家，刚刚获得国际科学大奖，但得意之心转瞬即逝，内心涌现一波又一波的自我质疑，且无法自拔。这一情景触动了亚隆，引发了亚隆和来访者内心的共舞。

　　亚隆是移民的第二代，从小生活艰辛，小学时没有得到很好的教育，碰不到一个赏识自己的好老师，羡慕别的孩子经常有父母牵着手嘘寒问暖。为了赢得注意，他只能靠自己拼命努力来争取好名次，必须靠自己出头！他绝顶聪明，却像"长在沼泽地里的百合，花开得极美，但扎根不深"——他内心深处有着自我肯定和认同的问题。

　　这位来访者惊动了亚隆的一个白日梦，一个重复做了上百遍的白日梦：

一位像是极有影响力的小学校长，拿着手提箱、穿着白衬衣、戴着领带，进入父亲开的杂货铺，郑重其事地对父亲说："我有重要的事和你商量，是有关令郎欧文的事。"父亲有些吃惊、不安，从来没碰到过这类情景，但明白这个人怠慢不得。那男子开口对父亲说："令郎欧文，和其他孩子明显不同，他很有发展潜力，将来对社会定有杰出贡献，但唯一的前提是必须接受良好的教育，我热切地敦促你将令郎送到最好的私立学校，我会推荐并尽一切所能为令郎争取一份奖学金。"

极度渴望遇到伯乐、遇到贵人、遇到明师，就是对理想化父母的渴望。理想化没有被驯服，就会不断寻求补偿。早年曾经缺失的东西，怎么补都补不够。渴望被赏识、被看到、被提拔、被解救，促成了我们生命中无数的爱恨情仇，但这些有时候却显得那么悲壮、那么凄苦、那么孤独、那么哀怨……

没有好父母的引领，那就自己成为好父母！这样可以弥补内心深处的缺憾，也是一种升华和利他。热切地努力成为别人的贵人、指引者，全身心投入拯救在命运中苦苦挣扎的众生，成为出色的心理治疗师。得大奖的物理学家、著名心理治疗家，就是这样炼成的。只是，在自己感动自己的同时，千万不要忘了自己正在做什么，那是来访者当下需要的吗？你们在一个频道上吗？

亚隆的真实、坦诚、率真和激情，我算是领教了。到了晚年了，写回忆录了，是能够展现真实了。

我也经常在体验，自己在努力做一个好的医生、心理治疗师、老师的过程中，在和病人、来访者、学员的互动过程中，自己内心满足的是什么。

我，还在路上。

正念：东西方文化背景下的心理治疗

西方心理学发展到现在，已经非常发达，而且随着东方在这一领域的发展，西方也想融合东方的一些理念，东西方以后会更加整合。其实无论东方还是西方，人基本的心理现象、感受情绪都是共通的。

"正念"很时髦，不论是认知行为、森田疗法，还是精神分析，各种流派都强调它。正念针对我们身心的各种呈现，了解我们正在经历、感受的内心和身体。不同于冥想，它更多的是指向一种当下存在的感觉。

正念非常强调当下存在的感觉，这非常像森田疗法强调的体验。练习时能够了解自己当下的感觉，而了解、体验当下的感觉会产生一种突然放下的意识。这是一个非常艰难的过程，它可能很短暂，是贯通所有生活的一种了然智慧。通俗地讲，就是我们要对自己很明白、很清楚，当然这是每个人都追求的一种状态。

正念的流行给我的启示是：东方的智慧和理念如何在当今社会生活中、在心理治疗实践中发展出各种简明、可以主动练习的细致方法和步骤，可操作又容易达到，在实践中带领者和体验者能充分互动、示范，共同成长。这是我们需要思考的事情。

冥想是用意识制造一种特殊境界，即我们特意到安静的地方，做主观的努力，创造出一种意识状态。内心专注于一个目标，可以是内在身体，比如丹田，也可以是外在的具体目标，比如一尊佛像、一颗石子，或者一种声音。呼吸也可以是目标，聚焦于自己的呼吸。当然也可以什么都不想。

催眠是一种不自主的被动状态。正念练习和冥想可以充分控制意识，而催眠不能。被催眠者的意识范围比较狭窄，意识也比较模糊，不像正念练习和冥想是意识状态，当事人很清醒。自我催眠与催眠不同，它有自主能力，跟冥想有点儿类似。自我催眠跟正念没有完全的关系，因为正念不要求这种状态。

心理咨询中有快速眼动法。快速眼动法中，咨询师告诉来访者："无论发生什么，让它发生，仅仅只是注意。"咨询师比较熟悉快速眼动法，它是专门治疗创伤的眼动脱敏与再处理技术。我认为快速眼动法是一套高度整合的理念，里面涵盖了认知行为、催眠、放松、精神动力学、神经科学等。而能够以一种非评价的观察者姿态对待各种身心反应，其实也培养了来访者的内在观察者。

我们很强调正念的一种状态：不管发生什么，让它发生，让它存在。以一种非评价的态度，去察觉、注意一种存在。我了解到很多人对强迫症非常感兴趣，强迫思维里非常强调一点：认为不好的，就一定要与其对抗——我是一个正常人，怎么老想这些东西？想这些东西就说明我心理不正常，我一定要做最大的努力，战胜这种强迫思维。症状往往就是这么形成的，怕啥来啥。

认知行为

正念是一个理念，要有可操作的方法，于是很快就跟认知行为治疗结合在一起，一些教授称之为"以正念为基础的认知行为治疗"，已经被很多研究证实。

心理咨询中有三种心态：无心 / 情绪状态，概念化 / 行动状态，正念体验 / 存在状态。我认为一个人需要体验，并且不断跨越自己达到的境界。

无心 / 情绪状态

这种状态是指身不由己地沉浸在情绪反应中，缺乏自我反思、内在探索反思，就像森田疗法里强调的"情绪本位"：如果心情很好，可以做一切，而且做得非常完美；如果心情不好，就没办法达到目标。这样的想法可以理解，每个人都希望轻装上阵，以最好的状态完成一个很有挑战的任务。

在运用森田疗法的时候，我碰到一位来访者，他的人生态度积极，做事非常认真，但可惜的一点是他把很多精力都放在跟不良状态做斗争上，消耗了很多精力。他会想：我要读好书，做好工作，我应该有一个很好的状态，没有杂念，心静如水。如果他有杂念，状态不好，他就很不舒服，没办法做最想做的事。他很想对抗这种不完美状态。但对抗会产生恶性循环。

有时候有些话有误导作用，比如"好心态决定一切""自信心决定一切"。"情绪本位"就像我们做事情的前提，如果真要情绪好才能做什么，我们往往容易陷进去。

概念化 / 行动状态

这种状态是指头脑中充满着各种无个性的并与个体分离的想法。这些想法都是有关自我和情绪的，有关用来理解和处理各种情绪问题的以目标为取向的策略的。类似不断纠结"到底该怎么办"，这些想法更多地与过去、未来有关，与即刻的、当下的体验无关。

正念体验 / 存在状态

这种状态是一种当下的纯粹知觉体验，如闻到了什么、听到了什么、看到了什么，身体接触到衣物、椅子和地面时感觉到了什么，不加评判，觉察但不参与思考过程，接受当下的一切。哪怕有杂念或想评判也是一种当下的存在状态。

森田疗法

森田疗法由森田正马创立，又称"禅疗法"。"顺应自然，为所当为"是森田疗法的治疗原则。意志不能马上克服症状，只有坦然面对和接受，不管情绪是好是坏，都要以行动为准则，在症状存在的同时以建设性的态度追求自己的生活目标，这样才能打破"思想矛盾"，阻断"精神交互作用"的发生。

思想矛盾是指试图用"必须这样""应该如此"这样求全的理性优势来解决感觉到的身心变化，但非理性的、情绪的问题是不能通过主观愿望克服的。聚焦在应该怎么样上，结果往往达不到，于是形成思想矛盾，这是歪曲的认知模式。焦虑、烦恼、躯体不适感是人类普遍存在的心身现象，但具有神经质倾向的人会从他的"疑病性基调"出发，认为这种身心现象是异常的并在理智上极力防卫，形成"思想矛盾"。注意力集中于不适感时，这种感觉会更加敏感，形成"精神交互作用"，从而使症状发展并固定下来。我认为思想矛盾和精神交互作用是森田疗法最重要的两个机制。

要想真正做到"顺应自然，为所当为"，并非易事。有很多人经常讲我要顺应自然，而我的体会是：所谓顺应自然，有时候是出于无奈，不得不去顺应自然，用比较消极的方法或者思路理解面临的痛苦。有时，很多人对森田疗法有抵触，认为咨询师站着说话不腰疼。他们会说："我顺应三年能好吗？再顺应五年会不会好？如果顺应五年、十年还不好，那我怎么办？如果苦恼落在你身上，你倒去试试呀！"有时候"顺应"给人的感觉好像很主动、积极，一定会马上有好处，其实并不尽然。

我认为森田疗法中非常有促进力的一个部分就是行动准则，说得再好也没用，光说不练假把式。行动的积累能够改善情绪体验，认知行为治疗中经常强调这一点。我现在深有体会的是：当有人说谁很厉害，谁成功了，观察一番，他做得确实不错，不过不是因为他特别聪明，也不见得他特别有才华，关键是他熬得住。

行动及产生的结果是决定一个人价值的标准，一个人想得再好而不去行动，那什么也不是。从这个角度出发，要养成在接受自己情绪和感觉的同时，注重为了达到目标必须采取行动的生活态度。

美国华盛顿州立大学教授玛莎·莱恩汉开创了辩证行为治疗。"辩证"二字就带有东方色彩。2004年我在美国做自杀预防的访问学者，我所在的罗切斯特大学邀请了玛莎·莱恩汉做现场报告，主讲辩证行为治疗。辩证行为治疗的核心理念是"接受"和"改变"，先是接受，然后改变。接受就是顺应自然，接受任何一切让你不愉快的、烦恼的，改变就是为所当为。我当时听完的感受是：这不就是森田疗法吗？其实，这是因为东西方文化的不同：西方心理学的一个很大的特点是具有可操作性，更加清晰明了，只要认真实践就能掌握，成为自己的主宰，这是非常好的一点；东方人更偏重"悟"，比如我们中国人说的参禅悟道。

森田疗法的疗程

（1）治疗的导入

关于森田疗法治疗的导入，有一句话我认为非常重要：告知病人森田疗法允许保留疑问。很多人喜欢走脑子，所谓走脑子，就是想第一天做什么，会有什么感觉，有什么样的效果，第二天做什么……走脑子的前提是自己想要做最好的努力，达到最好的效果，愿望的出发点很好。在绝对卧床前开始限制各类活动，以适应治疗设置的要求，然后进入一至四期的治疗。

（2）绝对卧床期（一周）

一个人在一间病房内，除吃饭、洗脸和大小便外，其余时间均卧于床上，禁止与外界接触、看书或进行娱乐活动。治疗师一天查房一次，每次约五分钟，不过多询问症状，只鼓励、支持病人坚持下去。

我们知道，很多事情即使我们事先刻意安排好，结果发展得也不一定如我们设想的那般，只能说环境条件是这样，等不到我们有把握了、想明白了才去做。要先绝对卧床一周，至于达到什么效果，也因人而异。哪怕有很多疑问，先体验了再说。我认为这是森田疗法至关重要的一点。一个人很相信森田疗法，没有任何疑问，这是不可能的，而且我们也不要试图说服病人全然相信森田疗法。让病人将信将疑，带着许多疑问进入一种状态，也是一种承受不确定因素的能力。

绝对卧床，这个挺有意思的，不管白天晚上，都要睡。那失眠了，还要不要睡？睡上 7 天会怎么样？真的有人体会过。原来一直为失眠苦恼的人，当他知道 7 天内不管白天晚上都要睡，睡得着睡不着都无所谓，也就不担心明天了。很多人怕失眠，其实是担心明天有很重要的工作，会想：今天如果不休息好，明天该怎么办？如果一直睡不好，以后身体怎么办？当不刻意追求我要通过一天的休息或者一晚上的睡眠让明天达到什么样的精神状态时，心里也就无所谓了，反而更容易睡好。当然每个人都有各自的体验。

有的时候，"不问疗法"实施起来比较困难，特别是从精神分析的角度：一个人若处在前俄狄浦斯期，那他的心理就处在很早期的阶段，没有形成一定的承受能力，如果他用"不问疗法"，估计会很难承受焦虑。像具有自恋型、边缘型这类比较早期、偏原始的人格基础的人，可能更多地需要一些明确的框架和支持性的东西。神经症水平的人才能承受不确定，很想弄明白被治疗师激发起来的东西，那种强烈的愤怒指向权威，而且一旦转化到行动中，他的行动力会比较强。

绝对卧床期的目的在于：在安静的环境中使疲劳的心身得到休息；养成对焦虑等症状的忍耐力；体验烦闷心境及解脱的过程，如果没有与烦恼相应的条件，烦恼则不会无限制地发展；激发活动的欲望，以便向作业期过渡。

森田疗法有个好处：对环境的要求不太高，只要不受干扰就可以。病人一整周都躺在床上，治疗师也不需要做什么。

在绝对卧床期间，病人会经历烦闷期与无聊期。一般在第一天会感到比较舒服，第二天开始会不断想自己的病，于是各种症状或烦恼都会加重。但由于处于与外界隔离和卧床的状态，无法逃避症状，只好让症状自行发展，到顶点后，症状反而会减轻。

第一天没什么事，就睡睡觉，这谁都会，不会想什么恋母情结、恋父情结，也不用做创伤暴露，因此很多人在第一天很轻松。但第二天可能就会想：天天这么睡，毛病睡得好？万一我这次治疗再不好，我以后怎么办？结婚怎么办？工作怎么办？我这次再不好，以后还会不会有希望？总会想自己有没有什么办法。

森田疗法里有种说法：欲以一波消一波，则千波万波相继而起。我们用来解决苦恼的方法，本身就会带来新的苦恼，这就是恶性循环。人的出发点不错，总想有一个办法去解决苦恼，然而有时候这个办法本身会把我们带进去。但我认为这是必然的，我们不可能什么也不做，人有欲望，总想做努力，必然会卷入这种恶性循环。

森田疗法绝对卧床期的一个好处就是创造了一个设置，让人暴露在无法解决的痛苦当中，想办法对抗也对抗不了，不想办法也难过。反正双方事先约定好一周都要卧床。换句话说，最后豁出去了，我们讲背水一战也好，孤注一掷也好，说破罐子破摔也好，反正我答应好了要坚持一周，不熬也得熬。放弃了刻意的抵抗，有的时候会体验到"烦闷即解脱"。

有意思的是，很多病人体验森田疗法时会强调：我怎么一周下来没有体验到"烦闷即解脱"？其实森田疗法强调的是：我们很难刻意追求一种感觉——很多人看了书，上了网，知道第一周会发生什么，想刻意追求这种状态，愿望不错，但是达不到；人能够刻意追求与控制的只是适应环境的行为，相当于正念中的体验当下，不得不去面对、察觉。

病人持续卧床一两天后会很想活动，约第 5 天或第 6 天时就会感到很无聊，正好差不多一周的绝对卧床期，感受了自然的心情变化，叫心随万境转。此时即可进入下一期。

（3）轻作业期（约一周）

轻作业期仍然对活动有所限制，禁止交谈、外出、进行过多的活动，白天可以到户外呼吸新鲜空气、晒晒太阳、观察周围环境，晚上要写日记，临睡前阅读一些枯燥的书。这个阶段约为一周，是逐步过渡到有所限制又有所活动的状态，相当于从退行的绝对卧床状态慢慢回到日常熟悉的规则上来。晚上为什么阅读一些枯燥的书？肯定不是为了睡觉，而是一个人有时候总要做点儿无聊的事。

轻作业期的目的：因有限制，感到无聊，可进一步激发自发活动的欲望，消除预期焦虑，减少对症状的注意。

日记指导原则：不要记述主观烦恼，要记录每天具体的活动内容，每天做点评。

（4）重作业期（约两周）

要求做一些较重的体力活儿，可以阅读一些内容轻松一点儿的书籍，继续记日记，仍然禁止交际、游戏、无目的的散步等活动。在不知不觉中养成对工作的持久耐力，有了信心的同时反复体验工作成功的乐趣。治疗师不问症状。从绝对卧床期到轻作业期再到重作业期，原来绝对卧床期积累的很想做点儿什么的能量，能够逐步释放到建设性的行动上。

重作业期的目的：通过行动打破思想矛盾和精神交互作用的恶性循环。

治疗原则：面对病人对治疗设置的期望，对治疗师能力的期望，以及对症状未消除的失望，治疗师要做到顺应自然、为所当为。

"顺应自然，为所当为"是我特别想强调的。有时候，我们所谓的"治疗师知道病人应该怎么样"其实并不管用。病人的获益不是从治疗师的语言中得到的，而是从治疗师的行动中得到的。病人对治疗师很质疑，抱怨森田疗法没用，治疗师心里很恼火，脸上还要装作满不在乎的样子。病人其实是在看治疗师的气量大不大，如果治疗师说："你大概是病得太重，所以森田疗法对你没用，实在不行，就吃点药吧。"那么病人会想：我不过是对你的权威提出质疑，你就让我弄点儿药吃，你也不过如此。

咨询师也会面临这样的情况，有时候做了很多努力，效果却不好，自己很沮丧，不得不体察自己的感受，但也要继续努力，做力所能及的事，并坚持下去。身教重于言教，咨询师不靠语言引导来访者，来访者更关注咨询师在咨访关系中的行为。所以当来访者的症状没有消除，他没有达到很理想的状态并失望时，咨询师也要关注自己是怎么面对的。

森田疗法的创始人森田正马对疗效分析与观察非常认真、严格，病人们的疗效也很好。为什么疗效很好？这跟他的设置有关。森田正马在自己家里开设病房，十几位病人住在他家里。白天，住院疗法是做劳动作业，很多地方用来种草、种花、种田。他自己既是主治医生，又是床位医生，他妻子既是护理部主任，又是护士长，还兼做护士。他们就像开夫妻店，带着十几个苦命的孩子过日子。十几个人一起跟着你过日子，如果你过得像样，其他人就有机会认同、模仿、内化；如果你只是说得好听，过得不像样，何谈影响他人。当然，现代社会很难强调这种生活和工作不分开的治疗师的角色，现在比较强调职业关系。因此，任何事都是有得有失，我们希望能够在各种疗法中，抛开表面现象，看到本质。有些地方我们可以整合、融会贯通，向有利的方向发展。

我感觉，未来中国的实践心理治疗，如果结合很多像森田疗法这样的东方智慧，将会实实在在发展出一些本土化的疗法。

精神分析

只能察觉一种存在，很难评价它是否为病理性的，是不是能够克服。正念非常强调这一点，这也是与森田疗法非常一致的部分，只是说起来容易，做起来非常难，因为你要做一个内在观察者。

精神分析认为，没有一定的自我功能很难做到这一点，很容易被很苦恼的情绪淹没。精神分析强调"第三只眼"——进入某种体验状态，并能够跳出来看待自己正在经历、感受的内容。比如：我现在很倒霉，跟别人吵架还吃了亏，但我还能跳出来自我解嘲一把——我咋这么倒霉呢！这种能力对一个人的自我功能要求很高，是我们追求的一种境界，希望既能真实体验各种感受，又不被完全淹没，能跳出来看。

精神分析也强调"悬浮注意"——能够注意某种情绪和感受，同时能够站在一定的高度看自己。

我们也非常强调观察性自我——能够察觉咨询过程中的一切反应。认同了来访者的悲惨，是共情，是建立关系的开始。当咨询师深陷绝望感、无力感时，需要察觉自己为什么会有这种感觉，需要体验自己成了来访者内心的什么人、被赋予了什么责任。咨询师的功底如何、成长的好坏、职业发展得好不好，大概就看他能不能察觉自我反应。如果对自己被激发出来的反应没有一定的察觉能力，就可能存在许多盲点。

正念、升华和创伤的修复

有人能把他们的天赋用在"修复"或"再创造"的过程中。这意味着他们在努力接受经历的痛苦，而不是企图否认或逃避。有创作才能者都习惯孤独，不会寻找可信赖的朋友，也不会找顾问倾吐自己的烦恼，而是利用自己的天赋适应本身的苦难，并从这些苦难中找到人生的意义，得到升华。

每个人都是独特的存在

能独善其身、避免与他人纠缠过多，并有能力让自己的生活一直保持同样的模式，是保持心境平和及精神健康的重要因素。如何能够阳性赋意、欣赏一个人的优点，对于建立咨访关系非常重要。相反，总是建议"要多与人交往，要主动，要搞好人际关系"会使人厌烦、抵触。建议者出发点是好的，但更多的是源于自己内心的某种焦虑。自己做不到，就先不要想让别人做到。

体验当下

在精神分析实践或生活中，向一个苦恼的人解释和讲道理有没有用？其实，讲的内容是否正确不重要，什么时候、如何讲更重要，让人感到自己的解释中充满了理解、关心和支持才重要。而无论受到指导者的多大影响，一个人终须独立寻找自己人生的意义。

正念的心理环境

有些人似乎从很小的时候就能在比较陌生的人面前表达自己的真实感受，毫不担心被冷落怠慢、反对奚落或驳斥否定，也不担心自己像个傻瓜。这种安全感源于婴儿期无忧无虑地在母亲的陪伴下玩耍，稍微长大一些后，也一直觉得自己被人无条件地爱和接受。融合的体验让人仿佛回到了婴儿2～6个月的"共生时期"，得到了他人的共情，被很好地照料和回应，有充分的满足感，与照料者界限模糊，与周围融为一体。观察婴儿安睡时露出的满足神情，可以让人陶醉其中，产生无限遐想！弗洛伊德把"海洋般的感觉"斥为因退行到婴儿情感状态而产生的一种幻觉，似乎是在逃避一个尖锐的事实，即肉体的需求。所有的心理经验，只要不能直接追溯到肉体，或者不与肉体相关，就会被弗洛伊德斥为不真实。有时候想想弗洛伊德的感觉真是对的，肉体都没有得到满足就追求灵性，给人感觉太不真实了！

荣格的境界

荣格称"个性化的过程"的目标就是"完整性"或"整合"，即将意识和潜意识中不同的精神元素融合成一个全新的整体。这个目标永远不可能完全达到，但朝着这个目标迈进的人，拥有一种不为感情纠葛或强烈冲击撼动的态度，一种与世界保持着一定距离的超然意识。

荣格鼓励他的病人在一天当中留出部分时间，进行后来被称为"积极想象"的练习。积极想象是一种遐想状态，病人不必急着做任何判断，但要保留自己的意识。练习者必须记下出现在大脑里的各种幻想，并且不做任何意识上的干扰，任由这些幻想天马行空。通过这种方法，练习者可以重新发现自己被隐藏起来的部分，并能顺利地描述自己当下的心理历程。如果潜意识能被看作和意识一起发生作用的共同决定因素，如果我们在生活中尽可能地考虑到意识与潜意识的需求，那么，整个人格的重心就会改变。重心不再存于自我 —— 自我只不过是意识的中心 —— 而是存在于意识与潜意识之间的一个假想点。

这个新的重心也许可以被称为"自性"。到达这一假想点让人感觉就像历经了长期无果的挣扎，然后终于得到了心灵的平静。自我觉醒了，可以接纳自己，与自己达成和解，因此能顺应逆境与厄运。

当"个性化过程"抵达终点时，状态就像忘形，体验到的是一种全新的内在一体感，即意识与潜意识之间的一种新的交互作用。与这种体验极其类似的就是平和感，这是与生命达成和解之后的安宁与笃定，是终于成为一个更大整体的一部分后的归宿感。

这不是通过领悟来治愈，也不是通过与另一个人建立更好的新的关系来治愈，更不是通过解决某些特定的问题来治愈，而是借由态度的内在改变来复原。境界真高啊！

自传与精神分析

自传由宗教中的忏悔演变而来。数个世纪以来，自传从与神相关的灵魂倾诉变成了更类似于精神分析的计划书。在详述自儿时以来的种种生活环境时，自传作者试图找到那些塑造了自己个性的影响因素或事件，努力描述那些影响自己最深的人际关系，并揭示那些曾驱使自己的行为动机，试图对自己的人生进行连贯的、条理分明的叙述。现代精神分析师很注重从病人的人生经历中找出连贯的意义，他们使用的方法与自传是一样的。

精神分析师并不见得能够成功消除病人的症状，也不见得能够改变病人的基本人格结构，但是不管是什么方法，只要有望让一个人从自己混乱不堪的生活中找到某种意义，就会吸引人们继续前来。

共情：不断地进行自我审视

从事心理咨询的人，从学习心理学一开始，就会听到老师强调在进行心理咨询时，非常需要咨询师体现共情。不管你是行为治疗流派、精神分析流派，还是人本主义流派，都要把共情作为金科玉律，特别是在考心理咨询师资格证书的时候。既然共情重要，那就练共情。但后来发现，为了在考试中体现共情，有些时候就会显得不太真实或不太真诚，比如经常说"我很理解您的痛苦"或"那样确实很难过"。所以，我萌生了一个想法：当太过于强调共情，而让其变成了"必须做"的事时，可能会引发另外的念头。例如：我共情不了怎么办？我不共情可不可以？时时刻刻的共情是真实的吗？一个人能否达到？这些问题跟心理咨询实践中很多真实的感受和困难有关。

共情的定义

有人将共情称为神入，即出神入化地理解对方。当然，这个词很玄妙,用"神人"有点儿偏向强调。还有人把共情翻译成"投情",这里面有一定的主观含义:需要做一些主观努力。还有一些解释或者定义通俗一点儿,比如:设身处地地理解、体验对方,感同身受,善解人意,等等。这些都是从不同角度围绕共情所做的定义。

尽管有关共情的定义还有一些争论,但这些争论主要围绕这一思考:共情是我们通过主观努力做到的,还是本身就能自然发生的?或者说一个人的共情能力是后天培养的,还是天生的?这样的问题在我看来,可能是对共情理解的两个极端。总体而言,我们在实践时会理解共情,会感到其内涵介于这两个极端之间。

共情的本质

从本质来看,共情意味着一个人分享或者体验另一个人的情感。注意,我们讲的分享是分享情感的本质,而不是量的多少。这怎么理解呢?我们希望能够百分百地接近另一个人的情感模式,或是完全重叠。当然,这很难做到。但是我们要去关注这么做的目标是什么。

从心理咨询的角度而言,共情的动机毫无疑问是为了获得理解,而不是获得快感。确实,如果你能够立刻猜透别人的心思(这也是许多人对心理学感到奇妙或者很感兴趣的一个重要原因),甚至突破自身局限,理解了全部人生、看透了世界,会获得很大的快感。但我们的目标是理解对方。

对方的成长环境与我们的不同,要真正理解他,帮助他理解自己的心路历程,确实不太容易。所以需要运用人们的一个最基本的特质能力——共情,共情能够让我们尽快走进一个人的内心世界。我们可以把共情称为潜意识现象,如果我们稍加注意或者经过反复训练,可以在意识层面激发共情,当然,也可以中断共情。有的时候,共情可能悄悄地自动产生,它在与人有关的其他意识和行为形式中摆动。

咨询是构建来访者的所有情感体验。"构建"带有主观成分,是指我们用自己的经验、情感体验去构建来访者的所有情感体验，在自己身上运用来访者的运作模式，对来访者进行部分和暂时的认同。换言之，我们在共情的时候需要放弃部分自我，然后进入对方的运作模式，去感受他是怎么感知、体验周围世界的，他处在何种情绪状态，他认同何种感受。当然，这个程度的把握非常困难。

不管是在日常生活中，还是在心理咨询实践中，我们会身不由己地关注自己的身份、角色，在什么地方，现在正在做什么，现在希望达到什么目标，等等。这样的话，我们就很难放弃自我的身份角色，很难与对方产生共情。因为这个时候，理智占据主导地位，如果我们真的放弃自我，会产生丧失感和失控感。换句话说，不知道自己跑到哪儿去了。但在一定程度上，我们有工作目标，因此要把握好度，对来访者进行部分的、暂时的认同。

要做到这一点，确实非常困难。举一个极端的例子：我们做突发灾难后的危机干预，或者对一个极度创伤的个案进行帮助，在这一过程中，心理咨询师会产生替代性创伤，有时候我们会说这是职业耗竭。替代性创伤是我们感受被创伤人的所有情感感受，好像我们也遭受了创伤，或者在心理咨询事件中，由于接触心理遭受创伤的来访者，我们作为心理咨询师也遭受了创伤。听起来有些负面，但是从共情的角度讲，替代性创伤的发生也意味着那是最好的共情。

我经常提到当年汶川地震后，我们去做危机干预的事情。记得当初我去得比较早，2008 年 5 月 12 日发生地震，我们 14 日集合，15 日一早就赶了过去。到了那边，第一周我在骨科病房里对病人进行心理危机干预或者心理援助。刚去的时候，骨科的医生和护士说："心理干预专家来了，我们这里很多人出现了心理问题，希望你们能帮助做点儿工作。"毫无疑问，这么大的灾难，病人们的心理问题肯定会非常严重。

我问他们："先看谁？"他们说："先看一个女孩，大概 18 岁，她在地震中目睹了父母被压死，两条腿也被压坏，然后截肢了。"我听完这个情况，就往病房走。我来到她的床边，看着她，自己也愣住了，她的两条腿都截到大腿，整个人躺在床上。没有了腿，又目睹了父母的死……差不多有半个小时，我什么都说不出来。那时我只有一个念头：她怎么被留下了呢？留下的人最痛苦。我当初的感受就是这个女孩每天的绝望感受，而我听到她的创伤性故事后没做什么努力，就体会到了她的感受。

许多特别严重的创伤案例，你一旦接触，就会身不由己地体验创伤背后的情感，你不用做什么特别的努力，悲痛的情绪就会传递过来，让你感同身受。这个时候，你的情感完全跟对方一样，能够理解她每天体验的。

经历半小时的沉默之后，我应该说点儿什么、做点儿什么呢？我不可能一直站在她身边不说话，我想对她说："还不如死了好，活着没什么意思。"这么想的时候，理性又出来了，这个时候不能再共情了，我要考虑自己的身份、角色和任务。于是我是这样问她的："你身体感觉怎么样？你的情绪感受怎么样？你需要医务人员的具体帮助吗，比如想喝水、需要湿毛巾？睡得着吗？"这些都是那时很具体的实际问题。从这个角度讲，共情其实有得有失。如果我们完全感同身受，体验病人或者来访者的情感体验，彼此距离很近，那是非常好的置换关系。但是如果陷入其中的时间太长，就不能有效工作，这是不利的地方，会发生替代性创伤，因此我们要辩证地看待共情。

共情的本质是体验性自我的一种功能，换句话说就是部分自我完全进入对方的内心，并感同身受。其中还会涉及直觉。直觉是观察性自我的功能，是自我的一部分，能让我们感受对方的周围正在发生什么。通过体验性自我和观察性自我，我们可以进入另一个人的内心，并与之融合。当然，所谓融合其实也是共情的另一种说法，即没有界限、没有距离。我们讲，共情是情感融合构成的，在个人和客体当中是可控或是可逆转的。换言之，就是我们想进去就能进去，想出来或者需要出来的时候也能够出来。

但此事说起来容易做起来难。在心理咨询实践中，有谁能达到如此自如的境界，能够这么游刃有余，能够立刻感同身受，又能立刻出来，回到观察性的自我？如果做到了，那真是无所不能了。当然，这也是吸引我们努力做到的一点。

如果要强调共情，在面对来访者的体验时，我们最初应抱持一种完全接纳的态度，甚至需要一点儿轻信，哪怕你感到对方说的好像不是真实的，或者与事实有很大的出入，我们都应该先以情感为主。在幻想层面，一切都可能是真实的。这样的话，我们就需要了解来访者的潜在动机。我们是心理咨询师，不是法官、侦探，我们不需要验证事实如何，而应该验证他为什么这么说。肯定他阐述的内容，在情感层面给予他肯定是非常重要的。我们希望了解来访者的潜在动机，愿意一边在理性上存有怀疑，一边顺着他给我们的信息朝前走，而不是在一开始觉得是假的就过早拒绝。我们要具备延缓判断甚至是轻信的能力，这样才可能与来访者共情。

如此，在心理咨询中还需要进行面质和澄清吗？需要，但什么时候面质和澄清，时机很难把握，也很难给出标准答案。即使我们在一开始就有疑问，也不可能上来就在每个案例中使用面质和澄清的基本技术。因为在某些个案中，我们要考虑对方的自尊，或者我们也许对对方存在一些误解。面质和澄清技术的使用，要等到后期咨访关系建立之后。那真正的时期该如何把握？这就要依赖咨询师的个人经验，对现场氛围进行把握和判断，而且也没有人能够代替咨询师在咨询现场做决定。

共情的来源

领悟和理解来访者，在心理咨询中占有中心地位，所有的一切都是为这个目标服务的。我们首先要做到对心理咨询师的要求——要对人，对人的生活方式，对人的情感、幻想、思维等有非常大的兴趣和探究的欲望。我想，如果没有好奇心和探究的欲望，对人没兴趣，对人的内心世界也没有兴趣，那是没办法做好这个工作的，而且好奇心应该强烈一些，同时这种好奇心本质上应是善意的。也就是说我们的目的是帮助对方、理解对方，给对方提供一个参照，让他加深自我理解。如果我们的目的是控制对方，或者有其他目的，而不是为了帮助对方，就是非善意的。

任何事情都不要走极端，过于无情的好奇心也可能使来访者承受不必要的痛苦。因为他要在你面前做无休止的暴露来满足你的好奇心。虽然你非常好奇，很想探索，但也要考虑对方的承受能力，看他是不是能承受无限制的暴露，特别是暴露创伤、痛苦。

有时候，我们会对心理咨询实践，特别是精神分析取向的心理咨询进行一些现象评论。比如那个咨询师像一把刀，非常犀利，刀刀见血，直指人心，一层一层把对方剖开。咨询师能够做到这一步，本身会有肆虐的快感：一路畅通地把对方严密的防御一步步打开，能够让对方接触到内心最痛苦的部分。可能咨询师在理性层面上的出发点是好的，但客观来讲，来访者可能承受不了，咨询师满足的是自己潜意识里对肆虐的快感的渴望。对此，我们非常需要在心理咨询中有所节制。

前面提到，共情是通过部分和暂时认同的方式来理解另一个人，因此我们要与一部分的自我认同切断关系。换言之，共情时要忘掉自己是谁、正在干什么。从这个角度讲共情是一种退行现象和或多或少的被控制的压抑。有时候，放开最原始本我的状态去体验对方的情绪，有点儿类似于把自己建立起来的自我全部、暂时地打碎，然后去体验对方。

一个人的共情能力是怎么来的？共情能在情感上产生非常亲近的感觉，在我们生命的头几个月就形成了。我们讲共情给人的感觉非常好，因为我们所有的感受、体验，别人都能感同身受，并反馈给我们，这让我们感到非常亲近，就像共生阶段的婴儿受到周围的人比较好的照料和回应一样，感到非常安全、舒适。或者说，希望得到共情的理解是我们每个人一生中所有情感的需求，这能给我们强烈的安全感或亲近的感觉。

我们想象一下婴儿的感觉和体验：饿了马上就有吃的，渴了马上就有喝的，尿布湿了难受马上有人给换。当时当刻的需要马上有人回应，那种感觉非常舒服。这种感觉类似于想做什么马上就能够达成，可以获得愉悦感。婴儿非常需要这一点，因为他们要建立基本的信任感和安全感，他们没有能力照料自己，需要照料者给他们这种感觉。婴儿没有能力照料好自己，我们成年人有能力吗？有时，在痛苦的时候，我们也没有这种能力，所以我们需要得到别人共情的理解。

对于共情，我们有时候会说这是天生的，在一定程度上是可以这么说。咨询师是否具有很强的共情能力，很大程度上可以追溯到出生之后的几个月是否得到很好的照顾和回应。如果从小被照料者照顾得很好，情感上的回应比较充分，就会产生比较好的基本安全感和信任感。良好的基本安全感和信任感是增强自我功能的一个重要基础，这样我们才有能力暂时放弃自我，认同他人的情感，然后还有能力回到自我中。否则，我们不太敢放弃自我，因为很怕回不来，完全认同别人，把自我迷失。从这个角度讲，一个人的共情能力确实很难通过几个月的训练习得，还是需要有一定的人格基础。

一个人的情感安全感有许多是根深蒂固、深入潜意识的，不是通过意识层面上的努力，告诉自己要相信别人或强求自己信任别人，就能够拥有的。当然，这并不是说，一个人在小时候由于种种原因没有得到很好的回应，那这个人在共情方面就没有希望了。要是这么说的话，心理咨询肯定什么也做不了了。人的成长是终身的，从小到大，我们每个人都不太可能完全顺利成长，都会遇到这样那样的问题，于是我们就有机会不断地补课、不断地提高，甚至正因为我们缺失过，所以通过补课，我们对问题的理解会更透彻。

共情起源于最早的母婴关系，母亲代表照料者，共情来源于许多非言语的活动，比如表情的变化、皮肤的触摸、示爱的活动、看护性的活动等。在这一方面，女性展现的回应情感的能力比较强。因此，如果一个咨询师不能充分对他人感同身受，就需要跟自己的女性特质和谐相处。如果是男性咨询师，他要对别人感同身受、共情地理解别人，就需要跟自己的女性特质和谐相处。而且我们也知道，男性有许多女性特质，女性也有许多男性特质，所以在心理咨询实践中，咨询师要学会把握和调节精神双性。

精神分析视角下的共情

从形式上看，做心理咨询，咨询师与来访者约好了一周一次或一周几次的咨询，来访者如约与咨询师见面并探讨内心感受，这是一种非常亲密的交流。在咨询中，咨询师具有理解另一个人及获得领悟的欲望，他能很好地倾听和理解来访者的痛苦；在来访者心中，可能有很多隐秘和痛苦，他在生活中从来不会对其他人说，却会对心理咨询师说。亲密的接触展示了咨询师进入来访者内心的倾向。当然，从来源看，从最经典的弗洛伊德的理论看，这源于力比多和攻击的冲动。

人们经常说"要活得通透，活得透彻"，什么都能弄明白，听起来无所不能，这也吸引着我们为之努力。只有婴儿对一切不知道，为了克服这种无知感才会用无所不能进行防御。当然这也有建设性的一面，使我们探索很多东西，包括领悟人们心理活动的本质和规律。另一个看法也认为，我们领悟或者弄明白一些事，其实是在克服对陌生人的恐惧，因为我们本能上是害怕、恐惧陌生人的。

当我们对另一个人，或者对人的心理活动、心理痛苦有了一定的领悟时，我们很想把这个领悟传递给别人。为什么我们有把自己对痛苦、对人生的领悟传递给别人的冲动呢？从精神分析的角度讲，这是一种修补内疚情感的方式。

我们在很小的时候，会从本能的角度出发，想要伤害比自己更幼小或有疾病的人，哪怕是自己的同胞，因为同胞会与自己竞争。有这样的念头是因为那时不懂事，但在成长的过程中，我们会因此心生内疚。

为了克服这种内疚，我们很希望做点儿什么，比如做慈善、当志愿者。其实这是成熟的心理防御的行为，是利他的一个重要来源。为了获得内心的平静，我们帮助别人，做一些对别人好的事。可能更舒服、宁静是我们内心的某种需求，这种需求一定程度上是为了克服从小到大潜意识里的内疚。这种内疚不是你现实中做错了什么事，而是潜意识里曾经动过想要伤害谁的念头。我们长大后很想做一些好事、建设性的事，去抵消这些内疚。

对领悟的追求和传递，是我们对抗恐惧的一种方法，我们把自己的领悟分享给别人，然后我们进一步追求、领悟，好像就不那么害怕了。因此，从某个角度讲，咨询师对来访者未知部分的探索，一定程度上是为了克服自身的焦虑。他给来访者咨询，对来访者进行不断地分析和探索，某种意义上也是对自己的分析。我想这一点从事心理咨询的人都知道，心理咨询做到一定程度、一定的时间，肯定会受到自身某种东西的局限，进而影响到职业生涯的进一步发展。

有时候，在心理咨询过程中，为了验证自己的一些想法、建构和观念是否符合来访者的情况，我们会从共情参与者变为相对客观的观察者，从问题解决的思维变为直觉，从过度的卷入参与变为拉开一定距离的观察。所以共情对咨询师也有情感上的要求，要求咨询师不断地进行自我审视。这也是我们经常说的"第三只眼"，做到这个非常不容易。一方面，要感同身受；另一方面，要跳出来观察。这对一个人的自我功能有很高的要求。

为了产生共情，首先必须进行退行，退行到一定程度后又要从中返回，整理得到的信息，检验信息的真实性。因此，一个人如果有较强的自我功能，他就会比较灵活，或者说游刃有余。如果咨询师因为其比较僵化的、强迫性的性格而阻碍了自己产生共情，我们会说他没有放开自己。其实我们不是那么容易放开自己的，就像在一个陌生的场合，突然被要求当众唱一首歌，或像演员那样来一段自如的表演，我们很难进入状态。因为我们有时候会想：这样怪不怪？如此，我们就很难进入状态。

压抑的冲动可能会让共情变为认同，然后导致进一步的付诸行动。

换句话说，我们太束缚自己、太僵硬了，可能有的时候就会直接认同来访者，并且会付诸行动，很难以冷静、理性的观察视角看待并整理得到的信息。因此，我们有的时候还需要使用跟共情最接近的直觉，因为共情和直觉都是比较迅速、深入获得理解的方法。共情是一种与情绪、冲动建立密切接触的方法，直觉对思想有同样的作用。

共情导致情感和形象，那直觉会起什么作用呢？会使你恍然大悟，好像这种恍然大悟是因为你触及了根本问题，这也是直觉与共情接近的部分。我们在心理咨询实践中要去理解对方的内心世界，捕捉隐藏在意识内容后面的潜意识的意义。这是一种天赋，而共情和直觉是这种天赋的两个基本要素。换句话说，你要真正接近潜意识意义，既需要共情，又需要直觉。好的咨询师对两者要有很好的把握，并在实践中不断运用和积累经验。

我们经常说"道理大家都知道"。心理咨询中，来访者很苦恼，无法解决自己的问题，并不是因为他不懂道理。现在很多人把道理想得很明白，理性中都知道。比如我们碰到很多来访者，他们文化程度很高，职位也很高，甚至还经常开导别人，道理都懂，但是自己碰到某一个问题时就是无法解决，摆脱不了苦恼。因此，如果不从情感入手，感同身受地理解别人的情感体验，我们就不可能接触到病因。

共情的困难和局限

直觉越强，一个人就越机敏，但如果没有共情，直觉就不可靠，并可能产生误导，所以情感基础很重要。如果没有良好的愿望和感同身受的情感体验，再机敏的直觉也可能让我们偏离方向。所以对于咨询师来说，智商高好吗？当然是好的。文化水平高、受教育程度高当然很重要，但是从心理咨询的角度而言，拥有一个可以触及的、可以理解的潜意识的头脑更重要。因为一个人对潜意识的感知及触及与受教育程度、智商没有非常直接的关系。

从这个角度讲，一个人要有很好的共情能力，就要走进自己的潜意识。个人体验的最终目标是能够在意识层面理解自身潜意识的欲望、防御、幻想，特别是自己婴儿时期的各种冲突以及后来的防御，让自己未解决好的冲突浮现出来，并去理解它。当然，这是最终目标，要达到这个最终目标需要一个艰难的过程，而且这个目标很难完全达到，人们都是处在逐步达到的过程中。

走进自己的潜意识，我们就能把冲突全部解决吗？心理咨询师就一定能把冲突全部解决吗？不见得。我们能做到的是把一些冲突修正为更加适应的形式，把不成熟的防御机制转化为一部分神经症型的防御机制，或把很原始的防御机制转化为成熟的防御机制。此外，还有一些很难改变。我们知道江山易改，本性难移，一个人的口味很早就被决定了。但关键是我们要能够容易接近，说得通俗一点儿，你至少要知道自己哪些问题没有解决。此前，你可能根本不能面对或者根本不能走进这些部分。

对心理咨询师来说，最重要的是我们的潜意识可以被控制，甚至可以被利用来参与咨询，即我们的反移情是很好的咨询工具，可以很好地匹配和理解对方的移情，帮助我们理解对方。

回到共情的问题，为什么我们要共情呢？因为来访者非常痛苦、非常困难，有各种各样的丧失体验。要跟一个非常痛苦、丧失爱的人建立接触，唯一的办法就是共情。因为这个时候他已经没有能力主动思考现实、关心别人了，他非常需要被别人理解，就像一个幼小的婴儿，他很难用语言恰当地表达，基本上靠别人推测他需要什么。婴儿可能饿了，也可能渴了，你猜到后还要及时回应。因此共情的一部分意义是尝试着归还以往丧失的接触。这句话的意思是：来访者在非常苦恼的时候，需要让他体验到小时候被照顾得很好的感觉。

处理咨访关系时如何体现共情？

要达到很好的共情，就需要很好地克服自己的抑郁倾向（即使是心理咨询师，也可能抑郁），不让强烈的抑郁影响自己共情别人。说得通俗一点儿，在心理咨询的时候，你要帮助别人，如果自己的问题都还没有解决，处在一种很不好的状态，就很难再有能力和精力去感同身受地体会、帮助别人。

作为心理咨询师，我们要思考、感同身受地理解别人。我们的潜意识中也有各种各样的欲望，比如好奇心的满足、肆虐的倾向、抵消早年遗留下来的内疚等。从潜意识的角度而言，我们想补偿、想克服自己内心的问题，完成对自我的分析，因此我们选择做心理咨询师。但这些是客观原因，不是关键因素。同时，并不是我们有这样那样的潜意识的欲望和冲动，我们就不能成为咨询师了。关键是这些潜意识的欲望和冲动激发出来的防御如何很好地"去本能化进行综合"。

"去本能化进行综合"的意思是：在我们的内心，一定会有许多冲突、冲动，它们本身没有对错，关键是我们能够逐步地明确、清楚地感知，并且能够用恰当的方式把它们利用到工作中来。我们的潜意识冲动是需要在实践中被我们察觉、理解并驯服的。如此，我们可以通过这些更好地理解对方的潜意识。

我们做出努力进行综合，但综合得不成功怎么办？或者有部分成功进行了综合，而有部分没有怎么办？接下来我们要做的努力就是让这些原始的冲突、冲动进入我们的理性自我，并且服从理性自我的影响和限制。"理性自我"也就是我们在心理咨询时经常提到的自我察觉。从这个角度讲，反移情的理解和察觉是很艰难的。我自己的体会是，能够事后有所察觉已经非常不错了。既要跟来访者互动，又要在互动中觉察自己的反移情，并非易事。

讲了这么多跟共情有关的内容，它的定义也好，局限、困难也好，各种本质也好，或者有时候我们对它过分强调也好，我们其实是希望自己能够成为一个完美的咨询师。这个目标非常吸引我们——能够达到某种境界，时时刻刻跟来访者保持同步。在案例讨论的时候，在各种交流的时候，我们强调什么？强调咨询师要贴着来访者的感觉走。这句话在一定程度上也是希望我们能成为完美的咨询师。这个目标吸引着我们，但也可能让我们很累。

我有过很累的体会，某个阶段我接的个案比较多，有时在休息日从早上接到晚上，连着做十来个，超负荷地共情、理解别人。做完以后回到家里，话也不想说，饭也不想吃。这是因为我的情感消耗得比较多、时间持续得比较久。如果我们碰到一个创伤很重的案例，不共情就没办法帮到对方，不卷入其中也不行，但卷入了又不是想出来就能够出来的。我们是有血有肉有情感的，当被深深卷入其中时，我们自己也容易被伤到。

因此，我们经常处在这样的矛盾中：一方面，由于我们想做好咨询师或本身的情感也被触动，我们希望走入对方痛苦的情感；另一方面，又希望自己不要被伤得太深。其实哪一个咨询师没有受过创伤性案例的伤害呢？但是我们都还能挺过来，因为咨询师也好，或者我们任何一个人也好，只要还存在着，还有能量，就免不了折腾这些基本情感。而作为咨询师，有的时候太累了，想停一停，我们就暂且不共情，等又有能量了再继续努力。我们就这样在两者之间徘徊。

这也是心理咨询吸引我们的地方，或者进一步说，也是人性吸引我们的地方，因为在这些过程中，我们可以走进自己的内心，去真实地感受，也不停地成长。

答疑解惑

问：咨询中刻意使用一些共情的话语会显得不真实、不真诚，但是不说又会显得咨询师茫然无力。有哪些情感反应、内容反应和表情表现会让来访者感觉舒心，感觉被共情呢？

答：我们在心理咨询中经常会碰到这种情况，自己感到茫然无力，没有什么话可说，但不说又好像不行，一定要找话说，然而说的话也没什么用，倒显得很假。其实面对来访者，我们有时候需要直接阐明自己的感觉，可能这个时候来访者正好也是这种感觉。他会感到你没有绕开：我现在就是这个感觉，说什么也没用，我也不知道说什么好，所有思考和努力都做了，就是没用，就看你有什么办法。如果咨询师显得很有本事，能说很多道理，来访者就会觉得他很不真诚，跟他的距离很远。如果来访者感到咨询师也跟他一样茫然无力，也没有办法，他就会感觉咨询师跟他很贴近。我认为这才是真正的共情。

我们的反移情被激发出来并不是我们内心没有解决好冲突或者早年的经历，但我们又有这种感觉，这正说明了是来访者的特质激发了我们的反移情。来访者总能让任何跟他有关系的重要的人产生这样的感觉，这就有利于我们理解来访者的特质。如果一上来就认为自己的反移情是因为自己没解决好的冲突或早年创伤，我们就没有办法有效工作。

问：一个怀孕的母亲很容易把自我全部放开，因为她那个时候情绪特别敏感。这算不算共情的表现？如果处理不好，会得产前或产后抑郁，这是不是因为跟别人共情太多了，然后很难从别人的情感中抽离出来？共情得太真切对咨询师会产生影响吗？

答：这几个小问题真的是连带在一起的。有一个词语叫"原初母亲的全神贯注"，说的是母亲在刚刚生下孩子后，会把所有的精力和情感投注在婴儿身上。因此我们在生活中也可以发现，刚生下孩子的母亲会无时无刻不在担心孩子是不是饿了，是不是要喂奶了，是不是要抱了，是不是要睡觉了，身体长得好不好，当然，程度不一定相同。这个时候的母亲基本上没有自我，因为母亲和孩子连接得非常紧密，孩子也需要母亲很好的照料、观察、回应。但是如果长时间这样，母亲的消耗是非常大的。如果再加上没有得到家人的情感支持，就很容易产生一些认为自己没有价值的想法，感觉自己被耗竭，甚至出现产后抑郁的现象。

本质上，这与咨询师投入太多到来访者身上，遭遇"职业耗竭"或者"替代性创伤"是一样的。因此咨询师非常需要专业的小组督导、个别督导、小组体验等，得到他们的情感支持，或者有时候在咨询中做一些调整，不要过度消耗或被卷入其中。

问：有一次我面对一个朋友，他在哭诉，我试着对他共情了一下，然后感到排山倒海的负面情绪向我涌来，我脑子立刻一片空白，感到浑身乏力。冷静后说了几句我自己都觉得陌生的话，之后虽然在听对方说话，但是明显感觉疲乏无力，像是一下子被掏空，现在想起那种感觉还心有余悸。咨询师怎样才能强大到接纳如此多的负面能量？

答：这个问题很好地说到了共情的困难，又讲到了其辩证的一面。在面对朋友哭诉时，我们只能接纳那些排山倒海的负面情绪，这些情绪很难受到主观意识的控制。换句话说，这些负面情绪是你朋友哭诉的内容传递过来的，你的感觉能很好地帮你理解你朋友每天大概处在什么样的感受中。对自己这种情绪的察觉，其实是最好的共情对方。我们可以通过我们的理解，把我们感受到的负面情绪通过语言反馈给对方，这是对对方最好的共情。当然我们又很害怕这种感受，就像问题中提到的，感觉自己被掏空了，失去了对自我的控制感。确实，如果我们没有一定的思想准备和小组体验、督导等各种专业的保障，还要经常陷入大量的负面情绪中，我们有可能遭遇职业耗竭，甚至替代性创伤。做心理咨询肯定要接触负面能量，因此我们需要努力学习更好地承受、消化负面能量。

问：心理咨询中感觉不到来访者的情绪，那如何共情呢？

答：无论在生活中，还是在心理咨询实践中，有一些人非常理性。问他问题，他一般都这样回答：没什么，每个人都是这么过的，家庭都是差不多的，每个人都有每个人的苦恼。你察觉不到他真实的情绪感受，你也不能逼问他，因为他也是很真诚地回答，他自己确实感受不到，并不是有情绪却不表达。作为咨询师，我们也感觉不到，所以很着急，但是我们不得不承受等待，有些来访者还不适合体验、进入自己的情绪感觉，但是我们可以将我们感到难以触及他们情绪的感受反馈给他们。

再进一步说，如果我们一直感觉不到来访者的情绪，时间长了，我们也会感到枯燥、烦躁，这时我们能不能面对？当我们积累到一定的程度，一直想体验情感，却一直触及不到，甚至被对方挡回来，我们或许会恼怒，或许会沮丧。这种情绪我们首先能感觉到吗？感觉到能够反馈出来吗？来访者也在看我们，在他们眼里，我们好像纹丝不动，你如果也没有负面情绪的反馈表达，在他们看来，那你也没有情绪。所以这个时候就有一个问题，能不能触及自己的情绪并且反馈，我们要先给来访者做示范。一次一次，特别是非常艰难的时候，我们的感受有时候不容易察觉，但是我们能够保持一定的敏感，并且能够反馈出来。来访者会感觉咨询师居然也会有这种感觉，这样他才有可能逐步打开自己。

问： 在咨询结束后的回顾中，突然明白某个点应该更加共情，或者来访者当时可能是什么样的感受。我们怎么利用这种咨询过后的领悟呢？

答： 当时就抓住并进行反馈是最理想的，因为以后再要谈及的话，已经不是那时那刻了。但是有些事情当时确实很困难，只能够事后有所察觉，我认为这也是非常不错的。如果留有某种遗憾，就等到以后，感到同样的问题出现时再谈。

问： 从精神分析的角度理解共情与一般对共情的理解有区别吗？如何特别容易共情、提高直觉的能力呢？

答： 从广义的角度讲，精神分析中的共情跟其他流派对共情的理解在本质上是一样的。只是精神分析中的共情强调无意识，强调原始欲望和冲动产生的各种各样的影响。人本主义也强调共情。怎样才能做到容易与人共情呢？我认为，总的来说还是一个人职业发展和个人成长能力的问题。

要提高共情和直觉能力，需要两个方面同步走：一方面，多从个案中学习，并且有机会讨论案例、督导，甚至自我体验；另一方面，除了职业能力的成长，个人自我成长以及自己对自己内在情感的察觉也是非常重要的。当然，这些说起来很容易，做起来很难。

问：咨询师过多进行自身的情感反馈，个人感觉不是特别适宜。或许咨询师自身需要练就情绪的承载与察觉能力，这才是共情的出路。

答：我非常赞同，因为在心理咨询中，并不是说我们察觉了自己的情感就马上反馈给对方，这样就变成来访者承受我们的许多情感了。我们只有在给对方传递理解的时候，才会适当结合我们自己的感受进行反馈。因为反馈的目的是让对方感到此时此刻他得到了情感上的理解，并不是说要我们无限制地把情感暴露给来访者。而且许多时候，我们被激发出来的许多感受，需要我们在咨询结束后，去沉静地体会、承受、思考背后的意义，而不是直接说出来。

问：如果一个人在婴儿期得到了很好的照顾，但是从八九岁一直到青春期体验被忽略、厌恶，被冷漠地对待，这会使一个人失去共情的能力吗？

答：这个问题回答起来有一定的困难，因为很难简单地从某个时期好、某个时期不好直接得出什么结果。我们只能说婴儿期得到很好的照顾，可能会更好应对八九岁到青春期的忽略、厌恶体验；如果婴儿期得到的照顾不那么好，八九岁到青春期又体验到了忽略，可能他的创伤会更大。而且，婴儿期得到很好的照顾并不是说他就一定能够应对以后的创伤。如果八九岁到青春期被严重忽略、厌恶、冷落，而且这个创伤强度还很大，就会影响他以后对别人的共情能力。所以我们要看原来的基础是什么，后来碰到的应急因素又是什么，我们要综合地判断、权衡。失去共情能力不是绝对的，只能说如果原来的共情能力比较好，有比较好的基础，当创伤比较大时，共情能力会被阻碍。此外，共情能力是可以修复的。

问： 回避型依恋关系的人要成为一个有共情能力的咨询师难度很大，是否不适合精神分析取向？

答： 我们都说一个人要有共情能力，他的依恋关系一定是安全的。当然，这是理想化的。什么叫安全的？可能每个人的判断、把握不同。安全到什么程度？这个程度每个人的衡量肯定是有所不同的。我想说明的是：任何这样那样的问题都不妨碍一个人成为一个有共情能力的咨询师。换句话说，一个人有过很明显的心理冲突或者心理创伤，他可能对类似问题感受更深，关键是他能否修通或者部分修通。

例如问题中提到的回避型依恋关系的人，他可能很能共情跟他有共同苦恼或者同样特质的人，但对其他类型的案例是不是能很好地共情，就不一定了。我是这么想的：拥有某一特质类型的人成为咨询师，他肯定对那种类型特别敏感，也特别擅长，当然也特别容易有盲点，所以有得有失。一方面要积累自己特别擅长的方面的经验，形成自己的风格；另一方面要注意哪些问题容易成为盲点，或者自己的哪些因素容易成为阻抗的重要来源。这些情况需要在自我体验中去修复。

最后，不能说回避型依恋关系的人不适合精神分析。我认为流派不重要，如果说不适合某个流派，那么他可能在某个时间段，在其他流派中也会遇到一定的困难，也就是说，无论在哪个流派中，都有可能遇到困难，而不仅限于精神分析。

问： 共情，为来访者服务还是瞒着来访者的需要想做一个完美咨询师，这两种如何甄别？

答：我不确定我对这个问题的理解是不是准确：共情确实对来访者有帮助，还是说仅仅是瞒住来访者某种即刻的需要，对他的成长没有帮助。有的时候，感同身受地提供情感支持，还是有所节制，让来访者承受某种痛苦，这个度，确实不好把握。

我认为当时当刻无法判断、区别。我们已经有行动了，比如已经共情了对方，理解了对方，并且表达了出来，但可能当时判断不了共情的表达是否合适，是否过早，可能事后会思考。我们有时候会在事后想：刚才我为什么这么着急地理解对方，让对方感到情感被支持？为什么着急让对方舒心、缓和一点儿？这么思考，有的时候会发现来访者有依赖人格的特质，会诱使我们满足他。所以，事后有所察觉也是一种甄别。

有时候，我们在咨询中来不及捕捉来访者的情绪反应，三次以后来访者就脱落了。脱落的问题我们经常遇到，我们会归因于没有捕捉到情绪反应。在报告案例时也有人反馈，说来访者当时的情绪反应热点没有捕捉到，可能就会脱落。但事实上真的一定是这个原因吗？很难说。我们能做的是：一是提醒自己积累更多的经验，能够及时捕捉来访者的情绪反应，并做出恰当的回应，这一点怎么强调都不为过；二是不要过度责怪自己没有捕捉到而导致脱落。

问：共情时咨询师突然出现阻抗，有什么应对的好办法吗？

答：对于这个问题，我会想：阻抗为什么会出现？是来源于咨询师，还是来源于来访者？出现这种情况，我们首先要考虑的是来访者的特质，是不是他的问题导致了我们的阻抗。比如：来访者讲的情节具有很强的创伤性，或者他的人格特点让我们出现了阻抗。

如果我们反复想是不是因为自己早年的创伤冲突没有解决，我们才出现了阻抗，导致咨询工作非常困难，那在咨询过程中，我们还要不断分析自己。如果阻抗反复出现，我们可以在咨询结束后，在督导时询问他人的看法，或自己感知是否是自身的问题。当然，这样的方法毫无疑问适合个人体验或者督导。在咨询现场，更好的办法是从来访者的特点入手，了解阻抗的发生。

问： 有些来访者坐下之后简短地阐述了自己的困惑，然后很焦虑地说："给我一个方法，你说的我都知道，我只要你给我一个方法。"这个时候咨询师该怎么办？

答： 我在心理咨询实践中也不止一次碰到过这个问题，来访者坐下后说得不多，就让我给方法，然后说我说的都没用。这时怎么回应？我们关键还是要看自己有什么感觉，结合自己的感觉做相应的回应。如果我们感觉压力非常大，感到说什么都很无力、无用，但是不说对方又不满意，这个时候我们也会很焦虑。一般我会说："好像什么都努力过，什么东西都想到过，但又解决不了问题，也的确是没办法哦！"把对方内心的无力感，什么都无用的感觉反馈出来，也是共情的方式。

接纳与众不同的性少数群体

大家在接触性少数（LGBT+）群体时，有时会感受到对方传递出这样的感觉：没有办法，我就是这样，我也很困惑。这是先天的还是后天的？到底能不能改变？我从小就朦朦胧胧地感觉自己是这样的，跟别人不一样。我也不知道怎么回事……他们会流露出一种无力感。

性少数，什么叫少数？少数就是独特、与众不同的存在。不同的人、不同的场合讲这句话，传递的感觉是不一样的，有时候是自我肯定的宣示，表达自己的强大与自豪，有时候就相对弱势。在心理咨询中，咨询师会说：每个人都是独特、与众不同的。我们要真正做到接纳，要向人本主义努力。

其实我们每个人的内心都渴望被周围重要的人看到，自己的独特被认可。然而往往是不被看到的，被无视的，可能别人还要你看到他呢。

某种程度上，关注性少数群体相当于关注弱势群体，但不能不说，社会在这方面进步非常大。在某些语境中谈论弱势群体，口号说得都非常响亮，一旦涉及内心的真实感受，我们的反应一般是什么呢？是同情。因为我们是站在一定的高度去同情"弱"的。一个人能否面对所谓弱的部分和弱势群体，相当于能否面对自己内心弱的部分。换句话说，拒绝一个少数群体，就是拒绝自己内心的某一部分。从这个角度讲，如果没有相对安全、进步的社会氛围，我们很难触碰很弱的部分，尤其那部分还涉及自己。

不管是性少数群体还是其他所有群体，我认为人性当中有许多东西是一致的，并不因为被贴了一个什么样的标签就变得不可理解、不可接近。我想大家在心理咨询实践中，或者在日常生活的观察、感受中，都可以理解这一点。

讲到性取向、爱的问题，我想到了一句话：我爱你，与你无关。乍一听，会感觉有点儿自恋。其实我们人性当中都有自恋的部分，我们爱一个人爱得死去活来，其实是爱我们内心的某一部分。自恋，特别是涉及少数群体，肯定有非常重要的理解背景。每个人都有自恋的部分，有些人可能表现在性取向方面，有些人可能表现在其他的亲密关系方面，本质都一样。

自恋是人的基本特质，甚至可以说人的本质就像弗洛伊德强调的"自己非常爱自己，有人认为没办法爱别人，但为了生存，不爱别人又不行，总要跟人纠缠"。如果从发生的角度讲，这是一个正常时期，是性心理发展非常正常的一个阶段。精神分析客体关系强调，我们总是爱一个如我们所愿的人，或者爱一个像我们自己的一部分的人。换句话说，我们特别爱某个人其实就是在爱我们自己，因为他或她象征着我们内在的某一部分。追星就是如此，喜欢的明星是我们内心渴望达到的一种样子。一定程度上讲，追星也有渴望自我被肯定的部分。在恋爱或者是性爱中，这一部分也更加明显。

自恋即没有跟外部世界发生连接。毫无疑问，自恋跟一个人的自尊感有关。我想这在性少数群体中非常重要，当然这对所有人都非常重要。

但我自己的理解是，性少数群体对自身感的需求和敏感度非常高。在所有的心理特质中，跟自尊有最直接关系的就是自恋。自己会不会被贬低？会不会被排斥？会不会被歧视？会不会被打压？

我爱你，与你无关。我不一定需要你做什么回应，你只需要作为一种存在就可以了。你可以承载我投射过来的许多东西。一定程度上，不管性取向如何，人的情感其实有共同的本质，都是将潜意识的期望投射在某个人身上，这当然也会被理想化。换句话说，我希望在对方身上看到很理想、渴望达到的地方，它包含了很多的早年幻想。

我一般会从精神分析的角度理解这一部分。原始自体夸大，就是说我想要的或是想达到的，就应该是最完美、最理想的。在我自己的实践经验与生活中，我感觉性少数群体中有一定的比例，希望能够达到非常理想的境界。同性恋也好，双性恋也好，这个群体中的很多人对非常完美及达到自己理想的愿望非常强烈。比如我是一位男性，对一位女性感兴趣，如果仅仅是这样，我大概没办法呈现自己内在独特的需求。一些特别吸引我的特质不一定存在于异性身上，也可以存在于同性身上。双性大概就是这样，不管是同性身上的还是异性身上的，只要是最特别的、最好的、最理想的，自己都非常渴望，都会被吸引。

现实中如果有这种追求，并渴望得到一定的满足，只要环境允许总要去尝试。不管是性特质、性取向方面追求理想化，还是在其他方面追求理想化，总要面对渴望而达不到的情况，即面对挫折。其实我想，同性恋和异性恋本质上完全一样，刚恋爱的时候肯定把对方理想化，之后进入很现实的关系中，涉及柴米油盐，肯定会有很多失落和困扰。

我非常强调性取向是一个人追求自我权利、确立自我自尊、维护自尊的重要方式。我希望我的理解对想走进性少数群体的内心世界，探究、理解他们现实的困扰和苦恼，以及他们的心路历程与成长轨迹的人有帮助。

成长的结果是有越来越多的孤独

　　心理咨询师，特别是精神分析取向的咨询师，常常喜欢探讨亲密关系，强调亲密关系对人的重要性，认为亲子问题、婚姻问题、自恋、边缘人格、反社会人格等都是亲密关系出了问题。这是不是给人的感觉太纠缠亲密关系了？心理咨询师特别喜欢探讨的另一个词是"连接"。我想，总担心没有和人发生连接，不就是喜欢黏人吗？但看了安东尼·斯托尔的《孤独：回归自我》一书，我就豁然开朗了。

　　当痛苦已经存在，那么，回避痛苦就是放弃创造和升华的机会。孤独又怎样呢？明明内心充满孤独，但为了迎合社交的需要或别人的看法，就硬着头皮去凑热闹，那不是更悲哀吗？还不如遵从自己的内心，走自己的路。

　　我作为精神分析取向的心理治疗师、精神科医生，看一个和我几乎同样专业背景的人写的非"纯专业"的书，会非常在意他的叙述对专业的把握是否能让我信服。

　　看完后我着实信服！

　　作者在第一章就从非常专业的角度回顾精神分析的主要分支流派对人类关系、亲密关系所做的论述。精神分析从最早重点分析儿童的性心理发展阶段，逐渐发展到重点分析移情，并通过对移情的分析来修通现实的亲密关系，因为客体关系论者相信，人类从一出生就开始寻找"关系"。

　　作者十分信服鲍尔比，鲍尔比巧妙结合了动物行为学与精神分析学，研究无家可归的儿童的精神卫生问题（缺乏母爱对幼儿的心理影响），提出了依恋理论，并坚持"精神分析观察必须得到客观调查支持"的观点，赢得了尊重，但作者认为鲍尔比没有足够重视工作在个人生活中的重要性及个体在独处时内心世界所具备的情感意义，尤其是想象力在有创造才能者生活中的重要地位。同时作者也不同意"亲密关系是健康幸福的唯一源泉"这一说法。显然作者希望能超越依恋理论或补充已有的各种理论，重视精神分析领域中一直被忽视的工作、独处、想象力等心理现象及它们的重要作用。

　　虽然精神分析早就从各种成熟的心理防御机制的角度（如升华）阐述了人类建设性地应对内心冲突和痛苦的方式，但作者用一本书的篇幅，通过独处的能力和用途，强制性孤独，想象、分离、孤单与想象力的成长，丧失、抑郁与修复等丰富的视角和生动的心理处境，结合众多的文学作品和人物命运，向我们呈现了如何共情那些经历独特痛苦而升华的人，理解、欣赏他们面对与超越痛苦的勇气。作者的视角充分显示了一个具有深度人文关怀的精神分析师是如何运用他的专业理论和技术来理解人性的。而且，我阅读的时时刻刻都能感觉到作者的激情、情怀和对生命的热爱与执着。

　　作者总是能恰如其分地穿插精神分析专业的热点问题，如："独处能力是在母亲或过渡客体的陪伴中产生的，能察觉内心最深处的需要、情感与冲动。""精神分析鼓励来访者在咨询师面前独处，咨询师提供安全的环境。""一个人在孤独中进行创作的时候，可产生某种疗愈作用。被人群围绕也能心无旁骛、全神贯注自我内心。"

在阐述独处的用途时，把居丧哀悼、休假、隐居神秘体验、背景音乐、超级静坐等这些生活中独特的情景从精神分析的视角进行阳性赋意。

作者提出，宗教情感的源头是"海洋般的感觉"，主动离开自己习惯的生活环境可以帮助一个人增加自我了解，促使他摸索更深层的意义。心醉神迷、全然忘我的狂喜体验有时候与对死亡的接纳，甚至对死亡的渴望联系在一起。追求与自己、与宇宙全然融为一体的"海洋般的感觉"促使人踏上孤独之旅。我相信，这些都是心理成长的关键点。

作者提出，孤独增加了对人类的了解和同情，对日常生活有了新的领悟和判断。少数勇敢者发现，身处地狱时，他们才能瞥见天堂。幻想的原动力是未获满足的愿望。幻想与理想结合，就是艺术之母、奇迹之源。

过渡客体处在内在的想象世界与外在的现实世界之间。想象具有积极的功能。兴趣和关系一样，有助个体确定自己的身份和定位，赋予自己生活的意义，在孤独中追求自己的创造性事业。这样的视角，我认为非常有助于把握个体人生体验的价值。

一个人越是感觉自己没有融入家庭或社会，就越想通过确立自己的个人风格在这个世界留下痕迹。很多虔诚的信徒认为人际关系会阻碍与神交流。只有承认不存在理想化的亲密关系，才能理解人们需要从其他渠道获得成就与满足。

独善其身，避免与他人纠缠过多，可以保持心境平和及心理健康。一个人终究独自寻找自己人生的意义。坚强隐忍，就是必须在内心为自己制造快乐，对受苦的人来说，支撑自己的力量就来自自身，那么任何苦难都可以忍受。艺术家试图在内在精神世界中恢复失去的和谐，或找到新的和谐，并且创造出存在于外在世界的作品。

突然想起程江咨询师的感慨："本来以为成长的结果是有越来越多的连接，没想到是有越来越多的孤独。因为有些连接是幻想出来的，有些连接是永不可得的，但是好在不管有多少连接和多少孤独，和以前不一样的是，它们都很美好。"

转型时期的亲子关系模式

　　针对转型时期的亲子关系模式，我将问题主要集中在依赖与过度保护上。我想，几乎每位咨询师都会对这个话题感触颇深。我会结合平行关系中的咨访关系，分享我在咨询中遇到的困惑和困难。我会较多聚焦于 80 后、90 后、00 后的孩子和他们的父母的关系模式。

　　过去，中国的亲子关系是紧密的，甚至可以说过分紧密，但是在传统文化背景中，可能没有非常大的冲突，因为大家都比较认同。以往的许多文学作品对此有很多探索和描述，虽然也展示出了个体自主性和独立性被扼杀的一面，但总体而言，人们基本随大流，并获得一定的稳定感和安全感。这就涉及依赖问题。对于依赖，我有一个体会：过度害怕依赖，想独立，某种程度上也是依赖的表现。依赖其实是人类最普遍的一种情感。有时候依赖让人很舒服，但也让人付出代价。

　　在理论层面，我们希望在心理咨询中鼓励来访者成为独立的个体，能够切断和父母过度紧密的依恋关系。但有时候在实践中很难操作，因为一个人无法凭空说自己或自己的孩子开始独立过日子，这是一代代传递的结果。在转型时期开展心理咨询，经常遇到困惑。

我体会到80后、90后的来访者非常理性，会自我分析。比如：我太依赖了，我也不想这样，我依赖的原因是什么呢？他们既想独立，又想依赖。既独立又依赖是每个人梦寐以求的，想依赖的时候有人可依赖，想独立的时候没有人管，这是最理想的状态。然而现实恰恰相反，想依赖的时候没人管，想独立的时候好多人管，总是过不了自己想过的日子。

现在40多岁的这一代人的成长经历如何？总体来讲，那个时候社会发展不如现在发达，家庭条件一般，有些人有兄弟姐妹，父母没有太多时间给孩子很多关爱，孩子的个体需求并未被关注和照顾。除了不满足，孩子还要帮家庭分担家务，不添麻烦，要懂事。有时候，一些父母会感到缺憾，一定程度上会把这种缺憾投射到孩子身上，比如：我们千万别让孩子那么苦。过度紧密的依赖可能是父母的需要，他们因为缺憾而对孩子过度保护。

咨询师经常遇到这种情况：一个人20多岁，甚至30多岁了，已经不是孩子了，他们的父母却依然把他们当作孩子。有些人无法继续读书，有些人无法继续工作、无法独立，父母很为难，到底要不要管？帮他做最恰当的决定似乎就要对他负全责，然而现实中总有某种局限，负全责不行，不负责也不行。

同样的问题也会出现在咨访关系中，咨询师会纠结：来访者到底处在什么样的阶段？我应该用什么样的方法？疗程如何设置？什么样的访谈方式才是对他好的，才不会让我和他陷入父母和他的关系模式中去？当遇到过度依赖的来访者，咨询师会非常耗竭，感到非常无力。

一个人有依赖的需求，对应的也必须要有一个人提供依赖。所谓过度保护也好，控制也好，我们经常听到类似"父母管太多了，孩子才会这样"的话。做父母的感到委屈，要是他不出状况，我们也不想管，出了状况不管也不行，非常无奈。很多父母也不想这么累，也知道别人说他们管太多，但是内心觉得别人不太理解他们的苦衷。例如让孩子出去上班，孩子与人有冲突，受刺激后情绪不好，不想活了，等等，遇到这样的事情做父母的不管也不行，但是管了又被说不好，非常矛盾。我感觉这有点儿悲壮，父母不得不承担重任。其实，指点别人容易，可如果自己的孩子也陷入如此境地，恐怕也很难保证不去管。

咨访关系中也存在这样的问题：如果来访者在咨询过程中出了状况，你会不会因为着急而多做些什么？我一直信奉身教重于言教。在咨询过程中，父母和孩子都是看咨询师遇到困难时是如何表现的。咨询师是不是过度焦虑，是否采取了很多措施？如果是的话，咨询师说得再好，让父母少做点儿，他们也是听不进去的。

躯体化症状：识别病人的防御

　　尚未引起整个社会和医务人员足够重视的躯体化症状在一些事件中非常突出。躯体化症状是指病人有各种躯体不适，主诉非常痛苦，他们躯体的感受是真实的，但无法用肉眼和实验室检查予以确认。

　　病人往往有这样的想法：为什么自己这么难受，却怎么查都查不出病来？为什么各种医疗措施都缓解不了痛苦的症状，有时甚至还更严重？大部分病人很难接受自己的症状可能源自心理障碍，因为人们倾向于认为心理障碍不是真正的病。

　　经验丰富的医务人员往往能根据情况做出一些判断。比如：一位病人的主诉与实验室检查结果有很大的差距，经多次反复检查，他仍然不相信结果，不断变换专家，不断要求医生采取措施快速解除痛苦，甚至不断变换医院。这时医生就需要警惕病人主诉的症状是否源自心理障碍。

　　各种躯体症状的痛苦感受是真实的，需要医生共情地回应。千万不要因为实验室检查没有明显器质性病变就否定病人的痛苦感受。解释医学仪器检查在明确症状原因方面的局限，明确相应的药物、手术治疗也可能无法达到病人的期望。在此前提下和病人讨论接下来怎么办，询问病人是否愿意去心理科咨询就诊，并对心理障碍做相应的解释。

防御是病人表达方式的潜台词，表现方式通常为愤怒抱怨、挑剔苛刻、冷漠不信任、无助无力、痛苦悲伤、过度要求等，有时甚至出现暴力袭医的现象。经过鉴定，暴力袭医者中的一部分人有不同类型、不同程度的心理障碍。提到心理障碍，人们往往将其与精神病、疯狂、失去理智等画上等号，其实只有少部分心理障碍在发作时使人没有行为责任能力，大部分有心理障碍的人应该与普通人一样被对待。

我们无法要求医务人员在繁忙的诊疗工作中快速预测谁会暴力袭击自己，以及怎么做会避免暴力袭击。医务人员的基本安全要靠法律制度及其他措施来保障。但医务人员如果有更多的防范意识、识别理解能力和应对经验，可以更大限度地减少风险。

答疑解惑

问：我们现在有很多发泄的途径，比如购物、找朋友倾诉，那除了药物治疗，有没有一种大家都比较适用的，且可以在生活中运用的心理治疗方式呢？

答：一般我们说到专业的治疗方法，心理疗法中的森田疗法算是其中之一，也有人使用行为、认知的方法。如果问题严重到一定程度，比如过度焦虑的症状、过度抑郁的症状，且影响社会功能，这时候除了药物，还会利用心理学专门的方法进行干预，一周一次，一次 50 分钟，比如精神分析、人本主义疗法、催眠法等。然而很多人出现负面情绪并不一定都要寻求专业人员，每个人有每个人的智慧，大部分人可以用适合自己的方式处理和调节。

问： 现在市面上各种不同的心理治疗培训很多，西方人对心理咨询的接受度比较高，比较愿意寻求心理咨询师的帮助。国内是否也有这样的机构，还是人们只能去精神卫生中心呢？

答： 这是关注行业发展呀！总体来说，我们够资质的、有执照的心理咨询师和心理治疗师的数量、质量与西方国家相比是有差距的。我国心理治疗机构基本分为三类：医疗机构，比如精神专科医院；一些综合医院专门的心理科；社会心理机构。医院系统一般以药物治疗为主。社会心理机构良莠不齐，这点与西方国家不太一样，他们有执照才能开业，从业人员基本上都是非常合格的心理咨询师。我们国家现在也比较重视这一点，开展规范培训。目前心理咨询师的培训时间短，五个月后可考取证书。但以后肯定要提高要求，要求至少是专业学位硕士，用三年左右的时间来培养，我们医院也承担这个任务。当然了，人才的培养是需要慢慢积累的，中国人多，对这方面的人才需求多，先大批量"产生"出来也是有必要的。另外，大中小学的心理教师也在做这方面的工作，给本校有需求的学生进行心理辅导。

对身体的内观

内观经典主题和方法

集中的内观大约需要一周的时间，在此期间按照自己成长的顺序指向重要的人物，比如父母，以及与他们的感情互动。感情互动围绕三大主题：我为他们做的，他们为我做的，我给他们添的麻烦。这是一般的做法，内观疗法中也有许多变通的做法，比如围绕一个主题，计算从小到大的养育费用、日常的内观等。无论何种方式，出发点都是由于身体出了某种问题，从而针对身体来进行内观。

体形、体重的意义

几年前，在一次高校心理咨询协会活动中，一位高校心理咨询中心的负责人在闲谈时问起我的体重是多少。我说："你猜猜看。"她说："大概 150 斤。"我说不对，然后她又猜了几次，基本上都是在 140～150 斤这个范围内，其实那时我的体重将近 180 斤。我如实告诉了她，然后她说："有那么重吗？看不出来嘛！"随后又跟上一句："你是一个有分量的人！"听了后我马上有点儿警觉：我居然需要通过体形、体重来彰显我的存在感和分量感？如果没有这些东西支撑，就好像不足以让我感到自己是一个有分量的人！因为我自己从事心理治疗方面的工作，所以我会从这个角度做一定的思考：这是否涉及自尊的问题？是否是内在自卑的问题？是否从小一直得不到周围的人的肯定？当初她在说的时候，这些想法只是一闪而过，没有引起我更多的重视。

当健康遭遇危机

我的健康状况遇到了很大的问题：出现大面积的急性心肌梗死，为此我装了三个支架。刚开始我居然自己误诊为反流性食管炎，每天痛几个小时，熬了十一二天，也没太当回事。最后要是没有妻子的规劝，我可能命都不保。之后我必须要面对的问题是：肥胖、缺少运动、吸烟及其他生活方式不健康。大家都知道现在很多中年人，有些人甚至中年都不到，基本都是在还没感觉到自己出现了问题时，人就已经不行了。我还算命大，硬熬了那么多天，居然还躲过这一劫。但是怎么想怎么后怕，产生了非常强烈的死亡恐惧。那时候仿佛做梦，总是想：如此大的事情就这样过去了？这是当时的感受，后来感觉挺羞辱的—我怎么会得心身疾病？讲课时，我经常讲到治疗心身疾病，但那都是别人的经历，我没经历过，也没想到自己的病更严重！那时候我产生了非常大的自我否定。所以说，分析别人容易，面对自己的问题就不是那么简单了。

控制饮食，过度运动

想归想，说归说，事实摆在面前，总要做点儿什么来抗衡。于是我下了决心并制定目标，实行瘦身计划。对我来说，运动、节食、戒烟必须三管齐下。当初我内在非常坚定，也表过态：半年以后你们将会看到一个不一样的我。

我采用的是最容易坚持的方式：只要不下大雨，在单位、小区、任何方便活动的地方，我每天都坚持快走。每天的运动时间约 2~3 小时，并非一次走完。由于身体还没有完全恢复，不能让心脏负荷太多，所以逐步增加运动量。于是在上海精神卫生中心，每天都有一个人像华子良（小说《红岩》中的人物）一样狂走，显得特别奇怪。我引发了挺大的关注，也得到了满足感。

每个人都会以不同的方式、不同的程度体验中年危机，度过中年危机的方式也各不相同，我是通过对身体的折腾来体验，一段时间后有点儿矫枉过正——上海市卫生局副局长肖泽萍多次语重心长地找我谈话："不能搞得那么瘦啊！"我们医务科长也看不下去，找到院长汇报说："你要管管张海音，这样下去可不行！要达到病理程度了，如果他都病得那么重，那精神卫生中心的病患该如何是好？"

瘦下来的我不忍直视自己过去的照片，会有自我厌恶的感觉。然而过去的我是张海音，现在的我也是张海音，虽然会给人断档的感觉，转换起来有一定的困难，但认同是连续的过程。减了 56~57 斤之后，我对生命的体验确实不一样了，走在路上的轻松感，呼吸着新鲜的空气，体验到身体每个细胞散发出来的愉悦感。什么叫高峰体验？这就是了。

进食问题

大家会看到，在社会中，瘦身、纤体成了一种时尚，整个时代的背景对体形也越来越苛刻，这些都为我的减肥做了很好的掩护。减肥中极端严重的问题就是进食障碍，它和冠心病一样，都是心身疾病，人格动力学背景中有许多类似之处，可以促进我们做一些思考。我自己没有进食障碍，但许多人担心我会从一个极端走向另一个极端，其实我心里有底，本身是医生，加上定期随访，各种生理指标都正常，目前体重范围在标准范围的正中间。运动比较容易，越动身体越好，比较容易坚持。但对于吃东西这件事，我现在有更深的体会：要克制住美食的诱惑是挺困难的一件事，某种意义上这是自我虐待。目前，我还没有把素食主义上升到一种生活方式、内化到人格层面，只是靠自己的意志在努力克制。

不管是饮食控制还是过度运动，都要回归自己的内心。当我们面对自己的贪婪时，会非常害怕，害怕自己失控。这是每个人都会有的，只是程度不同。强烈严格地控制饮食可以确保象征意义上对贪念的控制。

减肥过程中我出现过几次波动，有时候会一下子吃很多，很有食欲的刺激感和自我放纵的满足感，体重在五六天里竟然反弹了15斤，接下来不得不用更多的运动与节制来抵消。所以瘦身也是一个很艰难的过程。其中涉及心理象征层面上极大的否认：似乎减掉几十斤肉，原来的疾病就不存在了，我现在身体很好，好像这一切都没有发生过。然后会产生无所不能的感觉——健康的恢复、体重的轻重是分分秒秒掌握在自己手中的。这种躁狂性防御可以帮助我对抗遭遇到的健康危机与死亡恐惧，我认为，在这个阶段是需要用这种方式来应对的。

我们医院的开放病房里收治了许多进食障碍的病患。我每周去查房，发现自己变得很能共情他们。如果这样劝慰厌食症患者：你已经很瘦了，再这样下去会有生命危险，起码要保证最基本的营养，等等。他们会礼貌地听你讲，然而这些话并没有什么用，不会引发他们行动的丝毫改变。关于这点我的感触非常深，道理我都懂，而且说起来很容易。我的亲朋好友规劝我："人家减肥都要循序渐进……"我说："人家？可我不是人家呀！我是张海音！"其实我自己也在思考，如果让我逐步进行，不能尽快看到显著的效果，我是没有动力坚持下去的。

进一步探索进食障碍患者的内心，我们会发现，他们有高度依赖的特征。因为依赖等同于软弱和无助，所以当他们体验到自己的高度依赖时，会很恐惧。进食行为可以说是自给自足、自我满足，可以不需要周围的人的任何帮助，只靠自己就能控制一切。而当他们陷入高度依赖的关系中，却又突然抽身逃开时，内在像是无助的婴儿，这与家庭治疗里常提到的"内在小孩"的本质是一样的。

进食与控制

进食问题会把问题聚焦在对食物的控制上，从表面上看是控制体重，其实是弥补生活中缺失的东西，控制的是自己的内心，并用这种方式建立特殊状态。不知道你有没有这样的体会：从小到大，我们吃东西不仅是为了自己，很多时候也是为了别人。辛苦工作了一天，回到家后，家人做了一桌好菜，不吃总觉得对不起家人做饭付出的辛劳。因为身体来源于父母，吃饭是为了对得起他们的养育。从这个角度就可以理解、排除有害的侵入——不希望自己被别人支配。吃与不吃是争取主动权的问题，这在进食问题中非常突出。

厌食和贪食是两个极端，可以造成明显的自我变化。在临床上，如果从生理角度考量的话，贪食症的危害性相比厌食症的低一些，因为贪食症不会造成生命威胁，只不过是食物进进出出比较忙，消耗比较大。而我遇到过最严重的厌食症患者，身高160厘米，体重只有47斤，生理指标有很大问题。

总的来说，进食障碍很难治疗，有时候必须要营养师、内科医生及父母共同协作。而在某种设置中进行一对一的治疗也很难，因为设置会经常被打破，要对患者的危机生理境况进行干预。

我坚持每天长时间快走的一段时期内，有点儿进入轻躁狂状态，工作量增加了，睡眠时间减少了1.5小时，然而工作状态是前所未有的好，几乎没有疲劳感，与以前的体验完全不同。这些感觉反映了如何把握尺度——合适的尺度可以有建设性地促进一个人的发展；如果太过极端，比如过分节食、过度运动，关注的就只是身体层面，没有建设性的发展。内心真正面对的问题是什么，才是更值得我们关注的部分。

自尊

如果没有一定程度的自恋也就谈不上自尊，但自恋若超过一定程度，就会防御内在的自卑，所以我们说自恋并不仅仅停留在更依赖别人的评价上。某种程度上，自尊感是积极性的东西，关键是要做到平衡，这是每个人都需要面对的课题。真实自体和理想自体是否协调？针对这个问题，我们在感受层面经常会问：我是谁？我想成为什么样的人？如何调整两者之间的差距，是调整人内在自尊感非常重要的部分，或者进一步理解，当你感受到内心的灰暗、渺小时，你用什么方法应对？有人通过贬低别人应对，有人强迫别人赞美自己，或者调节自己的白日梦。每个人都有自己的防御方式，这些方式没有绝对的好坏之分，关键是要清楚理解自己正在做的事，以及对自己来说意味着什么。

未来会怎样？

我还在思考，目前的状态不是很稳定，比如对饮食的控制太严格了一些，能否进行常态化？运动是否太过度，能否尽量进入常态化的健康生活方式？这是我所期待的。所谓打江山容易守江山难，我正处于拉锯战的状态，这个过程本身就是消化代谢危机的过程。我经常会谈论这个主题，也是因为心里没有把握。

厌食症和贪食症的心理分析

　　进食障碍是一组以进食行为异常为主的精神障碍，主要包括神经性厌食（厌食症）、神经性贪食（贪食症）及神经性呕吐。由于许多神经性呕吐的个案接近神经症性水平，其病理程度不如厌食症和贪食症那般严重，因此本文的重点聚焦在前两种上。

　　就像躁狂症与抑郁症，厌食症和贪食症的病理背景也是很类似的，它们是一体两面的关系。尽管二者本质相似，病人的心理病理程度也都很严重，但相比贪食症，厌食症对生命的威胁程度要大得多。人不吃东西，身体极度消瘦，营养不良，很可能导致死亡。厌食症的治疗也更困难。因此，鉴于二者的相通之处，我们可以说，如果能了解并治愈厌食症患者，贪食症的治疗也不在话下。

厌食症

基本特征

多见于青少年女性；故意限制饮食；目的是将体重降至明显低于正常标准；可能采取过度运动、引吐、导泻等方法减轻体重。

厌食症绝大部分首发于青少年女性，在我整个职业生涯中，碰到的男性厌食症患者大概也就五六个。他们为了追求极低的体重，不仅限制饮食，还会采取各种极端的方法将吃下去的东西排出体外：用手指抠吐、吃泻药，甚至有人会用利尿剂，也有人会过度运动。三管齐下，体重快速往下降，直到明显低于正常标准。

认知歪曲

常过分担心发胖，甚至已经明显消瘦仍自认为太胖，医生解释也无效。

担心发胖是很正常的心理现象，体形是很多人忧虑的问题，但过分担心就有问题。而且患者不是一般的过分担心，自己已经明显消瘦，仍自认为太胖，医生再三解释"太瘦影响健康""你现在已经是极度营养不良""你已经明显低于正常体重范围了"却仍然无效。我们称这样的现象为"病理性发胖"或者"体像认知歪曲（障碍）"，即对自己胖瘦程度的感知歪曲了，发生了障碍。

前文提到的我遇到的最严重的患者 —— 身高 160 厘米，体重只有 47 斤 —— 是一个 17 岁的女孩，正在上高二。我看到她走过来，就像细竹竿飘过来，很恐怖。她几乎是皮包骨头，极度消瘦、营养不良、低蛋白血症、凝血因子减少，身体状况极差。

可能大家不知道，所有心理障碍中最严重的既不是精神分裂症，也不是抑郁症，而是厌食症。之所以这么说，是因为其死亡率非常高。美国一项针对厌食症患者的长期追踪随访调查发现，厌食症死亡率高达 20%。随着身体的极度消瘦，胃、子宫都会萎缩，作为第二性征的乳房不能发育，体内水电解质紊乱、低蛋白血症、继发感染，各种并发症接踵而来。没有其他任何一种疾病有这么高的死亡率。

借口搪塞和躯体化防御

部分病人会用胃胀不适、食欲下降等理由解释自己限制饮食的行为。

我们可以从精神分析动力学的角度理解这一点。吃不吃东西，吃多吃少，不只是我们个人的问题，有时候吃东西是为了对得起别人，给别人面子，让别人放心。这存在潜在支配的问题：吃与不吃谁说了算？身体来源于谁？这些都涉及进食主导权的竞争。意识到这一点，我们就可以理解一个人为什么用胃胀不适作为不吃饭的理由。

一个人如果非常瘦，仍然不吃东西，说自己怕胖才不吃，很可能会遭受周围的人的打压和管教——"你这么瘦了还说怕胖，你的心理有障碍，心理有问题"，大家会轮流做他的工作。所以很多厌食症患者，在父母不知道他们有厌食症的时候，总是拿胃不舒服作为限制饮食的借口来搪塞父母——我胃胀，你就没办法逼我吃东西了。

也有一部分人，即使已经很瘦了，但他们并不是因为担心别人管他们而找借口，而是真的感到胃胀。甚至有些人已经被明确诊断为厌食症，父母也知情，仍然感到胃胀不舒服。这些感受是真实的，他们并非故意或有意，这是一种躯体化的防御，是潜意识自然发生的，甚至已经上升到意识层面了。

严重的生理后果

常有营养不良、代谢和内分泌紊乱的后果；女性可出现闭经，男性可有性功能减退；青春期前病人性器官呈幼稚型。身体极度消瘦的时候，营养不良，代谢肯定受到影响。消瘦和内在隐藏的情绪都会影响内分泌。

女性可出现闭经（月经连续三个或以上的月经周期不来叫闭经），没有一定的脂肪、体重、营养支撑，女性是没有办法维持正常月经的。男性性功能会减退，没有性欲。病人就好像没进入青春期，虽然年龄早就过了，但没发育好，体验不到性欲。如果在青春期前发病，会延迟发育，性器官呈幼稚型。

如果从动力学的角度解释，生理上不想长大，不想进入青春期，是有更深层次的动力学原因的。一个女性不能接受自己的身体有一定的丰满程度，排斥成熟女性的体态，可能涉及内在对母亲的认同问题，或者说早年跟母亲的关系问题。这是一个值得思考的问题——为什么会在青春期或青春期前出现厌食症。

间歇发作的暴饮暴食

有的人会出现间歇发作的暴饮暴食现象。就像我们讲的触底反弹，压抑过度很可能带来爆发。厌食症患者可能几天，甚至几周几乎不吃东西，接下来又突然狂吃。吃下去后非常内疚，然后自己抠吐出来，或者吃泻药，用过度运动抵消。

贪食症

就像抑郁症和躁狂症，神经性贪食和厌食是两种极端，要么乱吃，要么不吃。

基本特征

反复发作和不可抗拒的摄食欲望及暴食行为；有担心发胖的恐惧心理；采取引吐、导泻、禁食等方法以消除暴食引起的发胖。偶然发作的暴饮暴食是每个人都会有的，暴食一顿不叫贪食症。贪食症的前提条件是反复发作、不可抗拒、强烈的摄食欲望和暴食行为。

一个女孩，一开始是厌食症，后来发展到贪食症。贪食症大多从厌食症发展而来，就好比一个人会从抑郁转向躁狂，同一个人身上会有两种极端。当时，这个女孩还是大学生，学习成绩挺好的，是学生会干部，在学生活动中非常活跃，组织学生会的各种活动，一般的同学交往、社会工作都没有困难。

然而，一旦她的贪食症发作起来，就一发不可收拾，很吓人。她贪食症发作时吃冰淇淋或雪糕，一口气吃十来根。有一次发作，她跑到超市，一下子要了十盒雪糕，小盒子装的那种。人家十盒雪糕刚拿出来，她钱还没付就吃起来，一口气把十盒雪糕吃下去，最后点盒子付费。她说等不及先付费再拿出去一个个慢慢吃。她在柜台把十盒雪糕一下子吃进去，基本上已经无法享受吃雪糕的快感。因为这种吃法，她曾经两次胃穿孔被送到医院抢救。

一旦摄食欲望膨胀，内心会出现一种莫名的恐慌，如果不把眼前能搜索到的、房间里可获得的食物都塞进肚子，就好像总有哪件事情没做完，心里慌得不行。有这样的暴食行为，肯定会担心发胖，吃下去这么多，会采取抠吐、吃泻药、禁食的方式抵消暴食引起的发胖。但是从最后的结果看，贪食症和厌食症是不一样的。如果一个人不说，你从体形上是看不出他是有贪食症的，因为他的体重接近正常范围，不像厌食症，瘦得非常明显。

贪食症患者虽然会吐，会吃泻药，但毕竟那么多东西吃进去，还是吸收了一部分的，所以最后表现出来的结果是没有明显消瘦，也不会明显发胖，非常具有隐蔽性。但是他们始终反反复复地折腾，吃进去吐出来，进进出出，自我感觉非常糟糕。糟糕到什么程度？我相信大家都深有体会，一个人如果要减肥，一直限制饮食，但突然有一天爆发，没控制好，吃进去很多，会非常懊恼——"我怎么又没有控制好"。

这非常影响一个人的自尊，总感到自己要吃这么多东西，然后还要折腾，自我感觉和自我形象会非常差。

与神经性厌食的关系

贪食可与厌食交替出现，两者具有相似的病理心理机制、性别和年龄分布。

多数贪食症患者是厌食的延续者，很多人几个月、几年患厌食症，接下来就变成患贪食症，主要矛盾从厌食转变为贪食。因为两者是延续的，所以他们的性别和年龄分布比较类似，也有比较相似的病理心理机制，特别是心理动力学机制。

导致进食障碍的原因

社会影响

一个人对自己的体形满意与否，一定程度上受社会环境的影响。可以从历年来美国小姐冠军的体重指数变化趋势中看出，1920 年左右，当选美国小姐的女性的体重指数是 21 或 22，在正常范围内。随着时代的推移，整个社会越来越崇尚所谓的"骨感美"，要求瘦，不能有任何赘肉，要线条清晰。所以到 20 世纪 90 年代末，被选为美国小姐的女性的体重指数已经低于正常值的下限了。

现在整个社会对体形的要求依然有些苛刻，一些轻体的、纤体的机构层出不穷，一定程度上满足了大家对体形的"高标准"追求。其实大多数人是以积极的方式追求纤瘦，有志同道合的同伴，不用太过辛苦，保证营养，同时保持好的体形，凡事都讲究一个度。

内心对自己不满意

不健康的身体意象可以开始于早年。如果从精神动力学的角度理解，进食障碍的发生不是对体形挑不挑剔的问题，而是内心对自己满不满意的问题。

一个人怕胖怕到病理性的程度，肯定不是现实的原因。前面提到的厌食症的个案，她在 50 斤，还没有瘦到 47 斤的时候，虽然现实来看已经非常瘦了，但她仍然感觉腰部有赘肉，显得油腻。所以，这种不是真的胖瘦的问题，而是一个人对自己所有的不满意、挑剔和控制都集中在身体和体重上了。如果内心对自己非常不满意，很想控制但控制不住，可能会转化到身体上。

一个人的身体意象代表了自我、自体的形成。形成的原因可以追溯到心理成长最早的时期 —— 一两岁之前，甚至吃的问题可以追溯到口欲期。

亲密关系紊乱

症状或结果表面上只是一种妥协，其实它代表的是亲密关系的紊乱。这里的亲密关系指的是客体关系中重要的人内化到自己内心的关系，即所谓的"客体的表征"。

（1）对贪念的恐惧和防御

一个人在厌食和贪食中，害怕自己的贪婪。

厌食，限制饮食，克制自己的贪婪，通过严格的、非常强制地限制食物的摄入，确保自己无需对贪念感到罪恶。一旦意识到自己很贪婪，可能会有强烈的罪恶感，因为要防御贪念导致的罪恶感，所以会严格限制食物摄入。

贪食，沉迷于贪婪的暴饮暴食，每天多次通过自我诱发呕吐的方式纠正这一状况。这个情况在贪食中非常明显，厌食只是偶尔暴食，主要是限制饮食、过度运动，贪食症患者进食量非常大，天天狂吃，而且经常要抵消。

诱发呕吐的情况在贪食中更明显，其中有一个象征的机制，就是无所不能或否认 —— 我吃得再多，只要吐掉，就像没吃过；吃这么多也没事，我可以马上进行自我纠正 —— 这是非常原始的防御机制，是全能感，或者否认。

（2）内心高度依赖，但又恐惧依赖

厌食症也好，贪食症也好，从心理成长的水平来看，都是因为一个人的内心高度依赖，又对自己的依赖感到恐惧。

有一定自我功能的人，可以依赖别人，能够面对自己有依赖的需求。但厌食症和贪食症患者过于害怕依赖，害怕到自己都体验不到自己想要依赖别人，他们潜意识里认为自己并不需要依赖什么东西。

从广义的角度讲，一个人过分独立，什么都不靠别人，其实内心可能是很依赖的；一个人过分强调不需要任何东西，其实他还是很想要的。

为什么厌食症和贪食症的个体会出现内心高度依赖，但又不允许自己依赖，对自己的依赖感到恐惧的状况呢？因为对他们来说，依赖意味着像婴儿一样软弱无助，没有掌控感，所以他们会尽其所能地通过各种各样的方式营造情感上自给自足的感觉，拒绝来自他人的帮助和理解。

（3）偶尔允许自己形成高度依赖的关系，但又因恐惧而脱身

他们会不时地在现实中允许自己形成高度依赖的关系。不管是厌食症还是贪食症，他们与父母双方或一方的关系是紧密纠缠的。比如跟母亲，他们的母亲像照料婴儿一样关注他们，他们不吃，母亲让他们吃，他们吃多了，母亲让他们少吃。纠缠程度非常明显，家庭里斗争的气氛非常重。孩子厌食的时候家里人非常紧张 —— "你想丢性命吗？要多吃一点儿，太瘦了，这是病啊，人吃这么少身体要垮掉的"。天天盯着孩子，让孩子吃。孩子感到胃胀也好，没胃口也好，怕胖也好，家里人都不管，孩子只能被迫吃东西，然后偷偷到厕所里吐掉，经常这样斗智斗勇。过一两年，孩子变成贪食症了，乱吃，一下子吃几斤东西，家里人也非常紧张，天天盯着孩子不要乱吃，要正常吃。这样就会形成高度依赖的关系。孩子会感到怎么都逃脱不了别人对自己的控制，非常希望自己能掌控，可能会突然离开，心怀恐惧地从中脱身。明明很需要别人帮助，但就会突然离开，不要别人管，因为一旦与他人建立情感连接，他们就觉得自己像无助的婴儿。

为何会如此恐惧依赖？肯定是在需要满足的时候没有得到回应，所以再次需要时，就会想到又要体验得不到回应、极端无助的感觉了。他们很可能在早年，比如半岁或一岁以内，没有得到应有的基本照料和回应，所以很难期待。想要的时候总是得不到，就不敢让自己有这个需求，于是否认所有的需要和依赖，哪怕是最普通的友善，来让自己避免卷入情感的麻烦中。一旦有需要和依赖，就意味着别人可能不能满足、回应自己。求人最麻烦，所以不要求人，全都自己搞定。

（4）对人际关系问题浑然不觉，沉湎于自给自足的幻想

在意识层面，厌食症和贪食症患者都察觉不了自己亲密关系中的问

题。他们所有的注意力都放在吃不吃的问题上，每天沉迷于自己的身体。对体重的关注变成了生活的主要部分。

从表面上看矛盾是转移了，但他们没有办法面对自己人际关系中的困难，甚至进一步加强了自给自足的幻想。特别是采取催吐的方式，尤其是贪食症患者，会感觉自己可以通过这样的方式掌控自我，可以不需要别人。但这种掌控感是幻想层面的掌控感，因为现实中真实的人际关系和健康的进食行为没有了，他们付出了代价。

（5）通过控制身体来控制内心

厌食症患者需要控制自己的身体来弥补生活中缺乏的控制感和亲密关系中缺失的部分。表面上是控制体重，控制进食，其实是控制内心。

他们小的时候都好好的，直到青春期前或者青春期时，个人的意识、独立的意见想法 —— 对于父母关系的关注、自己的性别、与异性的关系、自己的价值、想要的东西 —— 开始冒出来，这些都是他们需要排斥的。怎么排斥？建立一个特殊的心理状态。这个特殊的心理状态就是每天重复地控制食物、体重，让自己意识不到其他想法。这些想法可能与性有关，与自身的性、父母的性，或者其他的性问题有关。厌食、贪食会让一个人没有办法体验到性的冲突，体重、体型不发育，第二性征就无法进一步形成，因此可以回避无法处理的性的问题。

进食障碍患者是没有性别意识的，他们的心理还没有成长到俄狄浦斯期，可能是更原始的阶段，与基本的掌控感和自尊、无助感、极度依赖感的问题相对应。

当心理年龄还停留在这个层面，一个人心理上还没有做好准备，不可能接受想法的发展、变化，很难面对与成长和创造性有关的内容。

进食障碍与精神分析

食物象征父母和他们的投射，排除食物等同于排除有毒的侵害。

婴儿刚出生时，都是用投射认同的方式向母亲表达自己的痛苦，希望母亲回应和满足自己的饥渴、难以控制的感情。比如饿，婴儿需要被母亲理解并获得安全，实在不行还有一个替代满足物——奶嘴。母亲用一种更易接受的方式反馈婴儿。成长过程中我们都应该被这么照料。

早年的成长环境不好，就是父母的状态不好，心理功能紊乱，他们很难顺应孩子心理成长发展的需要，甚至可能倒过来利用孩子储藏自己无法忍受的情感。因为父母本身有自己未解决的内心创伤，成长的主题还没有完成，所以会反过来潜意识地让孩子承受自己承受不了的东西。比如父母把自己内心未实现的愿望放在孩子身上，让孩子去实现。孩子替代性地承受了父母的责任和任务。所以厌食症患者其实是通过排斥食物来排斥父母强加在自己身上的潜意识的愿望。他想排斥的是自己的界限被父母侵入，他想保持自己，但是没有这个能力，所以会过度排除一些他觉得是有害的侵入。比如青少年逆反的时候，就不要父母管，其实即使是他们自己需要的东西，只要是父母提出来的，他们就一概排斥。厌食症患者在排除有害侵入的时候连自己需要的食物也一块儿排除了。

对进食障碍的治疗

厌食症的控制

在厌食、贪食的过程中，特别是厌食，生活中真实活跃的一部分自体被扼杀了。我们的食欲应该得到满足的部分，我们应该享受愉快的部分，他们都要扼杀。他们的自体还没有发展出来，是处于失效状态的自体。面对这样的个案，我们要帮助他们成长和成熟，但这非常困难。

一个人非常原始，没有形成自我结构，没有自体，就很难承受、体验许多分析。这些个体在幻想中消灭了所有的需求——我连自己的食欲都可以控制，具有某些需求的自体、能够满足需要的给予喂食的照料者以及给予他们生命的父母，都被消灭了。这里是象征层面上的消灭，也就是说，我把自己的身体弄得很糟糕，其实就是对父母的攻击和拒绝。身体来源于父母，把身体弄垮，一定程度上是指向父母的。攻击身体就是攻击给予他们生命的父母。

贪食症的控制

贪食症患者对于自己摄食欲望爆发状态的描述，往往是这样的：我的内心非常紧张，是一种无法忍受的兴奋，只有通过进食和呕吐才能得到宽慰，整个循环完成后，会有极度的轻松和满足。

发作性的呕吐是杀死内在象征的客体，所以一次循环结束后，会出现极端满足和放松的感觉，甚至是解脱、涅槃。但把食物全部吐出去，并不等于客体就被排出了，客体依然在他的内心，所以总是不断地循环。所谓"循环不断地谋杀"，就是在潜意识里，一次又一次地杀死内在客体，表现出来的就是不断进食再全部呕吐排出。

虽然贪食症患者在想象中希望像厌食症患者那样控制自己的内在客体，但他们的客体更加顽强，而且他们会意识到自己需要它们。一旦感受到这样强烈的需要，就会想吃东西。这其实表明，他们在一定程度上可以察觉自己需要客体。但当一个人太过强烈需要某种东西时，就会非常怨恨自己活着的依赖性的自我，以及所依赖的客体。最好的办法就是全部吐掉。呕吐代表抵消了对客体的仇恨，尽管在吐之前的几分钟他们还在残酷、贪婪地吞噬这个客体。

被攻击和杀害的不仅仅是客体本身，还有客体的相互关系。这句话如何理解？在厌食症和贪食症的家庭，张力往往非常高，比如一个女孩，厌食也好，贪食也好，母亲必须天天盯着她、管她。因此，母亲无法跟父亲建立关系，每天的生活、所有的心理互动都跟女儿捆绑在一起。母亲备受折磨，难以忍受，父母没有办法像夫妻一样互动。这样的个案无法顺利度过俄狄浦斯期，他们没有办法接受父母之间的关系是排斥自己的，就像婴儿总是霸占着母亲，让父亲没有办法靠近母亲。母女两人是一体的，父亲是另外一体，母亲不属于父亲，属于自己。所以从象征层面讲，被攻击和杀害的不仅仅是客体本身，还有客体的相互关系。

很多厌食症会发展到贪食症，但是为什么说贪食症比厌食症轻一些呢？直白地理解：能够吞一样东西比不要一样东西，在心理上是成长了，至少贪食症患者还想要，还有这个需求，厌食症患者连需求都没有了。虽然充满了矛盾，难以整合，是又感兴趣、又害怕、又憎恨的状态，但毕竟还是有兴趣的，贪食症的状态是开始走向生活，是承认又爱又恨的父母的存在。因此治疗贪食症患者会比治疗厌食症患者轻松许多，至少不用整天担心他们继续瘦下去，瘦到连命都没了。

控制：移情与反移情

（1）进食障碍有特定的控制分析师和分析情景的方式

从移情与反移情看，进食障碍患者的控制分析师和分析情境的方式有很多共性。比如使自己的健康陷入危机，让分析师不能开展工作，不能用标准设置的精神分析方法分析和治疗他们。分析师总是要停下来，或者与内科医生、营养科医生合作，共同处理他们身体的问题或并发症。

我们不得不强制性地为他们做点儿什么。因为没有咨询师能接受自己的来访者越咨询越瘦，瘦到气都喘不过来。我碰到过一个个案，脸色发白，严重的营养不良，难以承受谈话治疗的方式，直接晕厥过去了，所以我不得不使用分析以外的各种方式进行干预。

（2）情感隔离，难以与他们建立情感连接

有些个案，哪怕他们的健康状况保持稳定，他们也难以跟咨询师有真正的连接，他们给咨询师一种压力：你再怎么说，也完全无效。

很多厌食症和贪食症患者非常聪明，智商非常高，他们知道你想怎么劝他们，他们也知道你要用很科学的道理来劝他们。所以怎么说都没用，因为他们在这方面懂得多。一个人正常体重范围应该是多少，体重指数怎么算，应该摄取多少营养，如果没有足够营养会怎样，这些健康医学知识，他们比我们掌握的还多，道理他们都懂，不是讲道理劝他们就能咨询，虽然心理咨询不一定是讲道理。

他们往往非常理智化，情感非常隔离，咨询师很难触及他们的情感。我们刚才说到的成长经历中父母的关系问题，都是我们自己从潜意识的层面中分析的，其实当事人很难体验到这一部分。他们没有情感，都是在用吞噬的、非常原始的方式消化内心的冲突，整个人没有生气，很无助。

在厌食症、贪食症患者中，有相当一部分人跟自恋人格有关。所以当我们理解厌食症、贪食症的动力学时，如果能从自恋型人格的角度理解，有些案例可能会容易一些。

（3）被患者施加压力，成为转移性客体

所有患者都会给分析师施加压力，使之成为转移性的客体，这是移情的过程，投射认同也会发生。这种压力往往非常微妙，却非常强大。

只要接触过厌食症患者，我们就会感觉到，厌食症患者最烦的就是被别人控制和支配。一旦有人管他们，告诉他们应该怎么吃饭，体重应该增加到多少，他们就会身不由己地制造出一种状况，不吃东西或少吃东西，人很瘦。父母和咨询师都有责任让他们恢复健康的体重，那就必然会管他们，这样就会陷入矛盾——我们知道他们不想让人支配，不想让人管，但是他们的身体状况越来越糟糕，症状没有任何改善，我们不得不强制性地管，为他们设定体重目标。否则咨询很难继续，而且我们感受到压力、矛盾，觉得焦虑的时候，不能向他们呈现，避免导致灾难性的反应，使关系恶化。

在移情和反移情中，来访者会用各种方式利用咨询师。咨询师会身不由己被他们控制，他们也会有掌控感，甚至可以说控制咨询师和设置都成为保持他们内心世界的感觉的重要元素。也就是说，我们会感觉到自己掌握不了整个对厌食症患者的治疗过程，这是由他们掌控的。他们很在意这种掌控感。

针对厌食症患者的咨询需要在非分析的设置下有意识地为患者提供支持，他们的体重不达标，东西没吃进去，没有办法做很标准的分析，需要合并很多咨询措施。这种长期的开放性的安排会导致我们必须为他们做很多事情，一定程度上满足了患者对依赖的巨大的无意识需要，但这种需要又会被持续地否认。

（4）咨询的中断对患者来说非常困难

对于这样的个案，中断非常困难。从平常的咨询看，似乎我们对他们什么也做不了，进展不明显，疗效很差，他们也不那么配合。时间约好了，但我们会因为出差或休假要中断咨询，他们会难以接受。他们就像一个婴儿，觉得我们理所当然要跟他们连在一起，不能消失不管他们。他们会因此感到最原始的、被迫害的焦虑，就像婴儿的诉求没有被回应时会感到周围的一切都是有害的。对他们来说，停一次咨询就好像天要塌下来，关键是这不是意识层面的。意识层面上，他们会说咨询中断不会有任何问题。但真正的情况是，没有咨询他们就会失去控制。因为别人管他们，是他们激发出来的，自己身体状况差，别人不得不管他们，好像是他们在控制别人，咨询中断对他们来说就是失控。所以，他们不允许双方有任何不好的感情，会保持关系，竭力排斥不好的感觉。

（5）厌食、贪食的目的：控制内在父母，尤其是父母的关系

厌食症和贪食症患者的主要目的都是控制内在的父母，尤其是父母的关系。他们通过严格控制摄入什么来强化内心的幻想，实现幻想层面的对内在客体或者内化人际关系的创造与维持。内在的客体，无论是父亲还是母亲，都会受到暴力的袭击，从精神象征层面看，相当于"饿在孩子身，痛在父母心"。他们让自己非常饥饿，不断遭受痛苦，直到父母屈服，放弃他们的相互关系。

进食障碍以一种非常明确、结果很严重的方式强化控制内在世界的幻想。一个人心里对父母的看法是根据在外部世界采集的信息建立的，当然被主观的投射、态度和感受增添过色彩。厌食症患者需要感到他们的内在世界在自己的严格控制之下。

厌食症和贪食症患者都有躁狂色彩的过度活动。有些厌食症患者其实很瘦，但他还能过度活动，硬撑着参加学业活动、降低体重的活动等，停不下来。就像我们理解躁狂，躁狂不停地兴奋就是控制内心悲哀的感

觉。贪食症也有活动过度的现象，他们活动过度与暴饮暴食、呕吐有直接的关系。这些都对他们在心里满足自己的幻想有象征意义。

通常情况下，患者会设法摆脱头脑中有关伴侣，尤其是性伴侣的可能性。他们很难接受父母之间有特殊的性关系，且这个关系排斥自己。父母的关系会被患严重厌食症或贪食症的孩子完全摧毁。孩子重新融合到母亲的客体中，对母亲的看法是完全融合，剥夺了母亲所有的特质和个性，不把母亲看作有独立需求的个体，把自己所有的诉求完全跟母亲融合在一起 —— "我不好，你也不好"。

咨询师应该非常熟悉厌食症患者，他们把内在的期望投射到外在的母亲和家庭上。他们常常以一种理想化的方式谈论自己与母亲的关系，有点儿像共生关系，暗示只有母亲了解他们，他们与母亲非常亲密，没有冲突。但是如果大家去看他们家庭内部的互动，会感到母亲整个是哀求的状态 —— "你多少也要吃一点儿，不要丢了性命"。对照料孩子的母亲来说，这样的互动关系其实是被奴役、让人恐惧的。母亲通常会忽略与丈夫的关系，因为没有力量做别的选择。处理俄狄浦斯情结最困难的就是认可双亲是性伴侣。厌食症的个案到不了这一步。

厌食症患者好像在花所有的时间力图保护自己的俄狄浦斯幻想，永远不去面对抑郁状态的痛苦。但我们需要处理俄狄浦斯情结，父母有一段关系是永远排斥自己的，自己进入不了父母的某一段关系，不得不哀伤，体验到这一部分就可以顺利度过俄狄浦斯期。进食障碍患者没有成长到这一阶段，所以他们通过绝对控制摄入的食物逃避面对父母关系的现实。他们似乎能将自己的内心和外部世界联系起来，让自己相信，他们的内心世界可以让他们逃避现实。

梦的解读

人类一直对梦很感兴趣。这可能因为我们对自己的内心世界好奇、对未来不确定，所以我们希望通过梦，能对自己有一定的了解，增加对未来的掌控力和预测能力。

关于梦的理论

梦到底起什么作用？做梦，能满足原始的攻击和性冲动。说到梦，就必须提及潜意识这个概念。早前，弗洛伊德提出潜意识没有进入我们的意识层面。他说："潜意识不见了，我们感觉不到它了。"同时，他发现梦是通往内心潜意识活动的可靠途径。他认为做梦的主要功能是睡眠不受原始的性和攻击、冲动的干扰。也就是说，一个人在做梦的时候获得一种妥协，有些原始性的攻击和冲动会通过做梦的方式让本能的欲望获得满足。

梦对白天的心理资料进行整理。许多精神分析学家不断从各个角度解读梦到底起什么作用，很多人得出了相似的结论。白天我们会接触大量的心理资料，感受各种刺激，但因为白天我们要学习、工作，有每天现实的任务，我们没有机会对感知到的东西进行整理，梦提供了一个机会，让我们对这些资料进行重新处理和整合。因此，从这个角度讲，做梦就相当于自我疗愈。我们花一点儿时间到一个地方体验自己的内心，做梦大概是我们自身一部分的代偿功能。白天接收到的东西太多、太杂乱，需要通过做梦来重新整理。所以弗洛伊德的理论强调梦是一种妥协。这大概是强调本能的欲望、攻击的冲动、性的本能通过做梦的方式宣泄出来。现在的精神分析家认为，做梦在一定程度上相当于主动地重新整理材料，而不仅仅是为了宣泄，因为我们本身需要处理和整合。这里的"主动"源于潜意识的动机。

延伸开来，一个人所做的各种事情，其实是对自己的内心做一定的整理。体育活动、艺术创作活动、社会学业活动在一定程度上都是对自己内心的某种整理，参加一些活动的动机源于潜意识。比如我们参加某个人的追悼会，参加哀思活动，弄一些回忆录，这些活动明显更多地跟我们整理一些跨不过去的坎或内心体验有关。从这个角度讲，做梦也是一个渠道，给自己机会重新处理一些跨不过去的坎、内心的冲突，甚至一些意识不到的东西。

因为潜意识的介入，梦往往是缺乏逻辑、荒诞、混乱的。睡眠时，人的防御会松懈，白天大脑中的理性和逻辑在睡眠时瓦解了，潜意识深处的东西就有机会出现。梦就像潜意识提供给我们的接近它的机会。因为没有理性的监督，没有逻辑，所以我们回忆出来的梦都是荒诞的、混乱的，有时时间、人物、地点都是完全穿越的。其实荒诞、混乱本身在一定程度上就更接近潜意识的状态。

为什么说通过梦能了解一个人的本能欲望？比如有的人非常严肃、严谨、拘谨、刻板，他做的梦可能很幽默，或者一个人非常温和、谦卑、没有攻击性、外表平静，但他做的梦可能非常有攻击性，经常出现暴力。

可以这么理解：白天表面平静是因为他压抑了很多应该有的攻击性，比如在人际互动中他有失落、愤怒，但是他已经习惯了体验不到自己的这些情绪，但这些情绪更容易在晚上冒出来。反之亦然，如果一个人在白天释放完了攻击性，不见得会在梦中再次释放，而我们意识不到的东西往往在睡眠中更易呈现。我们每个人的生活经验告诉我们，梦中肯定包含了很多我们白天没办法面对、不愿意面对、非常恐惧、不了解的部分。

阿德勒认为，梦是在潜意识中进行的自我调整和激励，以及对未来目标的设定。不同的人在解释同一个现象时会带有个人风格。阿德勒提出了非常重要的超越自卑、自我的理论，他对梦的解读也带有个人色彩——好像做梦也可以像"打了鸡血"，他非常强调自我超越、自我激励。当然，我不认为这能概括所有情况，因为有的时候我们很沮丧，梦中却找不出自我调整、自我激励。有些人的梦总是关于恐惧、自我羞愧与贬低，一个人体验的很多恐惧、羞愧、负面情绪的背后肯定有不甘心，有很想超越的想法，这可能也是他不断接触许多负面潜意识的原因。所以这要看站在哪个角度。

弗洛姆认为，梦的功能就是探讨做梦者的人际关系并找到解决问题的答案，就像许多人做科学研究遇到了困扰，有时会在梦中找到答案。其实如果一个人有动机解决某个问题，他的潜意识就一直在运作，这在梦中会体现出来。当然，即使我们渴望答案，也很难预测到底要做几次梦才能找到它。从这个角度讲，人际关系中有亲密关系中痛苦的部分、冲突的部分、让人困扰的部分，做梦能不断再现情景，从而让人得到一些领悟。做梦呈现的一个人的亲密关系模式也是了解潜意识的途径。

弗洛伊德指出，任何梦都有显梦和隐梦的意义，或者说显相和隐相。显相，是梦的表面现象，是我们回忆出来的梦境，是能够描述出来的内容。从精神分析的角度讲，这只是一个假面具。隐相则是梦的本质，是指真实意义中潜意识的欲望。精神分析中的解梦，是希望看到一个人言语背后的潜台词、隐含的意义及其背后真实的欲望。这跟我们的咨询目标是完全一致的。我们想走进一个人内在的潜意识，这就是我们解梦的最基本动机。显相被理性、意识、道德原则形式化、修饰化，这个过程叫梦的改装。一个人说出的梦已经不是最潜意识、最真实的意识了，是被修饰伪装过的。也就是说，一个人讲梦，虽然自己意识不到，但在说的过程中已经对梦进行过处理。

我突然想起有一个游戏叫"拷贝不走样"，第一个人说的话传到第十个人，完全走样了。由此可见，人在清醒时，说的话在传递的过程中也会走样。潜意识里有很多禁忌的内容，但做梦的人口述的梦一定是变过样的。真正的愿望肯定隐藏在背后，我们要做的是还原梦是怎么改装一个人的潜意识的。

我们怎样理解梦？

我们认为梦是一个有意义的心理活动，是非常具有价值的精神现象，是一种欲望的满足。梦可能永远无法被完全解析，有时我们感觉好像接近了，有时又感到很难解释。所以我们更应该努力探索走进潜意识的路径，探索欲望在梦中是以什么形式达成的，且到底是哪种欲望。

潜意识是不被允许表达的东西。在这个前提下，梦是人潜意识欲望的表达和实现，表现了我们不允许自我意识或确实不被允许表达的潜意识动机。如果经常有一些本能欲望、冲动冒出来，我们白天是没办法运作的。因为我们每个人都有身份、角色，在一个环境中要符合环境的需要，完成一定的使命和任务。经常遭遇原始冲动的干扰，我们就无法完成运作，会心烦意乱，所以我们想动用各种各样的防御机制让这些东西不被意识到。防御会让一个人暂时保持某种心理平衡、平静。《梦的解析》里介绍了一些不允许被表达的东西，如果归纳起来，广义的角度叫爱恨情仇，更进一步聚焦肯定是一些非理性的欲望，比如憎恨、嫉妒、野心、羡慕、乱伦、变态，这些都可能隐藏在梦的背后。

如何进一步理解欲望的来源？在精神分析中，我们喜欢谈过去，过去往往指童年生活，而童年是广义的童年，婴幼儿可能是更广义的早年。基本上两三岁以前或者五六岁以前的经历、体验都已经回忆不起来了，但都被放到潜意识里了。我们每天接触的信息太多了，但对我们产生重要影响的不多。对我们产生重要影响的肯定是一些未解决的创伤带来的冲突，对人格层面有潜移默化的影响。当渴望改变的东西无法立刻改变，它们会经常冒出来。而那些小的创伤性的冲突，未解决好的冲突，在白天几乎无法意识到，它们完全被我们的意识控制和压抑了。这是我们的自我功能，但是这些冲突并没有消除，它们在潜意识的深处根深蒂固地存在着，正是因为睡眠时人的自控监督能力变弱，它们才会乘虚而入，再次复活。

我们很希望梦能预示将来，而通过心理咨询、精神分析，可能在一定程度上梦能预测将来。虽然精神分析特别重视弄明白过去怎么会这样，但最终还是为了服务将来。因此我不太认同许多人对精神分析的误解，说"老是翻过去的事干什么"。我认为翻过去的事还是为了让今后不重复过去的模式，能够走得更好。通过内心的努力，通过梦理解自己的潜意识，通过精神分析、心理咨询和一切对自己的成长有帮助的活动，人能够知道今后再也不会走老路了，碰到哪一类事可以尝试用新的方式。站在这个角度，我认为梦可以对将来有一定的预示作用。

过去的体验为什么会通过做梦的形式复活？这个问题值得思考。有可能一个人以某种方式被触动了，并且可能发生在潜意识里。有个案例：一个孩子被送到别人家里，看起来很顺利，但这件事触动了他早年跟母亲分离的难以忍受的情绪。这不一定是意识层面的，我们在做精神分析取向的心理咨询时，经常在心里问自己：为什么他现在寻求心理咨询的帮助？过去发生的事情，为什么过去没出问题？为什么到几个月前、几年前或者到最近才出现问题？我们会了解他出现心理困扰的时刻，心理处于哪个阶段，甚至他的生活、人生处在哪个阶段。一个人早年跟父亲的关系让他非常苦恼，对他也有很大影响，但是他仍在正常地长大、过日子。什么时候开始他无法继续正常生活呢？当他妻子怀孕，自己要成为父亲时。

我们要看是什么有象征性意义的事情对来访者造成了触动，让他日有所思，夜有所梦，我认为所思也是受到触动才有的，这是潜意识被触动了。一些文学作品中会有"被拨动了心弦"的描述，而我们每个人也许都曾有过一种体会：被什么事件触动了 —— 有的时候我们的情感体验到了，但是不一定能马上回忆起来。过去的体验在梦中复活总是有理由的，我们可以结合现实生活，了解是什么触动了它。

潜意识的表达冲动受到意识的沉默压力的克制，哪怕是做梦，也必须伪装潜意识的东西，做出来的梦、回忆出来的东西肯定是被伪装过的。到底伪装的是什么？形象地说，是一种秘密语言，也是某种防御方式，梦总是通过伪装的方式进行防御，只不过比我们意识层面中的回忆更加接近潜意识。大家回忆起来的梦的影像就像一张简短、不含情感的密码电报，记载了非常丰富的资讯，需要我们用一定的规则解读。编密码有编码规则，解密码也有专业方式，我们要用专业的方法理解。

梦对愿望改装的工作方式

梦对愿望改装的工作方式有凝缩、移置、象征。

凝缩

凝缩，即压缩很多很多东西。显梦为了逃避意识对本能欲望的监督，会对隐梦潜意识的内容进行压缩、精简，排除很多欲望之间互相有联系的内容，当然也会从多种欲望中挑选一些，重新组成一个新的梦。也就是说，我们的梦可能含有几个潜意识的欲望，也可能只包括一个欲望的某个部分，回忆梦的过程又重新组成新的内容。梦就这样一层层伪装，而我们希望能逐步探索。

一个人梦见了一个有权威的男人，那是个陌生人。但是这个陌生人的头发像他的父亲，面部是一个让他感到很可怕的老师，穿的衣服像他的上司。这些元素，头发也好，面相也好，衣服也好，可以进行某种凝缩。显梦的内容凝缩了杀父情节，杀父是一个很抽象的事件，内在有非常丰富的内涵。梦中的情景很精简——某一个有权威的男人，代表权威的是头发、面部和衣服。他的恐惧和仇视对象被结合成了一个人，也混淆了意识中对杀父情节的识别。如果梦中直接显示的是父亲，他要杀死父亲，这样的梦本身就有禁忌。哪怕是梦也会有禁忌，还是要稍微防御，但依然会露出一些蛛丝马迹。只要接触过精神分析，一听这个梦，就觉得太直接了。通过有权威的男人，我们可以直接找到梦里的象征、移置。

移置

移置，又称为置换，是指显梦将隐梦的主要成分或核心动机放到不为人注意的边缘，或者将其当作无关紧要的部分来逃避审查。梦经常有避重就轻的呈现方式，或者迁怒于不那么重要的人的呈现方式。把自己的感情改为指向一个较少关心的、不会有太多情感贯注或者投注的、自己早年生活中不那么重要的人，就没有太多禁忌。如果把情感直接指向一个非常重要的人，引发的焦虑、冲突、防御可能更加强烈。

我们清醒的时候经常移置，比如迁怒于人，或者用某一件事、某一个陌生人轻易代替感情中有重要地位的事或人，梦也会这么移置。我们开的玩笑、隐含敌意的调侃或者讽刺漫画，其实都是某种移置，含沙射影也是移置。恐惧症的症状就是一种移置，例如恐高，不知道有什么情感射程，但是他把所有重要的恐惧都移置到有一定高度的地方上。多数癔症转换的反映也是移置，偏见也涉及移置。

移置就是让本我的冲动得到一定程度的表达，只不过是表达到安全的对象身上。迁怒于人是最明显的，迁怒于一个可以让我们迁怒的人，因为对他发怒没有严重后果，我们意识不到真正让自己发怒的人，所以找了一个替罪羊。梦的内容也是移置，是欲望与焦虑的移置。

象征

人有象征能力，梦会表现人的象征能力，但不是直接的，而是用替代的方式间接表达潜意识里的隐梦。潜意识欲望的意义，就是以具体的形式代替抽象的欲望。梦作为通往潜意识的真实途径，能够形成内容、变化、矛盾、原因，反映逻辑关系，以改头换面的方式（往往是某种象征）出现。象征也好，移置也好，凝缩也好，这些都有共性的部分。一个移置的过程，也可能是一个象征的过程。

梦中出现的细长的物体，比如手杖、树木、雨伞、刀、笔、飞机，相当于男性性器官，因为它们的外形是男性性器官的象征；小的盒子、衣橱、食物橱、洞穴、轮船、烤炉、瓶子、帽子、门户、珠宝盒、花园、花相当于女性性器官，房子常常代表女人。这些就是象征。

让我印象很深的是我的一些来访者有时候会跟我说他们做的梦，有些梦的内容我一听，就知道在说我，比如他们梦到过一些动物，有河马、牛、猪。我原来非常胖，他们梦中出现的体形比较肥大的东西肯定指向我。我瘦了以后才接的来访者，他们做的梦可能不会有很肥大的动物，可能有偏精瘦一点儿的动物，这就是一个象征。

像跳舞、骑马、爬山、飞行在梦中可能代表性行为；牙齿、头发脱落是阉割的象征；一间套房象征妓院或者后宫，也可以象征婚姻；如果做梦者在梦中是王子或公主，那梦中的皇帝、皇后可能代表做梦者的父母；梦到的伟人可能象征父母，这最早来源于对父母的渴望。

心理咨询师该怎么解梦？我觉得一个人凭着专业知识和人生经验给陌生人解梦，做梦的人觉得解得很好，这是完全有可能的。但是梦解得真实、准确并不意味着能解决困扰。八九年前，上海有不少解梦的门诊，引起了很多媒体关注，但过了半年就关门了。为什么？因为这些门诊没有建立基本的咨访关系，也没有结合一个人的成长经历。仅仅解一个梦，偶尔会让人受到一些启发，但人们到最后可能会失望。从这个角度而言，我还是坚持应用精神分析的技术来解梦。

解梦的七个重要原则

避免简单化

不能简单地把意象对应解释。比如梦见了飞行就断定和性活动有关，梦到了蛇就觉得代表性交。这太简单武断了，我们一定要避免简单化。梦的例子和象征只是提供给我们一个方向和思路，千万不要直接画等号。太过简单武断对整个咨询没有帮助。

要避免理智化的防御，这是我自己的体会。有时咨询师热衷于解析来访者的梦，来访者也会告诉咨询师很多梦。这种讨论有时会变成讨论梦到底准确地象征什么东西，这可能是一种理智化的防御，变成咨询师和来访者之间的学术交流。这样做脱离了情感的触动。梦的理解肯定不是为了理解梦是什么意义，而是为了引发我们的情感，体验被我们防御的很多情感。但在咨询的初始阶段，这也未尝不可。当信任感还没有完全建立时，来访者的防御机制是非常理智化的，可能他会激发咨询师用非常理智的方式跟他交流。这样两个人都暂时感到比较安全，关键是来访者感到比较安全，这种方式可能也比较适合来访者。事后察觉来访者的理智化防御更重要。

鼓励联想

我们不可能提前知道哪一次解梦是理智化防御。只有我们被激发出理智化防御，我们才可能在事后有所察觉。所以我们需要做的是让来访者呈现梦，让他自由地对梦进行进一步的联想和幻想，这是鼓励退行，我们还是希望能更深入他的潜意识。而在鼓励退行中，越"幼稚"越好。

联想退行，不是关注联想的内容，而是抓住其中的情感点，特别是象征意义的情感点。在整个幻想、联想过程中，如果察觉到情感点的呈现，一定要去探索澄清。更进一步，在精神分析、整个咨询的框架中，理解来访者为何此时此地跟我们谈论梦。除了梦的内容，来访者在什么时候谈什么样的梦，包括来访者的态度都很重要。站在这个角度，这和来访者不谈梦而谈近三周发生的事，本质是一样的。近三周发生了什么事，这是意识层面的回忆。作为咨询师，要关注来访者为什么谈论这些事、以什么态度谈论。这些原则也同样适合解梦，否则就不是心理咨询，而是纯粹研究梦。

结合做梦人的成长经历

结合个人成长经历，就是个案概念化。毫无疑问，我们解释某个阶段、某一次来访者做的某个具体的梦，一定要结合来访者的个人经历。我们已经了解了他的一些心理阶段，包括他哪些成长主题没有完成好，哪些冲突没有解决好，习惯采用什么防御机制，本身亲密关系模式，本身的自尊水平及人格结构，等等，这些都是我们解梦很重要的背景。

精神分析的标志是咨询师是否抓住了移情。梦的解析也要结合咨访关系中的移情。来访者和咨询师讲述梦时是包含了情感的，这与在别人面前讲是不一样的。

讨论梦中的咨访关系

一般来说，梦境会和咨询师有一定的关系，只不过可能拐了几个弯。像前面提到的例子，来访者要呈现杀父情节，他在梦中会拐好多弯，联想到老师、老板。如果要呈现咨询师，是不是也会拐弯？有时，来访者的梦中会直接呈现咨询师，但他想谈论的大概是他的父亲或者母亲，但有时，来访者的梦中直接呈现父母，实际上是想谈论咨询师。这可能是咨询师跟他互动的某个情节激发了他的梦，他在梦中会想到父母，但更多的遭遇是指向咨询师的。因此我们总是在这个背景中讨论梦中的咨访关系。

结合咨询师的情绪体验

我们倾听来访者讲述自己的梦时，不能忘记自己当时的情绪，或者说察觉自己的反移情，这样才能更好地理解来访者的内心体验。

有些梦的内容很哀怨、很伤感，甚至来访者在梦中哭了，但他不知道为谁而哭，这是非常典型的压抑。意识层面中，白天清醒时也会有压抑，会有情感体验冒出来，但是不知道为什么，做梦的时候这些会出现。有时，通过整个梦境的呈现，咨询师会体验到非常伤感、哀伤的主题。但有时，我们除了看到这是一个哀伤的梦，还看到梦中有其他东西的呈现，比如某个特定的人。

一个人在白天清醒时，会体验某种情感，比如伤心，但是他不知道想到了谁。如果在他的梦里还能出现一个人物，我们可以看这个人到底是凝缩了谁、移置了谁、象征了谁，从而找到情感指向谁。移置在梦中有更多的机会暴露。

有些梦整个情绪体验是比较羞耻的、局促不安的，或恐惧的。我认为这是很多人都体验过的集体无意识。但也有人做梦相对情感隔离，只有一个客观内容。比如我们经常问一个人"你体验到的是什么"，他可能是情感隔离的，梦也有这样的风格。

有些梦可能是愤怒、委屈的主题，通过梦的内容我们可以触碰这方面的情感，特别是找到指向重要课题关系的人物。总之，情感体验是精神分析中非常重要的部分。

结合做梦人的解释

梦的解析要结合做梦人自己的解释。来访者做一个梦，有时他会告诉我们，他期望我们对这个梦的理解。我们有时也会让来访者自己解释，我们要理解他选择什么样的角度向我们解读他的梦，这能帮助我们深入他的潜意识。

如果他说自己很迷茫，解释不出来，我们是否给他一个解释？这个问题没有标准答案。我们有思考，做一些解释是完全可能的，也是可以的，关键是我们为什么急着给他解释。可能我们先解释是为了防止来访者过于理智化防御，所以先给出一个解释，让来访者感到这是一个主动、大胆探索潜意识意义的过程。从这样的角度讲，这可以促进来访者对梦的进一步理解。但有时咨询师先给解释也可能是理智化的防御，所以也可以让来访者先呈现。无论如何，咨询师和来访者应该共同解释梦。咨询师的解释可能给来访者一个新的角度、参照，来访者的解释可能提供给咨询师更广的视野。

主体间有个原则：两个主体间的互动和兑换，即咨访关系、咨询过程、精神分析是两个人共同创造的结果。我认为这个原则同样适用于解梦。

咨询阶段不同，梦的含义也不同

咨询的不同阶段对梦的解析非常重要，这和个案概念化也有关。一般来说，来访者刚开始阶段做的梦或者告诉我们的梦，我们会感觉杂乱无章。不仅仅是梦的内容杂乱无章，主题还多变。一会儿做这方面的梦，一会儿做那方面的梦，什么梦才是重点？好像每个梦都是有故事的。听起来好像每个情节都有一定的象征意义，这个梦好像象征男性性器官，那个梦好像象征性活动，那个梦又象征着什么，好像都有意义。这其实是因为我们对来访者还不了解。在初始阶段，我们很容易抓不住重点。但是我们会发现，来访者第一次漫不经心地告诉我们一个梦，我们当天对这个梦没有什么特别的感觉，也没有发现什么特别的意义，但这个梦可能是很关键的。这相当于来访者第一次在咨询师面前描述自己，而描述的事件往往是很关键的。

到了咨询的中间阶段，很多梦会越来越聚焦于来访者内心潜意识的冲突，或者情感指向关键的客体。中间阶段意味着咨访关系越来越牢固，安全感越来越好，来访者越来越能在咨询的氛围中走进自己的内心和潜意识。相对来说，梦会越来越多地与核心冲突或情感呈现模式有关系。

在结束阶段，有些梦肯定会涉及分离主题，分离的主题肯定也跟来访者原来的核心冲突缠绕在一起。

我很早以前接触过一位男性来访者，30 岁出头，在学校里做老师，各方面条件都不错。他来寻求心理咨询的原因是半年多来他状态比较低迷，做事拖延，不太积极主动，效率也不高。他很焦虑，毕竟自己也知道这样会影响自己的职业表现，也会影响同事，特别是会影响领导对他的看法。他已经有了抑郁情绪，但是还没有达到抑郁症的程度。他是经朋友介绍来寻求心理咨询帮助的。通过初始访谈，我们双方约定好一周咨询一次，时间是一年。

慢慢地，咨询进程中有各种呈现，在第十个半月左右，他说自己做了一个梦，还说梦里有我。他平时不太谈论梦，这让我挺好奇的。他说得比较零散，内容也不是很多，甚至没有很多情感。他说昨天晚上梦到我送给他一套西装，也没说清是什么场合什么环境。他在另一个场合试穿我送给他的西装，可试穿的过程好像不那么顺利，他觉得不那么合身，好像紧了点儿。后来又出现了一个很拥挤、嘈杂的百货商店，他在一个服装柜台前，里面有羊毛衫、罩衫、西装等各式各样的衣服。他看着很迷茫，没有想买衣服的清晰的感觉，也没有说不买，也没有说要看多久。这个梦整体是很模糊很混乱的画面。

那时候我一边听，一边感受，也一边试着理解。梦到我送他西装是什么意思？我当时是这么理解的：我送给他西装大概象征着我提供给他的帮助，他试穿西装觉得尺寸、款式不合适，大概象征着我提供给他的帮助不一定非常适合他。他在一个百货商店看到很多衣服，各种款式的，很迷茫，也没说买了哪一件，大概象征着咨询快要结束了，他对未来还非常迷茫，很想自己做选择、做决定。我当时的这些感觉不是我单方面解读的。在听他讲的整个过程中，我也不断地澄清，提出我的感受和反馈，他也在进一步反馈，这是双方讨论互动的结果。

我这么解读是有依据的，在这十个半月的咨询里，我对他的成长经历、核心冲突、防御机制有了初步的了解。他的父亲是一所学校的校长，在他心里一直是权威。他父亲对他的学业有很大的引导，他的学习成绩在父亲的指导下也一直不错，小学、中学、大学都是非常好的学校，他毕业后还留校做了老师。与同龄人相比，他很优秀，而现在他对自己比较担忧。他从小的核心冲突就是对权威的父亲比较依赖，但是他想反叛、想独立，并不希望全听父亲的话。他一直在父亲安排好的轨道中发展，对自己到底走什么路很迷茫。

刚开始咨询的时候，他妻子怀孕了，他意识到自己要成为父亲了，应该变得更有担当、更有责任感，这时他是有成长动机的。而在咨询快结束时，这个冲突再次被激发，所以他会做这个梦。这个梦象征他在想咨询结束以后要靠自己应对内心的冲突和现实环境。他怎么应对环境？在学校做好老师，摆脱比较低迷的状态，找到自己努力的目标，他很有主动性和动力，但是没有很大的把握，所以很迷茫。

分析这个梦要结合成长经历、个人的冲突、防御的方式，包括他咨询的阶段、移情和反移情。说到移情，这个案例比较明显，我在咨询中很容易被投射成权威的父亲。我感觉在咨询中，他经常用各种拐弯抹角的方式表达他不认同我给他的一些帮助和建议。他在咨访关系中也很矛盾、犹豫，又想听我的建议，又感觉我的建议不适合他。我觉得他很聪明，领悟力很强，我给他解释，他都不直接反对，但到最后，他会用其他解释试探我是不是能接受他有自己的看法。

第二部分

心理危机干预的原则与处理

有时候不多做就是最正确的。有些问题往往就出在多做。

创伤心理动力学

克莱因指出，创伤事件的本质随幻想运作，受到好的客体也受到坏的客体的影响，遭遇创伤之后的理解关键看原来客体的经验好不好。

一个人的内在世界中，可以把创伤事件想象成被一个原本保护、涵容和爱他的客体抛弃，接着是感到被有害且具有恨意的坏客体支配。创伤会让人回到无法整合的状态——全黑全白或分裂，会让人退行，防御机制会退回到原始状态。婴儿感到周围一切都是不可控的，都是危险的。防御机制是为了让我们保持平衡，不像成年人那样整合，翻脸不认人最轻松。

如果在自我已自行建构完成之时失去了好客体，却没有机会哀悼好客体的失去，人格会逐步退化。PTSD病程长的人人格就改变了，从此一蹶不振，比如梅超风，为情所伤，从此性情大变。人格改变，整个防御都退行了，这涉及哀悼，但哀悼很沉重，非常难完成，不是我们想要开始重新生活就可以做到的。哀悼涉及对原来所爱的人的背叛。"我不再是从前的我，我的生活已经支离破碎。从前子女们对我而言是快乐的源泉，现在却成了我的梦魇。现在生活对我已不再有意义"。当你面对一个失去孩子的绝望老人，你会觉得说什么都是无力的。

不能恰当哀伤，攻击就会指向自己，变成抑郁。哀伤是个人成长的一段历程，个人要承受很多东西。我们希望不要长大，但是我们不得不长大。哀伤不会因为压抑与逃避消失，没有痛苦过就不会有力量，你不可能当丧失没发生过。追悼会我们都参加过，很多人在一起表达情绪，让情感能量流动，大家共同支持，度过艰难的时期。用仪式完成一种告别，重要的人要见最后一面。见最后一面很痛苦，但只有经历过，才能跨越，才能谈论，否则碰都不能碰。我们强调体验这部分，体验这部分的前提是要有一定的自我功能，还要有一定的社会支持系统。我们唯一能做的是帮助受创伤的人表达、体验丧失。

现在，我们越来越接受痛苦被充分表达。以前我们鼓励坚强，是因为条件太艰苦了只能坚强，来不及痛苦。有的人在公众场合哭不出来，他非常强调自我掌控，不会轻易在人前流露情感，我们要尊重他维护自尊的方式；有的人可能非常疏离；有的人可能情绪非常激烈，激烈情绪如能宣泄，对于跨越创伤有帮助，但不能强求。一个人也不能一直沉浸在创伤中，这会影响正常生活，最好有个时间限制，一般是一个月。

如果不能改变已经发生的经历，心理咨询又有何帮助？如果我们能够成功地将癔症性的悲伤转变为正常的难过，那么就很有帮助。这也是一个哀伤的过程。哀伤和修通都涉及逐渐减少对深爱的、已丧失的亲人的思念。遗弃以往的自我观点和关系模式需要时间。通过哀悼旧的东西，自由地获得新的起点。我们不可能变成一个完全不同的人，只能成为更深刻、更完整的自己。

PTSD

PTSD 是个体在经历或目睹强烈的精神创伤事件后出现的一种严重的心理障碍。我们比较容易关注被欺凌的人，忽视目睹的人。目睹也是一种创伤，会引发强烈的内疚，觉得自己是同谋，自我隔离感会更强烈。

天灾造成的 PTSD 的发生率明显低，人祸导致的 PTSD 的发生率明显高，特别是找不到责任人时，人们一辈子就想要上访、找到凶手。对于天灾导致的 PTSD 咨询师还能展开工作，人祸导致的就很难介入，"把凶手交出来""还我孩子"，强烈的无法追究责任的愤怒会迅速投射到咨询师身上。人们对于整个世界的信任感丧失了，会被激发出幻想层面无所不能的努力，比如不停上访，相信可以逆转命运。汶川地震让我们整个社会对 PTSD 有了认识，也让我们专业人员开始重视起来。一个人的创伤没有修复，再好的措施都不能让他满意，他可能会用强烈的诉求、追究责任的方式表达创伤。

PTSD 的重要特征

延迟发生，6 个月之后往往比 3 个月之后的发生率更高。解离是灾难后典型的防御机制，让自己忙忙碌碌，因为环境需要他忙，所以周围的人不会重视解离。解离是把自己从痛苦中抽离出来，是垂直分裂，压抑是水平分裂。

PTSD 的特征性表现

第一，经历了一次极度创伤事件。

第二，常在事件后 3~6 个月内（有时更久）发生。

第三，在记忆、白天的想象和梦境中，创伤情境反复出现，无法摆脱。精神科医生把这种现象叫作"闪回"，精神分析用"重复体验创伤"。

闪回非常痛苦，但是也不会让人崩溃，所以在早期不要阻止闪回。如果我们想阻止，就表明投射认同已经发生了，我们自己受不了看到他人痛苦，想做努力，想把他人的痛苦马上抹掉。我们被卷入，也承受这份痛苦。一个人凭什么允许我们走近他？"你来疏导我？这事换做是你试试看？"有些人不允许别人碰他内在的痛苦，但是被忽略他也不开心，所以咨询师会很难，伤口不能碰，又不能不碰，会感到很绝望。

在创伤现场工作常常让人水准失常。创伤常常激发起无所不能的英雄主义气概，被周围高度期待，所以必须干出成绩来，最好几个招数一起上，扭转这个坏结局。专业人员在现场也会分裂，把坏的东西马上投射给对方，似乎不站在道德高度就是加害者，我们似乎必须站队。所以自我察觉反移情是非常重要的，现场自我纠正比较艰难，事后能察觉已经不错了，毕竟人不是机器。

第四，回避可提示创伤事件的情境。回避是无法正常生活的，回避任何接触到创伤的物品、人与事，社会功能肯定受到影响。比如车祸中的幸存者，一部分人不愿意出门，无法乘坐交通工具。

第五，无法全部回忆创伤事件，或者至少有下列高度敏感和唤醒症状中的两项：睡眠障碍、易被激怒或愤怒、集中注意力困难、过度警觉、易惊跳。

一个人不能睡觉，就是不能放松警惕，一惊一乍。愤怒这种防御方式是最有杀伤力的，因为一个人痛苦，周围的人会关心他，但是一个人愤怒，周围的人怕他，希望不要被他的怒火伤到。他在表面上让人觉得他很强，不会让人想到他需要帮助，他会觉得更受伤，永远都是一个人在战斗。愤怒对一个人生活的影响非常大，但这也绕不过，他某个阶段必须用这种方式应对。

理解症状的功能

PTSD 动力学的解释是防御，那些固着于创伤的人在思想、感情、行动和想象中不断重复体验着创伤。

采取许多不同的防御

始终远离某些环境、个人，或使他们回忆起创伤事件的情绪；沉溺于酒精以使情绪低落时意识变得麻木；通过解离症状使不愉快体验远离意识层面。

创伤的心理动力学

个体遭遇重大心理创伤，唤起早期成长过程中遗留下来的创伤和冲突。面对内心深处和真实世界带来的令人窒息的焦虑、原始恐惧感，个体丧失了对外在世界可预测性和客体保护功能的信心。所有事件不论好坏皆可归因于某种原动力。潜意识中遗留的早年得不到回应的被害体验，由幻想变成真实。一个人倒霉，会有遭报应的感觉，潜意识地感到遭报应，或者害怕被报应，怪自己不好，就该自己倒霉。相当于一个婴儿想得到满足，但什么都没满足的时候，他对周围世界很狂怒，想去毁灭，随着成长这样的想法会被压抑到潜意识中。基本信任感在婴儿时期被摧毁过，但如果婴儿以后被好好照料，基本信任感就能够得到整合。

创伤的防御

创伤不仅击溃了抵抗焦虑的防御，更确认了内心深处的焦虑。死亡焦虑永远存在，只不过我们平时注意不到，直到某天遭遇创伤。个体无法逃离内部或外部的危险。他可能放弃自我来进行防御，并固着于人格解体状态。情感麻痹状态是从极端痛苦或焦虑情感中的解脱，处于机器人状态，相当于行尸走肉，对周围没有任何感觉，近乎解离状态。如果还有感知，那一定是痛苦。没有存在感跟"空心病"有点儿像，但"空心病"是了无生气，感到人生没有价值和意义，有人还提出了"存在性神经症"的概念，认为这可能并不是明显的创伤造成的，似乎是在考虑终极意义，没有真实的存在感，只是回应周围的需求。这基本上是假性自体和抑郁体验，其实追求价值感本身也是一种防御，是一个想超越生命本质、无所不能的防御。

创伤性记忆是一种零碎的记忆

严重精神创伤紧急事发后或最痛苦时，是单一、片段式的知觉（视觉、情绪、触觉、嗅觉、听觉）记忆，记忆中出现的元素不一定总与创伤经历密切相关。画面记忆最常见的是没有整合过的东西，凌乱、片段的画面很少会随时间的流逝自行减少，无叙事式记忆。

幸存者综合征

幸存者综合征患者的攻击大多数转向自身，并引起躯体症状或典型的慢性反应性抑郁。幸存者往往表现为自信丧失，由于自恋性退行导致从外部世界中隐退。尼德兰称这一症候群为幸存者综合征，主要特点是持续的悲伤反应及对幸存后的内疚感。幸存变成了冲突，并在潜意识中被感知为对去世的父母、其他亲属及同胞的背叛。

一个刚进入青春期的 16 岁男孩，在球场观看足球比赛，观众从后排往前挤造成事故，近 100 人被压死，但男孩幸存下来了。他严重抑郁、消极，有自杀企图，接受过电抽搐治疗（ECT）和系统脱敏，但一年多未见好。这些治疗措施都是好的，为什么无效呢？有些人闯了祸，不是故意的，周围的人怕他受不了，就不批评他，其实他很希望被人狠狠骂一顿。所以该骂的时候就骂，老是共情，人家也不受用，吃了很多药却感受不到一点儿副作用，一个人痛苦麻木到这种程度，太需要惩罚性的东西了。而且，青春期俄狄浦斯情结再现，他无女朋友，将自己与男性化的足球世界结盟，把与父亲的竞争投射到足球场，避免了与父亲的竞争。恰巧发生拥挤踩踏，他觉得对于敌对一方支持者的死亡，自己有责任，因此有罪恶感。认同死者可减轻罪恶感，他认为自己应该承受折磨。

创伤后的心理

创伤影响全能感和自我理想化。在 10 ~ 16 个月的实践期，全能感达到顶峰，孩子非常需要在这个阶段被看到、被鼓励、被肯定，度过了这个阶段就能整合，有利于他的雄心壮志，也有利于以后应对创伤。但是创伤会让人退回到这个阶段，然而此时丧失了保护自己和共情自己的人，人就会感到依恋他人是危险的（与幼年感知到的危险征象相似，把幼年时母亲对自己的照顾回忆成不好的），同时时间感崩溃、认同感丧失，会焦虑、抑郁、攻击。

遭受创伤的人会认为心理咨询是危险的，因为要再次体验创伤——他与关系密切的人建立信任关系的能力遭到了破坏。基本信任感如果被摧毁，就很难靠理性建立，人在情感上不会完全放开自己，我们很难指望 PTSD 个案在短时期内信任心理咨询师。

遭受创伤的人与别人建立关系时会情感退缩，与团体建立关系时会羞愧、觉得自己异于别人——自我精神隔离。人在受了创伤后会感到自己跟别人不一样，觉得只有自己倒霉，别人可以笑，别人可以要求，自己没有资格，还会有内疚感、罪恶感。一个人的内在罪恶感会阻碍咨询，无法让自己好起来。

创伤的代际传递

孩子会潜移默化地承受父母的创伤，父母的创伤通过累积的方式传递给下一代。创伤化的照料者，包括父亲、母亲，也包括祖代，由于焦虑憎恨的情感、依恋丧失的客体、情感的麻痹及其他形式的本我退行，没有足够的情感空间考虑孩子的需要，并给予情感上的镜映，很难对自己的孩子共情。孩子的成长需要父母接纳、抱持，但父母本身过得不好，自己状态也非常差，难以感受、共情孩子的需求。孩子不能体察，只能依赖主要照料者，会反过来推测主要照料者需要什么，孩子从小知道如何取悦他们，前语言期凭着直觉就知道该怎么做。

创伤治疗

创伤治疗应遵循的基本原则

建立可靠的咨访关系，不要迅速将伤口掏得很深；有节制地结盟，不可彻夜长谈；一定要关注来访者现在最关心的问题，先谈谈最基本的无关痛痒的内容，让他感到有些节奏；高度尊重来访者的个性，帮助其恢复自主能力；何时可以讨论创伤由来访者掌握主动权，但不是永远不提，我们探索性地去提，他实在受不了就停一停，让他觉得我们问了但不是马上就要得到答案。可能要经过无数次这样的反复，来访者才可能有所领悟。

理解移情

来访者遭受创伤，被触发的与早期的某些客体的关系或情感反应方式在咨询师身上重现，曾经的心理经历（包括创伤）被唤醒，生动地反映在咨询师身上。客体关系间创伤的遗迹会逐步成为咨访关系的一个完整部分：来访者趋向于体验不信任、背叛、无助感、渴望，以及对咨询师的恨。

我们对来访者好或不好都不重要，他仍然会感到他早年经历中被忽略的部分，他体验过的东西一定会在咨询中让咨询师也尝一遍，有时候咨询师会被来访者弄得状态不好，有时候来访者会脱落，但都是身不由己的。一个人能够通过言语表达恨说明心智化发展得还好，最糟的就是把自己消灭，然后间接攻击咨询师——我自杀，是你的咨询导致的。怨恨通常通过见诸行动表现出来，他恨我们，我们不要太当真，他不好不是我们的责任，他说我们不好不是我们真的不好，他只是需要一个人被他投射一下。

处理这些移情的感觉通常是咨询成功与否的关键。当情感被恐惧、悲惨和背叛的对抗激起，咨询师强烈的情感就会被唤起，从而干扰咨询。但只要处理恰当，疗效则会提高。

理解反移情

咨询师会愤怒、有过度要求：对冲突家庭或其他处理机构有义愤情绪，往往强势的、有能力承担的机构会成为我们愤怒的对象，我们担不起别人怪我们，一定要把责任推出去。一旦出了什么事，就有人出来划清界限，不希望坏结果追究到自己身上。（向外投射）

咨询师会体验罪恶感：有"或许自己有过失，应该做得更好一点儿"的想法。认同了当事人的罪恶感，怪自己当初没做好，想掌控全世界，

本质上跟全能感是一样的。（向内投射）

咨询师会秉持哀伤—乐观主义：显得特别乐观，背后有更深的创伤。

咨询师会用英雄式治疗掩盖创伤。比如满灌：积极、热诚，但感觉被伤害而无帮助。咨询师必须依赖夸大、无所不能、严厉和高自我期待才能完成任务。

咨询师还会把加害者的影像投射到家属或医疗系统上，完成与来访者的共谋。我们听了许多人的说法，真的会感觉周围的人对来访者很不好。青少年中这样的案例很常见，我们经常会觉得他父母怎么这么糟糕，但如果我们也说他父母不好的话，他会不开心。对父母那么恨，但还是爱得深，只是太想爱，却受伤害。

重视冲动和重复性

在修通较严重的创伤经验时，冲动和重复性扮演着重要的角色。

冲动体现于冒险行动中。各种冒险是个体反抗或挑战驱力限制、约束、评判的客体，是对一个粗心的客体全能的认同；当事人希望引发一个外在的危机——个体自己与悲剧共谋。有人把自己鲁莽地放置在危险情境中，相当于隐性自杀。他们不是一直这样的，而是经历了很多压力后，犯一些低级错误，好像潜意识中谋划好的，勾引别人来惩罚自己。

有一个情景可以形象地说明重复性：一个备受母亲呵护的小男孩在玩线轴，每当母亲离开他的视线，小男孩就会把缠有线的线轴扔出小床外，边扔边用哀伤的语气说"不见了"，之后会拉着线头将线轴拉回床上，并愉快地说"在这儿"——将原本伤心、消极的情绪体验（暂时被母亲遗弃）转换成积极而富创意的游戏行为，重复行为以掌控内在情绪。

涵容冲击性强的创伤性情绪

投射认同是最原始有效的沟通方式。边缘个案的防御模式就是投射认同，婴儿与母亲就是这样，婴儿一哭母亲就要理解回应。能涵容冲击性很强的创伤性情绪是治疗的关键。什么叫涵容？孩子摔一跤膝盖破了，父母痛在心里，但不可能抱住孩子然后往伤口上撒一把麻药，也就是说不做过度的保护和反应，要能承受。

创伤事件本身不是焦点，移情是焦点。

治疗策略

治疗创伤时，可以应用肯定化和创造"我们"的技术打破孤独。

肯定化技术：建立意义和内在感觉的连接，建立认同，感受存在，肯定，抱持，涵容。提供安全，提供关系。冷冻技术、安全岛技术的前提是创伤对人的打击实在太大，需要我们借此帮他撑一撑，更多的是支持性的。经典的精神分析强调与来访者共同承受痛苦与不确定，但神经症水平的才能承受，严重创伤、边缘、自恋都需要直接肯定的答案。

创造"我们"的感觉，打破孤独：我被看到——存在；我被听到——实质；我被同意——正当；我被理解——关系。

治疗阶段

心理咨询的过程可分为以下四个阶段。

来访者理想化咨询师：刚开始蜜月期。

来访者失望、生气、冷漠、共情失败（拒绝、不关心）：这个阶段最难，来访者容易脱落，熬过这个阶段咨询基本就有疗效。

来访者重新与咨询师建立连接：来访者会想"这个咨询师也有不好的地方，但总体来说对我是有帮助的"——这是真实的人际关系，有好有坏，比较整合。

来访者有所领悟：来访者领悟到过去的困惑、伤害、耻辱的体验使他在过去和现在以破坏的方式行事，并获得新的经验——被真正了解他的痛苦并能承受他愤怒的人（咨询师）理解，这个人即使是在最艰难的时刻也会努力理解和帮助他。来访者内在表象增添了一个新形象，内化了一个好的客体。

咨询师如何处理来访者的心理创伤？

哀伤

学习心理学，特别是学习精神分析，哀伤是特别重要的主题，有些培训机构专门开设哀伤辅导的专题培训课程。假如有人丧失了与之有亲密关系的人，他感到很痛苦、很哀伤，从现象看，对他状态的判断首先应该是正常反应，如果达到一定程度，可以称为适应障碍。换言之，轻一点儿叫人之常情，重一点儿可能就是适应障碍。

哀伤对一个人的心理成长非常重要。弗洛伊德早期写过一篇著名的论文 ——《哀伤和抑郁》，凡是接受过精神分析培训的人，基本上都会被要求读这篇论文。一个人面对丧失，如果没有办法充分体验哀伤，可能会抑郁。只有经过恰当的哀伤，才可能不进入很明显的抑郁。我想这点大家都有体会，我们可以有各种方式防御痛苦的事情，然而有时它们还是会冒出来起作用。一个人不能恰当哀伤有各种各样的情况，比如太过痛苦、感到环境不安全。面对哀伤和痛苦，需要一定的自我功能，还需要周围环境的支持。

心理咨询师唯一能做的就是提供情感的陪伴与支持，让对方感到安全。感到安全后才有能量进入哀伤、处理哀伤，事情才有可能过去。古今中外的人们，遇到重要的亲人去世，都很强调见最后一面，最起码希望参加追悼会。其实，见最后一面或者参加追悼会是很难受的过程，氛围、气场让人不舒服，但为何人们不愿错过呢？尽管会经历痛苦，但是如果不经历这些，人们心里可能会有过不去的心结。只有在这种场合，大家在情感上彼此支持，共同面对丧失的痛苦，事情才可能成为历史性的事件。当日后再次谈到这件事情，虽然情感上还会感到痛苦，但起码可以表达，这样的状态会比较好。

哀伤是一段个人成长与自我医治的历程，压抑与逃避无助它的消失，经历过程中的种种痛苦可以将哀伤的力量升华。

狭义的哀伤指死亡带来的哀伤，广义的哀伤指任何丧失带来的哀伤，是人成长过程中自我医治的过程。日常生活中，人人都可能面对不同的分离、失落和突变。比如一个男孩暗恋一个女孩，女孩却喜欢别人，男孩在过程中没有被打倒，慢慢走出来，你会发现他成熟许多。生活中我们也可以看到，一个人遭受很大的打击，当他从这个打击中慢慢缓过神来，他的内心会更加强大。这个过程的关键是不去压抑和逃避问题，将哀伤的力量升华。说说挺容易的，然而人的本性是让自己免除痛苦，当痛苦超过我们的承受能力时，我们会用各种防御机制让自己逃避。

度过哀伤状态的时间和表达方式因人而异。这里就涉及专业中经常提到的时间问题：哀伤状态如果超过一个月可能会出现问题。世界卫生组织强调：在遭受危机的一个月内，任何反应、情绪、生理认知行为等表现都是正常的。我们要把它们正常化处理，不要贴标签。支持做危机干预，90%～95%的人不到一个月会回到原来的状态。但有些人，超过一个月仍然无法恢复，这时候我们要注意他们是否被诱发抑郁症，是否会有创伤后应激障碍。

谈到时间，有的人需要两三天，有的人需要两三周，专业中的时间标准是一个月。当然不是说 31 天不算有问题，32 天就有问题了，我们不用把这个时间当成刻板教条来严守。个体差异是存在的，如果是要承担责任的人，就要判断：随着时间的推移，能够挺过来吗？或者他的亲人也会关心和担忧：受到这样的打击，到底好得了吗？给他的关爱、支持也不少，怎么就不好呢？这肯定涉及具体的情境。因此我在这里反复强调的是：每个人的成长经历、人格背景、经历不同，恢复的时间肯定有长有短，应尽可能用更大的包容尊重每个人度过哀伤的时间。

处理哀伤最忌讳的就是算时间：一个月到没到？到了赶快送医院！此时周围的人要沉得住气：非常痛苦的人是否已经严重到必须接受治疗的地步？其实更重要的是表达方式。当社会发生重大突发灾难性事件时，做心理咨询的人，或者接受危机干预培训的人，都会想做点儿什么。大家肯定会强调：鼓励当事人宣泄痛苦，不建议对当事人说"别哭，别哭"。但我认为这不是专业人员应该做的事情。这么说虽然没错，但是我们再出于专业、好心鼓励他宣泄痛苦，在公众场合他若不愿意表达出来，也千万不要逼迫他一定要哭。"不哭要出心理问题的。""家里孩子被轧死，怎么你没有反应呢？"我们不能这样逼他，有些人在公众场合非常强调自我掌控感，不会轻易让自己在公众场合显露痛苦、失控甚至崩溃，这点是我们需要尊重的，也是我们能够做到的。流露痛苦的情感、失控、崩溃，是每个人的个体差异。不管多担心，我们也只能在边上小心谨慎地观察，做出一定的尝试，鼓励他表达，但如果他没做好准备，感到不安全，我们也不能强求。

创伤

心理咨询的很多原则在操作层面离不开心理咨询最基本的东西：现场的感觉和判断。

危机干预的第一阶段需要最多的就是理解、共情和陪伴。人们突然遭受打击，心里很难受，内心会包含很多内容，随着时间的推移，可能有些人会出现创伤后应激障碍，有些人会出现急性应激反应，有些人会出现适应障碍，有的人被危机诱发了抑郁，从而导致个性、人格成长受到影响……随着时间的推移，真正遗留下来的问题需要专业人员处理。我们把握的原则是无须做得太多。

心理创伤

精神分析的主要观点是：个体遭遇重大心理创伤，无可避免地会唤起早期成长过程中遗留下来的创伤和冲突。这句话提醒大家千万不能就事论事，比如说他运气不好，碰到了一个灾难事件，这个事件导致他陷入抑郁……我们不仅要看到刺激，还不能忽略心理背景。遭遇重大的创伤事件，有些人能够成熟应对，而有些人应对起来就会非常困难。所以，我们一定要重视创伤事件是不是把心理背景中的许多问题引出来了，此外还需要特别重视个体以往的生命体验（遗留下来的创伤和冲突）如何持续且关键地影响着个体的内心世界。

我们在接热线电话时会有这样的感觉：咨询者说自己因为某件事受到了刺激、创伤，我们听起来那件事确实有刺激性，但转念想想又不算太大，他怎么就过不去？或者，你可能还会发现，他以前碰到的事情比这件事情更严重，他倒还行，可这次不算最严重的，怎么就扛不过来呢？他也充满疑惑：怎么就弄成这样？怎么就弄不好？理性层面道理都明白，但内心不甘心，于是走不出来。所以很难仅仅从一个人受到的打击解释他目前的心理状态，成长过程中遗留下来的问题都会再次浮现。我们每个人都不可能把成长过程中遇到的所有问题处理好，总归有这样那样的问题，所以如果不从这些方面找到理解的线索，我们就很难帮到一个人。我们在帮助当事人的时候，要跟当事人一起探索和理解他目前遭受的创伤对内心的影响。每个个体以往的生命体验都会遗留创伤和冲突，只不过有些自己意识不到。

是什么影响个体对创伤事件的解释，又影响着个体是否会产生严重的心理症状？是潜意识。潜意识持续且关键地影响着人们的内心世界，还特别影响人们对创伤事件的解释。这句话有点儿认知的味道，比如两个人遭受相同的打击，认知的不同决定发展结果的不同：有些人能超越，有些人从此一蹶不振。对创伤的解释，特别是内心的一些非理性的解释，毫无疑问受到个体过去生命体验的影响。这在生活中太常见了，不一定是创伤，比如遇到某些事，有些人会阴谋论，认为事情背后有猫腻、有黑幕，而有些人则倾向于正面解释。为何同样的事情两个人的解读不同？因为各自的经历不同，人格不同。不同的经历和人格影响个体可否从创伤的巨大伤害中恢复。所以，我们在帮助一个人，做评估和判断（这个人可以吗？我们能帮到他吗？）时，不能就事论事地从一个事件的性质解释，而要结合过去的经历来理解。

人是在经历创伤中成长的，这句话怎么强调都不过分，当然这里指广义的创伤，从这个角度说，创伤也有其非常积极的面向。危机干预也包含这层意思，危机，即危险和机会并存。千万不要只关注负面的东西，要记住，负面内容存在时，正面内容也一定存在。

应对创伤后的心理

理解并帮助创伤者转换或调整内在的客体关系及对应的心理内在状态。我们无法改变客观现实，比如失去亲人，我们能做的是帮助创伤者调整内在的客体关系和心理状态。通俗点儿说，改变不了环境，只能适应环境，心理也是如此。不同的人遇到同一件事，体验认知不同，最后的走向也不同。

防御机制：筛选外界刺激

应对，其实就是一个人怎么防御。防御是我们从小到大锻炼出来筛选外界刺激的方式。每个人的筛选方式都不一样。

否认、妄想

受到创伤后很容易产生否认，否认的目的是让自己不至于崩溃。

一位年迈的母亲，她在国外的小儿子被害，对她打击很大，她的应对方式是否认：我的儿子没死，还活着。当别人问："那人呢？"她便发展出妄想性投射：是警方有阴谋，故意不让我找到儿子。她对这个想法坚信不疑，任何人劝都没用。这对她的影响也很大。她不与其他子女来往，拒绝任何人的帮助。因为如果接受了别人的帮助，就意味着她承认了丧失儿子的事实。周围的人看到年迈的母亲这样防御很心痛，大家对她陷入这种状态表现出非常多的焦虑。

对这样的当事人，很难用理性说服，告诉她事实等于让她陷入痛苦。但如果不告诉她事实，不帮她面对真相，她的生活也会很糟糕——不与其他子女来往，自我封闭。有时候说说总是很容易，遇到具体的案例，可能就不会那么简单，咨询师会很苦恼：到底要熬多长时间，我们有什么办法让她接受这个事实？真的能走到这一步吗？或者告诉她之后，她会不会因为太过伤痛而崩溃？

创伤会让人不相信别人

一个人同时面临内心深处和真实世界带来的强大的、令人窒息的焦虑和原始恐惧感，会丧失对外在世界可预测性和客体保护功能的信心。在遭受重大创伤后，他在情感上不会再非常相信别人。生活中就有这样的例子：男孩追女孩，追一次被抛弃一次，几次下来以后，他不太愿意再次打开心扉，哪怕女孩走近他。他也明白对方真的对自己有好感，俩人也挺合适，但就是很难做到。受到创伤后也是如此，作为心理咨询师，面对一个创伤案例，我们去帮助别人，要有思想准备：他会在情感上拒绝我们。理由是："连续两三天，我眼睁睁看着弟弟被压在房子下面，看着他奄奄一息，最后死去。我在边上看着这个过程，却什么都做不了，那时候你们怎么没有出现？现在却来献爱心？"绝望的时候没有人能帮到他，以后再去对他进行关怀，他不会有信任感，即使理性中明白是为了他好，知道帮助他做心理危机干预是为什么。可他在情感上曾完全被击垮，不会再相信别人。所以在面对一些危机个案时要有思想准备，不要想当然地以为对方会轻易打开心扉，并感激咨询师。在有些案例中，将防御完全打碎很困难。

创伤击溃抵抗焦虑的防御，确认内心深处的焦虑

被害、不安全感是人内心深处的基本感觉。0～6个月的婴儿没有现实判断能力，哪怕父母再有经验，做得再好，照顾得再细致，也总有照顾不到的时候。他哭了，父母去哄，哄不好；喂奶，不吃；喂水，不喝；换尿布也没用；抱着摇一摇，他还是继续哭……其实可能是他的小肠在痉挛。婴儿没有语言能力，只能哭，当照料者无法回应他，对婴儿来说，就像周围的人都在伤害他，这种体验会进入潜意识。随着年龄的增长，他慢慢会体验到，周围的环境是安全的，所以被害体验一般不会冒出来，但当遭受严重创伤时，早年负面的分裂偏执状态又再次冒出来。那时，咨询师要有思想准备：一个人遭受创伤后，他体验到的内在和外在世界就像婴儿小肠痉挛却没有人正确回应一样。

原来有共情能力的人，遭遇创伤后会表现得以自我为中心；原来能够接受、适应亲密关系的人，遭遇创伤后感觉别人在侵入、剥削自己；原来能体验到周围的关爱的人，遭遇创伤后总感觉自己被忽视……生命中发生的所有事件，不论好坏，皆可归因于某种原动力，而创伤事件正是归因于某种有害的原动力。这时潜意识中遗留的早年得不到回应的被害体验，由幻想变为真实。

一个男孩，两岁时父母生了弟弟，父母因实在无力抚养两个孩子，把他寄养到某个亲戚家里。对他来说，自己被遗弃了，他遭受了分离创伤。等弟弟上幼儿园了，父母的经济和工作都趋于稳定，此时有能力把他接回家，毕竟是自己的孩子，不能总是寄养在别人家。把他接回家后，父母有时候会有内疚感：当时实在艰难，万不得已把孩子送出去，于是内心总想补偿他，想对他好一点儿，好吃的让他先挑，穿的让他先选。

然而他会觉得自己不是家里的一分子，感觉自己像外人，父母对自己不好。周围的人感到很奇怪：你父母对你很好了，比对你弟弟好多了，你怎么还不满足？

遭遇创伤后，好的内在客体变成粗心、冷漠，甚至心怀不轨的内在客体。曾经缺失的、想要却要不到的东西，长大以后怎么补都补不足。对他来说，那些正面的关爱都会被屏蔽，他在情感上总是受害者。这是他的一种防御方式，如果他体验到爱，那么他小时候想要却要不到的那种痛苦体验就会被触发。在心理咨询中，我们应立足于这样的角度去理解一个人的心理创伤。

咨访关系

以平行关系回应、对待来访者

来访者是一位单亲母亲，30 多岁，在贸易公司做销售。她最大的苦恼就是过度娇纵 5 岁的儿子。在理性上她知道不应该这样，对孩子的成长不利，但她在当时当刻总是做不出恰当的回应。溺爱、娇纵孩子，搞不定后感到焦虑、烦躁、急迫，沮丧到甚至想住院 —— 放弃一切让别人来照料自己。在面对咨询师时，她也希望咨询师改变咨询风格，多做一点儿。

来访者的两大经典诉求："帮我分析我的问题是什么"和"回家以后我要怎么办"。在理论学习中，我们知道咨询师以倾听为主，可是在操作层面，来访者有时候不认可这点，他们会说："你以倾听为主还需要我付费？要么你也说点儿故事让我听听，然后给我钱？"当然他们不是每次都问，但时不时会冒出来。

咨询师给这位单亲母亲做了一些深度的解释："现在你带儿子遇到了困难，和你小时候的经历有关 —— 父母很忙，他们觉得工作很重要，希望你自己管好自己，不要找麻烦，要乖一点儿。你从小是被这样对待的，所以当你成为母亲，可能会有困难。"这个解释没有就事论事地讨论怎么带孩子，同时有安抚的成分。这是支持性的心理咨询，有共情的回应、鼓励、宣泄、情感反馈等。

其实，来访者感受到的不是咨询师解释的深度和中立的态度。这是什么意思呢？咨询师讲的东西是否深刻已经不重要了，咨询师很着急，很想做一些分析让来访者的情绪稳定下来，这是来访者感受到的。我们每个人都有这样的经验：在我们最困难的时候，一个人来看我们，我们一直很感激那个人。然而当初他来看我们时说了什么话，我们早就忘记了。他说的内容也不重要，可能只是很一般的道理，之所以对我们管用，是因为在我们最需要的时候，他出现了。所以，来访者感受到咨询师很着急，很想讲一些东西帮助自己，这对来访者来说很重要。真实的关系和诠释互相补充、促进。

儿子睡不着，反复叫醒自己，她很恼怒，本来儿子一个人睡，有自己的房间。她白天上班很忙，压力大，下了班早早回家带儿子，给儿子做饭，陪儿子玩儿，搞卫生，好不容易到睡觉时间，该回自己房间睡觉了，儿子却跑到她房间里闹。她很恼怒，然后又会陷入内疚：儿子在单亲家庭长大，已经受伤害了，如果再对他发脾气，是否会给他带来心理创伤？她内疚后就会妥协："算了，今晚你就睡在我边上吧。"孩子很聪明，往往能够一招制"敌"，深谙如何让母亲心软、妥协，他凭直觉也知道，和别人这么闹是要被修理的。

她对别人诉说自己的困难，别人劝说："那怎么行，孩子要干吗就干吗，你对他太过溺爱了！"她会问咨询师："我该怎么办？"咨询师没有给她建议，说："你有个特点，每次发生点儿什么你总是问别人要建议，人家告诉你的你也从来不会照做。"她很气愤："我就是搞不定才来的！"咨询师没有给她建议的理由是，这件事情的解决方式就只有两种：要么心肠硬一点儿，坚持原则；要么心肠软一点儿，妥协。将这么简单的问题提出来，显然需要的不是简单的答案。她还有独特的苦衷，使她知道道理，但是做不到。咨询师带她回顾：从小想依赖的时候没有得到依赖，感觉被抛弃，她很愤怒，希望自己照顾儿子的时候避免同样的问题。因此，目前的苦恼可能不是儿子受不了，而是做母亲的受不了，她的情绪被触发了。所谓心软，大概也是这个问题，母亲无法承受让儿子不满意。

第一次送孩子上幼儿园，送的人会受不了。我记得我儿子两岁多的时候，家里觉得要送去托儿所了，怕自己受不了他哭闹，因此大家开会讨论，一致推举我送孩子，说"谁让你是搞心理的呢"。幸好当时我们医院还有院内托儿所，我带着儿子上班，照应起来方便一些。刚送的前几天，场面很惨烈，哭闹得厉害，仿佛把他推进火坑。大概一周后，他的情绪慢慢平稳一些了。

幼儿园的老师特别有经验，孩子都有这个阶段，哭哭吵吵，家长走了以后，老师引导一下，玩玩玩具，和其他小朋友接触一下，也玩得挺开心。怕就怕有些家长不放心，半路折回，情绪已经平稳的孩子看到趴在窗口看着自己的家长，一下子又会呜呜哭起来……所以，大人受不了，孩子也受不了，如果大人能承受，孩子也不会有太大问题，这是一种平行关系。

回顾后，这位母亲会有些许理解，但还是不知道回家后要如何面对，咨询时间到了，要遵守设置，下次继续谈。这位来访者在结束的时候是带着不满意走的，她想要的建议和答案没得到，下次来了，可能问题自己都搞定了。是什么产生了帮助作用呢？是咨询师的示范，也就是平行关系。如果咨询师解释、建议，说"孩子没关系的，过一会儿就又抱着你又是亲又是啃的，你应该让孩子有一点儿承受挫折的能力"，这种建议她是听不进去的。她要如何得到收获呢？看咨询师如何对待她，看咨询师是否能承受自己对他的不满意，看咨询师有没有延长时间。你对我讲了那么多大道理，却让我不抱怨？如果你对我心软，我对儿子也强硬不起来。此时就是简单的一句话：身教重于言教，她会内化这种行为态度。只有在与咨询师的互动中有这样的体验，才能在处理与儿子的关系中有新的可能。

包容来访者

我所理解的，不管是危机干预还是创伤应对，咨访关系中更重要的是咨询师要发挥容器的作用。包容，不是简单的忍受，而是做出恰当的回应，同时包容正面和负面情绪。像案例中单亲母亲的焦虑、烦躁及没有调节好的情绪，需要被接纳和包容。情绪本身没有对错，只有做法、行为合适或不合适，是否被环境允许。

两个三角

不管是电话咨询还是面对面咨询，每次咨询的交流都跟着来访者的感觉走，鼓励他们自由表达。同时咨询师需要遵循一些框架，勾勒出对个案的概念。这里涉及两个三角，一个是人物三角，一个是防御三角。

人物三角由来访者目前生活中的重要人物（最近发生的事，现实亲密关系）、父母（过去事件）、咨询师（移情，此时此地）组成。

咨询师首先要问的，肯定是来访者此时此刻的感觉，问他发生了什么事，问他怎么了。这是最容易谈论，也是最迫切需要处理的情感。我们不可能在第一次咨询时就说："你现在从出生开始说起……"

其次，讲了现在的问题，咨询师就会有疑问：他怎么和别人是这种关系模式？要找到这些疑问的答案，就必须深入过去的经历，寻找他与照料者、与父母的互动模式。

最后咨询师还是要回到此时此地。换句话说，了解一个人的过去和现在，找到一些帮助我们理解的线索，这些对他有没有帮助则会通过他和咨询师的互动展现出来。咨询师要通过对三条平行关系的不断对比找到共同点。

防御三角由隐藏的情感、防御、焦虑组成。

来访者的防御机制是什么？他们用什么样的应对来防御痛苦？有人只要和别人的关系紧密些，就会莫名焦虑，然后弄出点儿事情，导致两个人分离，事后又感到可惜。这样的防御方式就是回避，最终导致关系脱落。他们隐藏的情感是什么呢？是他们早年经历过分离创伤，所以不愿意进入固定关系。

诠释

两个三角的任何一个维度都可以拿出来解释给来访者听，选择哪个维度由咨询师自己把控。诠释由咨询过程的紧张强度决定，咨询师可以直接解释，也可以积累到一定的张力、强度再做解释。初期阶段的重点是目前的问题或刚发生的事，咨询初期不合适深挖，因为在没有安全感的咨访关系中，即使触及了很深的层次，分析得再深刻透彻也只是理性层面上的，只有咨访关系积累了一定的安全感，咨询师才有机会把现在的模式与早年经历联系起来。

心理危机干预的原则：最重要的是不多做

心理危机

心理危机的界定很模糊，范围也很大。心理危机会影响身体，导致身体出现疲倦、失眠、疼痛、紧张、心悸、恶心、食欲改变、性欲改变等现象。这里的不舒服有一个前提：没有生理上器质性的问题。人们经常通过身体的疼痛呈现情绪，专业上我们叫作"躯体化"。心理危机也会影响人际，使人无法信任、亲密，失控，觉得被拒绝、被放弃，退缩，进而影响工作和学业。

重大事件和决定会引起急性情绪紊乱、认知障碍、躯体不适和行为改变，当事人以往解决问题的手段无法应付。其中，短程的帮助是对处于困境或遭受挫折的人予以关怀和帮助的一种方式。有时过分严重的危机会导致一个人一蹶不振，让人觉得似乎经不起严重的心理打击，而我们专业的工作人员，认识到这一点很重要：一个人经历过创伤、丧失，不一定会走向不好的一面，人是有应对及修复的能力的。

从广义上说，我们每个人从小到大一直在经历心理危机，可以说几乎是从危机中成长起来的。日常生活中，人人都可能面对不同的分离、失落和突变，比如小时候心爱的玩具丢失、因搬迁与好友分离、失恋等。我们也不要低估当事人的应对能力。死亡带来的哀伤是狭义的哀伤，危机干预中这是一个非常突出的主题。学习心理咨询的过程中，有一门课叫哀伤辅导，其危机干预的范围会更广。

哀伤是一个人成长的历程，换言之，心理咨询师的定位是帮助当事人度过最艰难的时刻、处理最困难的情绪，帮助当事人更好地整合。有些人的阅历很丰富，我的理解是，某种程度上，他们不得不比较多地承受那些经历，这也许使他们更能经受住考验，压抑与逃避无助困难、痛苦的消失。

在处理危机的过程中比较受重视的是宣泄，鼓励当事人体验丧失，这有助于当事人更好地整合。这与生活中普通人的做法不太一样，普通人的做法是：如果当事人在哭，大家会劝解，说"不要哭"。其实说到底，我们想要劝慰一个人不要哭，也许不是当事人受不了，而是我们作为旁观者受不了。是否是这样呢？读者们可以凭借自己的人生经验感受一下。不劝慰一个人不要哭说起来容易，但在危机干预的实践工作中，作为普通人，我们都会感受到当事人的痛苦，并一起承受。而当事人是否能承受这样的痛苦，一定程度上取决于咨询师是否能够承受。

汶川地震的时候媒体报道过一个小男孩，他目睹自己的父母在地震中被压死的惨状，大家很同情他，对他很关怀，希望他可以振作起来。在对他进行工作、陪伴的过程中，周围的人发现小男孩出现了闪回的现象。他当初目睹的惨状像放电影般一幕幕地在脑海里出现，在晚上的噩梦中、在白天的想象或回忆中，挥之不去。这让他非常痛苦，想摆脱却摆脱不了。

作为旁观者，许多人感到非常揪心，父母就这样没了，自己每天还要不断重复体验这个创伤画面。于是有人呼吁：心理专家在哪里？怎么就帮不了小男孩了呢？

在这样的舆论压力下，很多人都想帮他，尺度没掌握好，过度了。所谓过度，就是说太想帮他，希望他快点儿恢复过来，不再每天如此痛苦地生活，因此采用了满灌疗法。本意是希望他适应这种创伤体验，于是连续七小时让小男孩主动想象他害怕看到的情景，在操作原理上没问题，对于害怕的东西需要反复接触，最后达到适应。然而，一般是不太夹杂情感色彩的恐惧症可以用满灌疗法。对于孩子在一个月内经历的这种创伤，采用满灌疗法，周围的人看着都很揪心。

专业人员被赋予了很多职业期待，太想做出成绩来，在这种高度期待下做危机干预时，往往会忽略一些基本原则。虽然当时媒体从正面报道了这则故事，但是我们知道小男孩不再害怕这个场景，可能是因为被压抑了很多情感，麻木了。其实短期内小男孩出现的任何反应都是正常的，可以被理解，我们需要做的也是理解他，而不是因为我们看着太难受，就不顾一切要做点儿什么。我们熬也得熬过去，无法指望有一门绝技，施展一下，来访者就能奇迹般地瞬间康复。如果现在感受到的情绪得不到好的处理，以后会在其他方面代偿。

总的来说，人们要用恰当的方式面对痛苦，进行宣泄。要强调的一点是：度过哀伤状态的时间及表达方式因人而异。

应激反应

应激反应是识别、遭遇突然的创伤后出现的各种反应，在一定时期内都是正常的，是人们适应的过程。世界卫生组织在 20 世纪就反复强调，做危机干预千万不要轻易贴标签，当事人出现的情绪反应，不管是想法还是行为，哪怕程度再激烈，都是短暂适应的过程。这是我们工作开展的基本立足点。

一个人遭受创伤体验，会有各种情绪反应：震惊、恐惧、悲伤、生气、罪恶、羞耻、无力、无助、无望、麻木、空虚，以及丧失快乐、爱的能力，这些都是很常见的。对于各种情绪，关键还是要看事件的性质，如果遭遇的是受威胁的事情，那一般会体验到极度的震惊、焦虑、恐惧。

汶川地震发生后，三天内我就赶赴现场。在汶川，我遭遇了六级以上的余震，有些人发现余震来了，赶快朝卫生间逃，平息后再出来。没过多久余震又来了，又朝卫生间逃离，其实这次不是余震，而是门口有人把盆掉地上了。大家都处于高度警觉的状态，即便我只是后面赶赴过去，经历的都是余震，也会有这种一惊一乍的状态。地震后一个月，还会有人每天从房间里逃出来几十次，这些都是所谓的过度反应，是非常正常的现象。但如果这种情况持续存在，处理过程可能会更加有难度。

当遭遇的一些事件已经有了坏的结果，我们一般会有很抑郁的反应，甚至还有一些反应是我们很难面对的，比如羞耻感、无助感，此时我们很容易被情绪湮没。生活中我们也经常遇到这种情况，比如很难决断到底如何操作一件事情，往往到最后会说按流程走，流程是没有情感色彩的，往往想多了会太过痛苦，承受不了时需要防御一下。

认知的不同表现

认知包含很多，比如：困惑、犹豫、无法集中注意力、记忆力丧失、不想回忆、自责等。刚才提到的闪回也是一种认知，曾经目睹过的创伤情境一次次地在脑海里重现。然而人是会回避痛苦的，为何又要再次痛苦地重复这个过程呢？其实这是非常有意义的部分，类似于重新经历严重的创伤过程，想着如果再做点儿努力，结果可能会有所不同。说到底，就是不甘心。

过度自责是在危机干预中经常出现的一种情绪，句式通常为：如果我当初……，那么现在就……。医务人员往往在经历一些医患纠纷后有极端想法：世界上没有好人；希望那个人得病，看他是否要来看医生；

等等。医生会有这样不良的三观认知，但这些都是正常的认知过程。

处理方案

脱离创伤事件

将产生进一步创伤的可能性降低到最小。如必要时可提供实际帮助，找到安全住所，或保护当事人不再遭遇进一步的损失，如财产、工作。

以对居丧最初阶段反应的处理为例：如果当事人希望看所爱的人的尸体，即使尸体已被毁坏，只要有助于当事人适应所爱的人死亡的事实，就可做；如果当事人不愿看到所爱的人的尸体，也可以接受。有时，当事人可从"所爱的人的死亡过程快而无痛苦"这样的信息中得到安慰。

帮助当事人体认失落，增加生者对亲友亡故的现实感，鼓励当事人谈论逝者，看逝者的生活照，收拾逝者的房间遗物等都是可行的办法。

如果一个人想去看亲人的尸体，问心理干预专业人员最后要不要见一面，作为专业人员，该如何表达？这是没有标准答案的提问，一般我们会说："如果去看，情绪上肯定会有很大的波动，但也会有好处，中国人都比较强调见最后一面；如果不去看，就不会那么痛苦，但也会留有遗憾。"如果当事人在交谈中能够循序渐进地表达，能够被理解，最后就有能力做决定。

当事人最后肯定会在时间截点做出选择 —— 看还是不看。我更想表达的是，首先我们要正向表达，也就是说，如果他去看了就说他做得好，千万不要因为看到他痛哭流涕的样子，就对他说："说好你不要来看的。"一定要从正面的角度表达，比如：如此难过的时刻都能熬过来，很不容易。如果最后当事人决定不去看，那就对他说："可以留个美好的、完整的形象记忆，也不错。"千万不要说："你现在不去看，会后悔一辈子。"我们这样做的目的是让当事人可以度过最艰难的时光，哪怕当时再痛苦，也许这一页翻过去后会容易些。正如我们常说的"长痛不如短痛"，总要面对的。

讨论在创伤事件中发生了什么

谈论"看到了什么、怎样做的、感觉到了什么、那时在想什么"可减少在创伤事件中对自己的反应的负性评价。

生活中，如果我们在下班路上遇到一些事，比如车祸这种不太好的事件，我们到家后总是要说的，这个诉说的过程就是处理的过程，如果不说反倒会把人憋坏。我以前有个同事，很喜欢央视的主持人罗京，在罗京刚因病去世那会儿，这位同事逢人就说罗京如何如何，连续好几天，不管什么场合，看到人就拉着人家谈罗京，替罗京惋惜。其实在讲述的过程中，当事人就有机会表达自己的过度内疚与自责——如果当时我这样做，结果就会更好。如果无法表达，可能会成为心结。一些人可能会因自己在创伤事件中出现无助感而感到自责（如认为自己没有为阻止创伤事件做任何努力），这种负性评价在创伤事件中是一种常见的反应。

居丧的人需要有机会去哭泣、倾诉丧失和感受。好的聆听者能接受他们各种各样的情绪（如愤怒、内疚、焦虑、害怕、悲伤）和想法，居丧的人可从倾诉中获益。咨询师应该不过多打断，没有过多的指导，反馈想法和感受。如"因此你感到好像在你最需要他的时候，他离开了你"或"听起来，好像你那时最大的担忧是现在你怎样照顾这些孩子"。这些内容其实就是想表达，咨询师此时要以倾听为主，站在对方的情绪点做一部分回应，这是共情最好的部分。

提供对创伤事件典型反应的宣教

一个人在遇到创伤事件后发现自己从认知到行为有很多不正常状态，他会不知所措。如果此时专业人员能够给当事人讲解这些是大家都会有的表现，都很正常，他也许会释然一些，不会过于紧张，能更好地安排自己接下来的日子。

鼓励通过对家人或朋友讲述有关的经历来面对创伤

同样都是鼓励表达，但对家人或朋友讲述有关的经历与讨论在创伤事件中发生了什么有所不同。我们中国人经常强调说"别哪壶不开提哪壶，别往伤口上撒盐"。如果家里人一起经历一些痛苦的事，都不太想触碰伤口，那么气氛就会很沉闷，此时若有人敢直接表达，说出痛苦的感受，对于其他人来说也是一种示范。

我有个朋友，30多岁，他的父亲因为心梗去世，一个多月里他和母亲两个人在家里都没提父亲，怕提了后受不了，可越是如此越难受。一个月后朋友跟我说家里很压抑，天天在家过日子，两个人相处起来很别扭。我问他："关于你父亲的事，你们在家里是怎么交流的？"他说从来没有谈过这事。听了我的建议，他回家和母亲谈这事儿，谈到父亲过世前生病的状态，双方都有许多懊悔的事情，很痛苦，但是经过这样一个多小时的交谈，彼此都释然很多。

关注处于创伤状态的时间

急性应激反应在短期内会过去。80%~90%的人在一个月内会逐步恢复到正常的生活状态。

社会支持非常关键

找出可能的支持来源，促进其他人提供支持，比如家人、朋友、同事和单位领导。

应用简单的放松方法

控制呼吸、做操、放松训练或愉快的活动等简单的放松方法对应激反应的焦虑和紧张的处理是有效的。

鼓励逐渐面对与创伤事件有关的情境

总是要面对创伤的，刚开始可以回避一下，以后的生活肯定要面对，这有点儿像系统脱敏，但需要循序渐进地进行。

参加使人愉快的活动

愉快的事件有助于人们从丧失中得到解脱，可以逐渐参加以前一直从事的或喜欢的、比较积极的活动。

如果一个朋友的亲人去世了，作为他的朋友，邀请他去唱卡拉OK是否合适？短期内可能不太合适，但是时间一长还是需要邀请的，他总要回到日常生活轨迹中来。我想说的是，如果没有人邀请，他就更难走出来，邀请的次数多了，也有助于他更快恢复。当事人慢慢参加过去与所爱的人共同分享的活动，也有助于他面对丧失的情境。有时他会对参加愉快的活动感到内疚，需要得到"允许"才能进行积极的活动。

确保得到随访及咨询

如果当事人的症状一直持续，那么他需要特别的治疗，诊断也要更改为创伤后应激障碍或抑郁。

我认为，做危机干预，最重要的是不多做什么。有时候我们会因为太难过而多做干预，希望当事人尽快好起来，但往往适得其反。所以真的要控制住自己，不做过多反应，这才是真的考验一个人的专业评估能力和经验的地方。我的体验是，要不断地与当事人共同承受，而不是努力不痛苦，陪伴和支持是最基本的立足点。

汶川地震那段时间，哪怕工作到再晚，我们的团队还是坚持半个多小时的互动，处理自己一天中积累的最艰难的感受，形式有多种，比如围在一起吃火锅，聊一聊，说一点儿很没有觉悟的话，这些都是很好的释放方式。如果每天都很"端装"——端起来装着，也很累的，但吐槽归吐槽，第二天起来该干吗干吗。

人总是有局限的，所以要觉知自己被创伤激发起来的全能感。我在汶川待了三周，回来后有半年时间基本上没什么动力，不想说话，工作没有进展，有点儿拖延症的症状，半年后才慢慢恢复过来。如果自己不能照顾好自己，就很难帮助别人，这是很重要的点。

心理急救

急救水平，向来是衡量一个国家或地区医疗水平的重要指标。长期以来，我们所说的急救，仅指医疗生理急救水平。2009 年，世界卫生组织精神卫生差距行动规划指南发展组评估总结：应该向刚经历创伤事件、处于极度痛苦的人提供心理急救。为严重危机事件中遭受不幸的人提供人性化支持，帮助他们应对危机。

世界卫生组织 2013 年发布《现场工作者心理急救指南》，旨在介绍如何在危机事件中为受害者提供心理急救。世界上会发生多种令人痛苦的危机事件，例如战争、自然灾害、意外事故和人际暴力（如家庭暴力）。个人、家庭或整个社区都有可能受到影响，人们可能失去家园、亲人，可能与家庭、社区分离，或者目睹暴力、破坏或死亡。

尽管每个人都可能受到这些事件的影响，但人们对危机事件的反应和感受多种多样：大多数人会不知所措，对发生的事情感到困惑，或不了解到底发生了什么；有的人会感到恐惧、焦虑、麻木，整个人处于游离状态；有的人可能会有轻微反应；有的人则会有严重反应。这些反应取决于多种因素，如经历的事件性质及严重程度、曾经历的悲痛事件、生活中得到的其他人的支持、健康状况、个人及其家族的心理健康问题的历史、文化背景和传统、年龄等。

心理急救的主题

为遭受创伤、需要支援的人提供人道性质支持，被称为心理急救。根据指南的定义，心理急救可分为以下主题：

在不侵扰的前提下，提供实际的关怀和支持。

评估需求和关注。

协助人们满足基本需求（例如食物、水和信息）。

聆听倾诉，但不强迫交谈。

安慰受助者，帮助他们感到平静。

帮助受助者获得信息、服务和社会支持。

保护受助者免受进一步的伤害。

心理急救的服务对象

心理急救的服务对象是近期因严重危机事件而遭受重大创伤的人们，包括儿童、成年人和老人。不过，并非每个遭受危机事件的人都需要并愿意接受心理急救，不要强行帮助那些不愿接受帮助的人，而应随时可以为需要帮助的人提供服务。

什么时候提供心理急救，颇有讲究。事件发生当中或事件刚刚发生之后是心理急救的绝佳时机，但有时候几天或几周后进行心理急救的效果反而更好，这皆要根据事件持续的时间与严重程度决定。一般来说，以下四种人群需要即时得到心理急救：

受到严重危及生命安全的伤害，需要紧急医疗救治的人。

因过分心烦意乱，无法照顾自己或孩子的人。

有可能伤害自己的人。

有可能伤害他人的人。

至于在何地实施心理急救，我认为，任何足够安全的地方都可以，如医疗中心、避难所或营地、学校、配给食品场所、其他援助场所。更为理想的地点是能在适当的时间为人们进行私密交谈提供便捷的场所。私密交谈是保护隐私、尊重个人尊严必不可少的要素。

怎样为困境中的人实行心理急救？心理急救并非专业心理咨询，不是只有专业人员才能提供。尽管心理急救包括聆听受助者的倾诉，但它不强求人们分析经历的事情，也不要求人们对发生的事件、时间重新整理。怎样与身处困境的人良好沟通，需要极大的技巧。

遭遇危机事件的人通常会感到心烦、焦虑，有的人会自责、内疚。保持冷静、表示理解，可以帮助他们感受到安全、尊重、理解及恰当的关怀。倾听讲述会带来很大的支持，但更重要的是，不要勉强任何人讲述他们经历了什么，有的人可能不愿意谈论发生了什么、处于什么处境，此时安静地陪着就很好，或者给予他们一些实际需要的东西，如一杯水、一些食物。不要说太多的话，允许沉默，保持适当的沉默会给人们一些空间，鼓励他们交谈、分享。

心理急救中的恰当言行

尽量找安静的地方交谈，把外界的干扰降到最低。

尊重他人隐私。

依据年龄、性别和文化因素，靠近对方但保持合适的距离。

让他们知道你在聆听，比如点头。

保持耐心和平静。

提供真实信息。

用简单的方法让对方了解信息。

理解、体会对方的感受，比如对失去家园、失去爱人者说："我真抱歉，我可以想象你很悲伤。"

对他们的力量和自助行为表示肯定。

允许沉默。

心理急救中的不当言行

迫使他人讲述遭遇。

打断或催促对方讲述遭遇。

在不确定是否合适的时候触碰对方。

对他们已做或未做的事情及感受做出判断，如"你能活下来应该感到幸运"等。

编造你不知道的事情。

使用过于专业化的语言。

告诉他们他人的经历。

谈论自己的烦恼。

给予虚假的保证。

试图表现你可以解决所有问题。

交谈中使用贬义言辞。

哀悼我们的丧失

哀悼丧失，是一个沉重的话题。因为疫情，很多人经历了丧失，尤其是当初疫情的中心区域武汉。想到这个话题，我感到很沉重，有那么多人受苦、失去亲人，我感觉自己说什么都不那么合适。我先回顾一下面对疫情，我的感受、情绪及心路历程，然后从心理学的角度与大家分享我对哀悼、丧失的一些理解和我处理这些问题的一些经历、经验。

我的心路历程

我记得是在春节前，2020 年 1 月 20 日左右，听到有人说呼吸系统的传染性疾病，我没有太重视，因为毕竟不是身处武汉，也有点儿将信将疑。到了小年夜，形势急转直下，全国开始派出医疗队支援武汉，我听到这个消息的反应是非常震惊，震惊的同时还隐隐感到羞愧。为什么羞愧？因为在此之前的几天，自己不那么重视，想想自己好歹也是医务人员，怎么对这一类的信息不敏感、不重视呢？而且还怪过几个谈论这个话题的朋友，觉得他们是不是有点儿大惊小怪。接下来看到各种援助的信息，自己很想做点儿什么。

那时候，我的朋友圈里有很多关于"怎么做心理危机干预""怎么做心理援助"的探讨，这些探讨一开始会撕裂成两种非常极端的意见：有人觉得需要大量人员赶快过去，提供心理帮助，大家非常揪心，很想做点儿什么；但还有一些人认为我们不要瞎起哄，我们要充分尊重每个人的自愈能力，不要居高临下地摆出一副专家的样子，好像只有自己能帮助别人，只有自己有力量。

面对突如其来的、非常严峻的情况，我们会有各种形式的反应。我自己的情绪反应特别大，会动不动流眼泪，克制不住，有时候也会体验不到情绪。另外在接触各种各样的信息时，会有一种非常典型的感觉：总觉得别人的一些看法不恰当，没有说到点子上，自己的想法才是最恰当的，自己才看到了问题的本质。有时候甚至会在朋友圈和别人争执，争执没有结果，事后会生很大的闷气。我想每个人大概都会有这些反应。

那时候自己也做了一些事情，比如科普心理危机，写一些文章发在朋友圈、微博，在 bilibili（哔哩哔哩）上上传一些视频。那时候比较乱，想到什么就做什么，生活节奏也乱，也会吃得多，本身在节制饮食，想控制得好一点儿，但就是不太能控制，运动得也少了。我本身每天有固定的事情要完成，但当时专注力明显下降，做事的能力也明显下降。

我回顾这些，是想说明：我并非处于疫情中心，居然也会有这么多的反应。我试图努力平复，或者要求自己理性一点儿，有一点儿规划，但完全做不到。那处在疫情中心的人，特别是遭受重大冲击，比如亲朋好友得了新冠肺炎，或者自己得了新冠肺炎的人，那情绪反应、生活中受到的影响，比起我刚才说的，肯定要大很多。

我的理解和经验

如果我们要帮助自己或他人从丧失、哀伤的情绪中走出来，首先要理解我们自己或他人各种各样的表现、各种各样的感受。我们要理解为什么会有这些反应。很多反应非常具体，有的是情绪上极端的感受和体验，有的是思维认知方面的极端的想法，有的是行动包括人际互动出现了非常大的变化。总之，跟平时不一样，而每个人又有每个人具体的不一样。只有理解了背后难以面对和处理的情绪，我们才有可能更好地、恰当地应对。

有朋友问我："我的亲人因为新冠肺炎去世了，我这个人很重感情，我跟他也很亲，这一段时间我本应该难受的，却体验不到痛苦。是不是我特别冷血？是不是我情感太麻木了？"其实，当强烈的情感或痛苦超过忍受的程度，一个人会启动自我保护——干脆体验不到。相当于只知道一个客观的事实，理性层面知道自己应该非常难受，但实际体验不到情感上的强烈反应，因为一旦体验到了，我们可能会崩溃。我自己也有这种时候，我发现每年到了清明节，我道理上知道这是哀悼、缅怀自己去世的亲人的时节，但是我的情绪体验不会太强烈，反倒是面对疫情，看到别人的经历，我会被触动，甚至会流眼泪。相对来说，流眼泪是因为别人的事情，这种痛苦的情绪我可能还能承受，一旦我自己内心不太能承受的情感被触碰，可能我也会想难受，却感受不到。这是我们的自我保护，特别是涉及丧失亲人时，不是嘴巴上说应该难受就能体验到的。

一位40来岁的男性，妻子在火灾中被烧死了。这是突如其来的事故，非常让人痛苦。当时，我们想靠近他，想做心理危机干预，但我们发现他比较平静、镇定，显得比较坚强。然后我们问他是否需要心理支持和帮助，他非常客气地说自己不需要。非常真实的，他真的没感受到痛苦。我们看得着急，妻子突然去世，他怎么一点儿都不难受？痛苦的情绪压在心里，时间久了，肯定会承受不了，这种情绪要尽可能早地宣泄出来，这样才有助于他恢复。道理上没错，但是对他来说，在那个场合，他不能立刻体验到非常痛苦的感受。我们要帮助他，不能以我们的主观意志指导行动，不能对他说"你赶快哭啊，你赶快宣泄情绪，赶快表达"，而是要先回应他。他当下最关注的是什么？他比较担心孩子，孩子该怎么办？他感到自己承担了很多责任，有老人需要安抚，有亲友需要接待，有这么多的事情让他操心，他恐怕无法快速放松下来处理自己的情绪。

　　延伸一下，如果有亲人因新冠肺炎去世，我们该怎么告诉他们的孩子？我们会很担忧，怕孩子承受不了，受到冲击和创伤。像案例中的男士，他担心孩子因母亲突然去世、完全没有思想准备而无法告知，觉得太残忍了，所以他非常揪心。在这方面，他非常希望得到一些建议和帮助。我们观察了他的孩子，才五六岁，他凭着直觉也感到哪里不对劲儿，但是他没问，也没有人跟他谈论，大人都忙着各种事情，他就在边上自己玩游戏。但是从他玩的游戏中可以看到，他凭着非言语的直觉能感受到，因为他用塑料的小桶和玩具模型浇水，然后灭火。他从新闻中知道是他们家那边着火了，新闻报道中有消防员升云梯到 10 楼以上浇水及警用直升机出动浇水灭火的画面，这是他最关注的问题。换句话说，这样的信息是非言语的，没有人说，他看到了，他接收到的信息跟他自己是有关的。他每天的生活节奏会变化，他也不太爱跟人讲话，脾气也会大一点儿，比较倔、不听话，让家长非常担心。

　　我们把儿童心理专家对孩子表现的一些理解告诉了这位父亲，说孩子已经隐约感受到了什么，需要用适合孩子的方式跟他进行一定的交流。很多心理专家共同做了这个工作，用讲故事的方式，用隐喻的方式，逐步告诉这个孩子，为什么他现在见不到母亲。我们没有直接告诉孩子他的母亲去世了，而是婉转地说她到了一个很远的地方，慢慢铺垫，让孩子有思想准备，他可能在相当一个阶段看不到母亲。这样的方式适合五六岁的孩子。两三天下来，这个孩子逐步地，更愿意听从大人的一些指令，恢复日常生活节奏，放松下来，也愿意吃东西。这位父亲看到孩子能够接受一部分信息，状态有所平稳，心里就会放松一点儿。这个时候再去谈论他突然失去妻子的丧失、悲哀，相对来说他就更容易打开。因此，我们在面对这种突如其来的重要亲人的丧失案例，要知道他们可能有许多反应，我们要有充分的思想准备，知道每个人在不同的阶段有自己的处理方式。

我有朋友说，身边有人突然失去了亲人，那个人感到非常痛苦，每天沉浸在思念的痛苦中，哭、不想吃饭、不想动、不想见人，心理活动非常复杂。周围的人想帮他，却不知道怎么帮，所以朋友问了一个问题：一个人突然丧失亲人，需要多久才能走出来？这个问题我觉得很难回答。虽然专业上会设定一个具体的时间，比如最常见的，一个人遭遇突如其来的冲击，一个月之内的任何反应、应对都是可以理解的。言下之意，一个月里，生活节奏乱、不想吃东西、不想见人、情绪反应极端、想法极端，非常正常。但是，一个月只是一个参照。

面对新冠疫情，可能两个多月过去了，很多人还是很难走出来。因为各种各样的负面信息还在不断传来，人们也会交流负面情绪，所以很难说有一个标准的时间。人跟人之间有太大的差异，那么两三个月可以吗？好像也没什么不可以。但是也有人说，半年都沉浸在思念亲人的痛苦中，就一定不可以吗？也真不能说不可以。这个话题在我们专业中被讨论过多次，包括诊断标准，会确定超过多长时间、社会功能受多大的影响，有些人是不是已经达到抑郁症的程度，可能有些人的哀伤反应达到了一定的心理障碍的程度，那他们就需要更进一步的专业帮助。

十几年前，有个美国的精神病学家站出来说我们不应该这么简单化地定一个月或两周这样的标准。他说几年前自己的妻子去世了，他有大半年深深陷在思念妻子的痛苦中，没办法很好地工作，没办法很好地吃饭，也没办法跟别人交际，自我封闭。他觉得这不是问题，他自己有思想准备，能够承受，他自己能理解自己的这种方式，他愿意用这样的方式慢慢地、自主地走出来。这非常有道理，一个人半年、一年沉浸在思念亲人的痛苦中，大家都可以理解，但如果他不吃东西，周围的人还是会担心。生活还是要重新展开的，工作还是要恢复的，若当事人跟我们没有特别的关系，我们不在他身边，我们会感觉他的任何行为都可以理解，而如果我们也是他的亲人，有时候就会为他担心，担心他陷入痛苦太深拔不出来，时间太长社会功能受到影响。

碰到这种情况，我们要先认可他：他很想有一种很深的连接，陷入痛苦及思念一个人其实是一种很深的连接。这种连接有时候会模糊一个人自我独立的界限感，但这是内心中跟去世的亲人待在一起的很好的方式，不仅仅只有痛苦，还有正面的情感回忆，以及跟去世的亲人曾经经历过的愉快时光。能够同时充分地体验负面的、正面的情绪回忆，有助于一个人更好地体验"我自己做的一些努力、想做的一些挽回、自己的处理方式，被看到、被认可了"，这个时候他才会有更多的力量，从身心的痛苦中一步一步走出来。

在走出来的过程中，可以出去走走吗？能不能做愉快的事情呢？春天到了，去看看樱花可以吗？那时候会非常矛盾，为什么矛盾呢？一个人处在丧失亲人的痛苦中，有时不太允许自己体验快乐的情绪，甚至会觉得如果自己这么快就体验到快乐，就是对去世的亲人的背叛，因此非常内疚、自责。我们在生活中也有这样的经历，比如一个人的亲人突然去世了，一两个月不到，如果我们看到他笑了，我们会感到奇怪，甚至有的人还会在背后议论："他亲人去世才一个多月，他怎么能笑得那么开心，到底什么意思？"当然我这么说略显夸张，但是这种感觉，我们每个人都会有。

道理上我们知道，对去世的亲人最好的缅怀，就是我们自己过得好一点儿。在理性层面上，我们跟一个人说"你有资格开心的"或者"你过得好、过得开心就是对他最好的缅怀"，他道理上知道，也完全同意，但并不一定能做到。如果我们看到周围有人正好处在这个阶段，我们需要帮助他体验一些正面的情绪，比如愉快的、开心的情绪。

　　我特别想强调的是，对处在困境中的人，周围的人要主动邀请他们参与一些会产生愉快体验的活动。并不是说我们一定要他们开心，而是哪怕他们在这个过程中很压抑、很别扭，不能很快恢复过来，我们也要邀请他们。即使这次邀请他们拒绝了，我们也不能因为觉得他们确实太难受就不再邀请了。我们要过一段时间再试试看，让他们有机会从一种状态中抽身，哪怕短时间内也好，体验一下与沉浸痛苦不一样的状态。亲朋好友有这种支持的氛围，整个社会也有这种支持的氛围，现实中就会行得通。这是我们可以努力做到的，但我们不能指望他们一次就能走出来，这也是一个渐进的过程。

　　在疫情中，很多人还会遇到这个问题：怎么告诉老年人坏消息？这也让我们非常担忧，如果去世的人 50 多岁或 60 多岁，他上面还有老人，比如说 80 多岁，这个时候我们怎么告诉老人？很多人可能早就面临过这个问题，我们对老年人负有一定的责任，他们年纪比较大，身体也不好，突然听到坏消息，会受到很大的打击。但我们也知道不可能一直瞒下去，所以这个度该怎么把握？

　　我想这跟怎么告诉孩子坏消息的原则是一样的。我们很难说马上告诉老人就一定好。我们有时候会觉得长痛不如短痛，如果家人都支持，干脆直接告诉老人。让老人立刻接受，虽然太难受，但是熬过来了就会好。不过，我们还是希望找到一个最佳平衡点，然而越是想要做得好，平衡点就越难找。毫无疑问，我们会反复权衡，根据老人原来的性格和身体情况预判他们可能会有的反应，一旦有激烈的反应，周围是否做好了充分的准备，等等。遇到这种情况，我们都会犹豫不决，因而各种现实当中的铺垫、努力，我们必然会做。其实很多人也是这么做的，先做各种各样的努力，然后再选择一个合适的时机。

　　大概 20 年前，我碰到一件事情，那也是突发事件：一名年轻员工被单位派出去出差，在外地遭遇车祸，经抢救无效去世了。这个单位做了很多善后处理，但是有一件令人非常担心的事——怎么告诉他的父母。如果马上告诉他父母，就怕他父母受不了，因为他父母年龄有点大，身体也不好。那个单位领导就反复打电话问我怎么办。我跟那个领导说这件事处理起来确实非常困难，也问那个领导单位可以做点儿什么准备。那个单位还是费了很多脑筋的，联系了一个比较好的医院，准备了一个特需病房，跟两位老人说要商量一些事，然后将他们直接接到病房里，就怕听到坏消息后，身体反应特别大，有什么意外，在医院里抢救也比较方便。因为这次事件特别紧急，必须要告诉老人。知道后，老先生反应特别大，一周后情绪平稳下来。老太太在最初的一周没有很大的情绪反应，但在一个月后，有非常严重的情绪反应，这处理起来更加困难。最后还是要强调，面对具体情景，我们要做一些铺垫。

　　我们也要注意，告诉老人坏消息的人，他们心里是否能承受？就好比我们想告诉一个人坏消息，怕那个人受不了，但可能是我们受不了，我们把软弱、无力的东西投射在那个人身上，认为他肯定受不了。其实，我们是否低估了一个人的承受能力？有可能他有一定的承受能力，他是准备接受坏消息的。有的时候早一点儿面对坏消息可能非常难受，但也是某种解脱，有的人需要进入这个阶段。因此我们在权衡的时候要想一想，当我们要去告知他人坏消息的时候，我们自己是否还没处理好。最好的办法就是我们周围的人能够尽可能面对、体验自己的痛苦情绪，有一定的力量，这样才能判断老人是不是能够承受。

　　我们怎么哀悼丧失的亲人？我碰到过许多这样的个案：爱人、父亲、母亲或者孩子去世了，他们会把丧失的亲人的房间原封不动地保留着。有些甚至床上的被子也不愿意动，哪怕脏了也不洗，用过的东西一直保留，放在同一个位置，不许其他人动，也不许别人帮着收拾。刚开始大家肯定会理解，知道这是一个适应的过程，看到这一切都没变，就好像人还在。但是如果两个月、三个月、半年过去了，他们还是这样，周围的人会想：这么长时间了，房间总要整理一下的，稍微整理得干净一点儿，也不做大的变动。但有人能接受，有人就不能接受，碰都不许碰，一定要保持原来的样子。

面对这样的情景，确实会非常为难，也很难说哪种做法一定是对的。如果有一定的条件，即这个房间一直保留着，他们还有其他地方睡觉，社会功能不会受到太大影响，白天能上班，一日三餐吃不了多少却也在吃，身体没出现大的问题，能够跟别人有一定的接触，哪怕这个房间内有很多灰尘，那也没问题。房间这么放着会不会发霉、会不会有灰尘不是问题的本质，本质是他们能不能面对亲人的去世，能不能走出来。如果一个人知道自己在用什么方式处理丧失，觉得自己能够逐步应对，生活还能够继续，他也有条件让房间维持原样，我们周围的人就不用太过担心。但有些人是这种情况：他们允许别人帮他们收拾房间，但是他们一直走不出来。这就不是房间保留不保留的问题，哪怕不保留原状，让他们搬到一个新的地方重新开始生活，他们也不一定能跨过内心的坎。因此，还是要回到一个人的内心。

跨过内心的坎是一个渐进的过程，没有一个确定的时间说一个人可以完全跨过去，只能逐步体验，慢慢走出来。有些人可能走得快一点儿，过一阵子再回过头来处理也有可能。因为有些情绪很快就带过了，没有办法做细致的处理，生活还要继续，过一阵子有了余力了，情绪就慢慢涌上来了。这是我对这一类问题的一些经验和感受，我们很难找到一些标志性的东西，比如具体的时间、具体的方法，我们周围的人在忐忑不安中努力，陪着他们朝前走。

有些人在经历了亲人去世的几天、几周、几个月后，晚上会经常做梦，梦见去世的亲人，心里非常难受，从梦中哭醒。但让他们困惑的是，等自己完全清醒过来，或起床、洗完脸、刷完牙后，就找不到哭醒时非常难受的感觉了。这是因为我们白天清醒的时候会自我保护，痛苦的情绪无法在意识层面被感知。睡眠时自我保护能力下降，防御也下降，非常强烈的情感会在睡梦中冒出来，人在睡眠中体验到，被触动，然后惊醒。我感觉这样的案例处在两者之间，想面对非常痛苦的情绪，但在清醒状态中没有做好准备，所以这方面的梦就会特别多。如果我们有亲朋好友处在这个阶段，我们要理解他们正在做艰难的努力，他们想要好好体验、面对、哀悼自己亲人的去世。我们需要看到他们的这种努力，需要回应他们，支持他们以适合自己的方式体验情绪。

有关亲人去世，过度内疚与自责也是一种很常见的反应。很多人会说：道理我也知道，但是我摆脱不了，我总是会责怪自己。他们除了懊恼，就是责怪自己：如果我让他别去那里就好了，可能他也不至于……碰到太糟糕的结局，实在不能接受，我们希望重新来过，想逆转坏结局，现实中不可能，我们就会怪自己，觉得自己有责任。除了责怪自己，有时我们的想法、三观也会改变，因为改变不了现实中糟糕的结果，我们内疚、自责、承受不了，内心很受折磨，所以非常希望有人能承担责任，而现实中也确实应该有人承担一部分责任。这么大的事情，需要承担的方面太多了，我们实在是承受不了。

我提到过度内疚与自责的现象，是想特别说明一点：我们千万不要简单地劝他人说"这不是你的错""这个不能怪你"，不用拿这样的话劝他们，他们自己都明白。他们不是没有现实判断能力，只是需要别人理解和看到他们这么懊悔、这么努力想扭转结局。处理完情绪，他们自己会知道这个道理。所以我们应该回应他们的内疚与自责，对他们说："看起来你好像很责怪自己，你是不是很内疚、很自责？"我们一定要用言语命名他们这种强烈的、极端的情绪并反馈出来，让他们的情绪有充分的表达。如果他们感到被允许说出这些极端的情绪，非理性的想法也能够被理解和接受，不会被人误解，也不会被人责怪，这时候他们的许多想法可能会更接近现实。所以我想，所谓的认知不恰当，不需要我们去刻意纠正，他们自己能够看到这部分。

因为疫情的原因，我们大部分时间都待在家里，活动的范围很小，如果遭遇了亲人的丧失，会有很多负面情绪，我们也许会用乱吃东西、借酒消愁、抽烟等方式发泄。针对这种情况，我们要特别注意，不要沉迷借酒消愁，喝太多酒伤身体。有时候，一些方式也让人有得有失，比如在短时间里用一些破坏性方式 —— 乱发脾气、骂人，这样的方式是挺能缓解压力、去除痛苦的，起作用快，但是在其他方面要付出一定的代价。所以我们面对这样的情况，要建议当事人平衡好。如果有人用比较影响自己健康的方式，比如长时间大量饮酒，一定要及时加以关注和干预。当然不是简单地去拦他们，而是和他们一起，支持、支撑他们寻找更有建设性的方式。这件事情说起来容易，做起来难，因为建设性的方式往往起效比较慢，让人很难坚持，但这不表示我们可以不努力。

在新冠疫情导致的丧失中，最困难的就是面对自己的亲人得了新冠肺炎，刚开始阶段因为医疗资源紧张，亲人没有办法住进医院，得不到及时的治疗，最后亲人在自己面前去世，这是一种非常残忍、痛苦的体验。因为目睹了过程，而不是突然知道消息，所以与没有看到去世的过程不同。三天、五天、一周下来，亲人在自己面前去世了，那时候的愤怒、内疚、自责非常影响一个个体。面对这样的情形，我们需要更多的社会资源去充分地支持他们。碰到这样的个案，我们要有思想准备，我们会花更长的时间，用更多的力量支持他们，甚至在短时间里，他们会拒绝我们向他们提供帮助。因为他们的感受非常真实：我最需要支持的时候，怎么没有人帮助？况且不是一天没有帮助，两天没有帮助，三五天了一直没有人管。对他们来说，接受帮助就意味着遭受打击、再次失望，可能他们对人的基本信任感都受到了冲击。当我们一次两次想去帮他们，他们不断拒绝的时候，我们就能知道他们曾经有多么绝望 —— 不论我们做什么努力，他们都在拒绝，会让我们体验到无限的绝望，而这跟他们曾经的感受是一样的。

这个话题非常沉重，我一直在想，要用不那么沉重的方式做点儿努力，但我觉得还是比较困难。

························· **答疑解惑** ·························

问： 6 年前我的一个朋友跳楼自杀了，我会梦到这个朋友。我在梦里知道他已经死了，会抱着他哭，心里有很强的内疚感，这样的梦境怎么解读？

答： 我的一个直觉是，朋友跳楼自杀，在梦中抱着他哭，这个情感不一定指向跳楼自杀的朋友，可能是你把自己早期生命经历中比较重要的一种情感的丧失置换到了跳楼自杀的朋友身上。因为问题中并没有说你们关系特别亲密，也没有更多的信息说朋友跳楼自杀对你造成了冲击，只是说会梦到朋友，梦里会有怎样的情感。所以我感觉你是借助梦中的感受，试图靠近自己以前没有处理的一种丧失的痛苦情绪。

意识层面中知道这一点，只是提供给我们一个线索，真正到底是什么，还需要你结合自己的生活情景、直觉，做一些探索和了解。这要看是否有兴趣了，如果有兴趣，可以做这样的努力。也可能是正好想到了，感受一下，但是对自己的生活不会造成太大影响，也不会多想这个问题，这也是可以的。只不过既然说到了这个话题，肯定对自己有一定的意义。

对于处理的实际问题，若是走不进本质，本质即真正的情感所代表的内容，说明时机还没到，需要人们在生活中再多经历一些，之后再去回顾，这样才能更好地处理。我们在疫情中做心理援助、心理危机干预，其实大部分难以承受的情绪都是很难处理的。过得来的人，一周、两周、一个月就过来了；过不来的人，可能是问题还没有呈现出来，或问题还没有引起重视。有些问题也不是我们援助、干预一两次就能解决的。一小部分人可能有特别困难的情景，需要比较长的时间，我们要有打持久战的思想准备。

问： 从哪些方面可以评估一个个体是否有足够的应对能力？

答：年龄很重要，孩子是易感人群，容易出现心理问题，性格还没成熟，承受能力不强，老年人也是易感人群。我们也可以凭直觉，看一个人对自己的情绪、对别人、对周围事物的感受。如果一个人既能体验极端的情绪，又能在一定程度上回到现实，比如一个人的亲人去世了，这对他来说是非常大的打击，他非常痛苦，但是到了该吃饭的时间，哪怕吃不下去，他也能勉强自己吃一点儿，该做的事情也能勉强完成一点儿，这种表现表明他有一定的自我功能，能够承受一些非常痛苦的情绪，能够感受、表达，也能够在短时间里回到原来的节奏。我们还可以通过一个人周围的亲朋好友，了解他既往碰到危机事件、应急事件或者创伤事件的反应如何，要多少时间恢复。一般来说，长时间恢复不了，受到的影响比较大，表明他应对能力不是很强，需要更多的帮助。或者直接点儿说，如果一个人曾经有过抑郁症、PTSD，或有焦虑症等一些常见的心理问题，可能他的应对能力不是很强。总之，我们一般会根据年龄看是否为易感群体，然后看他现实的自我功能，看他怎么认识自己、感知自己，怎么跟别人互动、跟周围相处，然后再看他的既往历史。

但是我想说，一个人的应对能力强，不见得一定都是好事。有时我们会很心疼那些太强大、太坚强的人，他们能很快处理好痛苦，还要帮助别人做很多事情，承受了很多辛苦。所以有时承受不了、崩溃了，能够呈现自己弱的一面，我认为也不错，能够示弱其实也是某种强大的表现。能够示弱、能够寻求帮助，也得到了别人的帮助，一点一点走出来，周围的人会感觉更踏实，因为他已经沉到底了，最痛苦的也体验了。我们怕就怕在有些人好像应对能力很强，但是我们不知道他是真的非常强，还是在硬撑。我们很难用一个指标去衡量与评估，所以我们基本上介于两者之间：特别弱的话，我们愿意帮助他、支持他；特别强的话，我们就不要把他朝高的地方推了，不要跟他说"你就是很坚强、很勇敢"，我们不要因为一个人应对能力强就不帮助他，相反，我们依然要给予他关心。

问：心理援助和心理危机干预有哪些区别和联系？

答：我不会去做概念的区别。心理援助和心理危机干预，我把它们等同看待，就是对于经历或目睹一个突发事件的个体或群体，在短时间里我们提供广义的帮助，支持他或他们尽可能更好地度过这段困难的时期。还有一个词语叫心理急救，我也同样看待。真正要区分，我比较喜欢针对具体的个案。每个个案都各不相同，哪怕是同一个心理危机状况，我和你的理解和应对也完全不一样。学术中会用不同的角度进行叙述，我一般不进行这方面的区别。

问：有没有对处理父母失去子女、子女失去父母的丧失的一些具体指导？

答：怎么告诉孩子他们的父母去世了？怎么告诉老年人他们的子女去世了？我认为原则上是一样的，但是我们要有一个思想准备，对于失独家庭，即失去独生子女的家庭，他们会受到非常大的冲击和打击，非常痛苦。国内外有过研究，对于失去子女的父母，他们情绪反应的严重程度及严重的比例明显高于失去父母的子女。给失去子女的父母做心理支持工作会更加困难。

帮助失去子女的父母时要注意两点：第一点是要慢，之前要做更多的铺垫，有更多的倾听，要帮助他们解决生活中的具体困难；第二点，我们要注意，自己作为专业人员给予帮助时，很容易带入，因为太同情、太想帮助他们而想成为他们的子女，我们会被激发起这样一种冲动，很想做这样的努力。一旦有这样的感受，就说明我们跟他们的共情非常深，当事人也会感觉到我们甚至很想成为他们的子女，想去抚慰他们、帮助他们从痛苦中走出来，他们也能从许多非言语中感受到我们的这种努力，但时间长了我们比较容易耗竭。所以这也符合一个总体原则：创伤越重、越深的个案，越是能触动我们，我们也更容易有替代性创伤，容易耗竭，这一点我们需要注意。

问：为什么体验不到强烈的情绪？解释指向无法忍受的自我保护机制，这种自我保护机制有证据证明吗？有没有可能这个人其实内心深处是冷漠的？

答：这个问题很有意思。前面说一个人内心太过痛苦，所以他出于自我保护表现出好像没有什么情感体验的样子。我这样解释的前提是他本身的情感体验是丰富的，甚至别人也认为他情感很丰富，很有同情心，但这个时候他体验不到。从概念上讲，这是情感隔离，是一种心理防御机制，以保护一个人不至于太过崩溃、太过痛苦。

当然，就像问题中提出来的，有些人确实很冷漠，举最极端的例子：反社会人格，这样的人会残害别人、侵犯别人的利益、犯罪，他们不会内疚、羞愧、痛苦，很冷酷、冷漠。我们看到过这样的人，但是我想说，这其实也是一种防御。大家想一想，为什么有人是反社会人格、冷酷无情，走上犯罪的道路？如果大家对这个群体有更多的关注，会发现，相当一部分人在早年成长经历中遭受过很多丧失和虐待，所以他们才会以从小的生存方式——很冷酷地对待别人——来掩饰自己内心的痛苦。也就是说，从小遭遇了广义的创伤、剥夺、虐待，没有得到很好的帮助，然后性格逐步扭曲，逐步变得反社会。他们从小就养成了用冷漠的方式掩盖自己痛苦的习惯，这样的方式也造成了性格中的问题，毫无疑问也会给别人带来痛苦。甚至可以这么说，他们通过对别人施虐、让别人尝试痛苦的方式，来修复自己的创伤，但是往往并没有修复，甚至还会恶性循环。他们感受不到内疚、罪恶感，反而会更加激烈地做这些事。

如果是在监狱司法系统里做心理矫治或专门做心理辅导工作的人，就会有经验：一些反社会的人触犯了法律，需要接受惩罚、改造，也需要接受心理矫治，心理矫治就是从另外一个方向去理解——哪怕一个罪大恶极的人也有非常痛苦的时光。只有将"外界的限制惩罚"和"走进他的内心"这两条路结合起来，才能更好地帮助一个人。说得通俗一点儿，如果想让一个人在刑满释放后不再走老路，能够真正回归社会，仅仅靠惩罚可能还不够，还是要回到人性本身的部分——理解他。

问： 弗洛伊德在《哀伤和抑郁》中所说的哀悼的过程和抑郁与克莱因所说的有没有关系？

答： 精神分析最早是对哀悼、抑郁提供解释与理解的，非常丰富。不管是弗洛伊德、克莱因，还是其他流派，有许多认识是一致的。虽然不同的流派用的概念稍微有些不同，但说的都是同一类事情。谈丧失、哀悼和抑郁，无非是希望恰当地哀悼，不会自我攻击变成抑郁。尽可能地创造一些条件和机会，让一个要崩溃、无助的人感到有一定的支持，获得一定的力量，可以有机会面对、处理自己的哀伤情绪。我们可以利用文化资源，比如像清明扫墓这种形式，也可以利用艺术、体育等方式。有很多种方式可以帮助我们更好地、恰当地进行哀悼，我们需要体验基本的、痛苦的情绪，充分地言说、表达出来，要被看到、被尊重，这样情绪才有可能化解。所谓化解，即不让难以忍受的情绪闷在心里，变成攻击，指向自己，或跟亲人有一个基本的界限，不过度认同痛苦的部分。这是我围绕主题，理解精神分析中弗洛伊德、克莱因都会说到的一部分，虽然克莱因所说的抑郁位置跟这个意义还稍微有点儿不同。

问： 有濒死症状，3岁的时候父亲去世，童年生活艰难，腹痛。有恐惧症，恐惧死亡有原因吗？

答： 恐惧症有三种类型：一是特定恐惧，怕一些动物或者自然情景；二是社交恐惧；三是场所恐惧。只恐惧死亡，我们还不能确定是恐惧症。问题中具体说到有濒死症状，我觉得更像是惊恐，濒死的症状比较常见，是急性焦虑惊恐发作的症状。是不是只有惊恐，我也很难说。但是说到他3岁丧父，突然失去亲人——依恋的人，他体验到的可能是分离创伤。急性焦虑、惊恐发作、濒死体验，它们的动力学背景往往是未处理好的分离焦虑。分离焦虑达到了创伤的程度，所以在生活中，面对独立，比如毕业，或者面临工作、成家这种需要独自担当的时候，或者说现实亲密关系破裂的时候，早年未曾处理好的分离创伤会冒出来。这个时候冒出来，接受不了，有时就会以症状的方式出现，比如濒死。这种情景很多。还可以结合具体的案例，做一些思考和探讨。

问： 遗忘不了失去的亲人，甚至怀疑人生，怎么办？

答： 前文也提到过，一直沉浸在思念亲人的痛苦中，三观都会改变，我想这是非常常见的。一般我们会看时间，还要看对现实的影响。经历了失去亲人的痛苦，会怀疑人生，因为觉得不应该发生的事情居然发生了，实在难以接受。怀疑人生也好，价值观、世界观短暂地发生改变也好，我认为都是正常的。情绪体验再极端也可以理解，想法再偏激也可以理解，但是希望可以在行动上做点儿努力。情绪不可能马上平静，想法也不可能一下子很正，我们能够做到的就是适应基本环境，一日三餐还是要吃，洗脸刷牙等卫生习惯也要坚持，在家里进行基本的活动或者出门走走也可以做。哪怕没有特别意义，也要做点儿什么。我们先从行动开始，逐步恢复自己的状态。说得极端一点儿，哪怕像行尸走肉，没有任何情感，也要做一些事，做起来比不动还是好一点儿。

问： 六七岁的孩子担心死亡，害怕死去，有的时候吓得睡不着，害怕睡着了就会死掉。孩子害怕死亡，家长该怎么疏导？

答： 就我的经验看，有两种原因。一种是生活中经历过重要亲人的去世，孩子受到了影响，因此会害怕，如果是这个原因，大人更容易理解，是事出有因，不是平白无故。另外一种情况是：大人无法理解——其他孩子好像不这样，他又没有经历过亲人去世，怎么怕得晚上不敢睡觉呢？尽管不理解，家人还是会特别担心。就我的经验看，这是因为家庭对孩子的保护比较多。孩子要承受该有的分离，这个分离是广义的分离，不是失去亲人，而是说他需要独立面对一些他原来不敢面对的情景，比如上幼儿园，没有父母的照顾和保护，跟其他小朋友玩儿，等等，要独自面对困难。他这方面的锻炼少一点儿，依赖多一点儿，这是造成孩子晚上特别害怕的原因。这是一个互动的过程，孩子害怕了，父母就会给他更多的照顾、保护，哄他，然后他习惯了，总要被更多地保护。

我认为应对的方式是：孩子晚上睡不着，父母再担心，也不能像原来那样花很多时间哄他。父母要相信孩子，他再担心，晚上也能够睡着，哪怕有的时候睡不着，也不会对他造成太大的影响。父母要相信孩子能够承受下来，结果也可能不像自己担心的那么糟糕。成年人要有一定的承受能力，跟孩子共同承担一定的风险，孩子才有可能忍受因为没有保护、得不到依赖、害怕一定的分离（广义上的分离）所带来的压力，这是我对这个问题的理解。

第三部分

独创个案概念化，打通治疗思路

临床经验丰富，并不一定是本事大、疗效好，而是吃的苦头多，最后还能够幸存下来，分享更多处理个案困难时刻的经验。

精神分析个案概念化

初衷

无论哪个流派，都希望该流派的理论和技术对每个个案都有一个理解的角度。我最早参加中德班时，感到精神分析理论很多，到底该从哪个角度看？到底有没有一个结构框架？每次培训我们都要交作业，不管是自己报个案，还是最后的毕业个案，都要有一个套路，所以听到作业我们非常发怵。不仅要在理论中理解个案丰富的层次，更重要的是要寻找、思考有没有什么框架可以将早年创伤与防御技术等串联起来。如果有，将这些串起来对我们实践和处理咨访关系有什么帮助？

那时候，我基本上处于云里雾里的状态。有时候个案设置一周一次，持续半年或一年多。最后报出个案，感觉内容很多，但不太容易串起来。回顾自己当时报的个案，我发现很片面、片断，也比较散，没有聚焦核心问题。当时因为要完成培训任务，所以没有很好地思考怎么完成精神分析角度的概念化，尤其还要涉及理论、系统性、深度和实践经验。

对于初学者，如果有一个现成的理论框架可以参照，每个个案都按照这个套路做，最后就会很熟稔。系统的、理论的深度培训再加上重要的临床经验，会让初学者发展出像条件反射一样的反应。所谓条件反射，就是知道从某个角度看待一个人，并从这个角度尝试、探索。对个案进行概念化的能力是一重要方面，临床经验是另一重要方面，两方面结合，遇到个案后，将会有的放矢。

有两本书，我想大家都很熟悉，其中一本是南希·麦克威廉斯的《精神分析案例解析》。南希在精神分析学界很有影响力，这本书非常有个人风格，内容相对偏深，她没有按照学院派的系统来写。这本书是南希个人经验的分析，不尽是学院派。所以看南希的书，对精神分析的理论水平和临床感受有一定的要求。

另一本是卡巴尼斯的《心理动力学个案概念化》，这本书简洁明了，如果有心理咨询的各种基本训练及理论知识，也在参与实践，并希望从精神分析的角度处理案例，这本书系统完整，很合适。如果对精神分析教学感兴趣，这本书也很合适。

不管是经典精神分析、客体关系理论，还是自体心理学，同样的主题，不同的人讲出来就会不一样，难免带有个人特点。原来我比较倾向面面俱到，但这不可能，人都会有局限，或者只有一部分来访者适合我们的风格，总有些人和我们不匹配，我认为这和水平高低无关。

基础背景

心理发展阶段及其核心冲突

精神分析关注早年模式在成年中的翻版。换句话说我们面对一个人，要快速看到他的心理成长，或看到他哪个阶段的痕迹比较明显，哪个心理阶段的冲突没有被很好地解决，以至于不断在成年生活中重复。

每个人的心理成长都有各自的主题和冲突。这些主题和冲突比弗洛伊德的分析还要更细致。没有一个人能顺利、标准、完整地度过所有冲突，遗留一点儿这样那样的任务，人才会活得丰富多彩。做人不都是在补课吗？这就是前进动力的来源。当然，每个人的主题和冲突的程度有所不同。

基本信任和不信任

孩子没有现实检验能力，他们会把幻想当真，把故事和童话当真。更小的婴幼儿更没有这个能力，情绪调节能力差，任性，饿了就哭，不满足就闹，要即刻满足，没有能力抽象、概括、提炼自己和别人。

成年人中不也有这样的人吗！说暴怒就暴怒，说满足就要满足，自身界限极其模糊，容易纠缠，搞不清楚自己的基本特征，闪烁其词。如果碰到这样的个案：不清楚自己真正想要什么，自己是谁，自己是强是弱，是善良还是险恶，等等，咨询师会很苦恼。因为自己面对的是一个成年人，却要把对方当作婴幼儿，还要理解、明白他们，可又明显拖不动。面对这样的来访者，要通过咨询了解他们有什么基本需求，并去回应。换句话说，没有得到基本的满足，他们就没有办法完成基本信任，我认为这和一个人的受教育程度关系不大。

好几年前，上海电视台财经频道、东方卫视有个叫《波士堂》的栏目，专门访谈一些著名的成功企业家，谈谈他们是怎么成功的，当初是怎么把握机会的，等等。许多主持人都上过心理咨询师课程，会从心理背景入手了解嘉宾。除了问事业，通常还会问家里的情况，问有血有肉的生活。

有些企业家很坦率地说："我这个人和别人合作没有问题，谈判、竞争都没有问题，但是我不太习惯别人和我太亲密，走得太近。虽然知道他们对我有好感，肯定是想对我好，想靠近我。我理性层面上知道没有危险，但是情感上不习惯，就要退。别人一靠近我，我不习惯，就后退。"有的发现自己有这样的特点，甚至也会自我分析说："这和我从小的生活有关——爷爷边放牛边带我长大，父母出去打工，我自己自生自灭。"曾经经历过的艰难让他的抗压能力特别强，别人战胜不了的挑战，他都可以战胜。然而他不习惯情感中的亲密。因此，再高的职位或地位都无法弥补一个人内心的不安全感，哪怕他知道别人对他有好感，不会图谋他的钱财、不会害他。这就是基本信任的问题。

自主与羞耻、怀疑

这有点儿像肛欲期，或者是完成独立的依赖时期，一岁、两岁或三岁的孩子既想独立自主，又感到羞耻怀疑，"不确定"是他们的心理特征。

自己是好的，还是坏的？他们要完成这个成长主题，这也是他们的核心冲突。

自己应该独立，还是依赖？面对一个人，他们该亲近，还是回避？这时他们使用的是分裂的防御方式：非黑即白——满足我的都是好的，不满足我的都是坏的。

面对处于这一状态的个案，咨询进行到一定程度，来访者的内心被压抑、掩盖，一般会采用比较原始的、不成熟的防御机制——否认、解离、投射认同等。这时，咨询师会感到强烈的敌对、诋毁，既帮助不了来访者，对来访者的认同也很少。

俄狄浦斯情结

虽然每个人呈现的方式有所不同，但是恋父恋母情结是一种很正常的现象。它表现为男孩黏着妈妈，女孩黏着爸爸，孩子会排斥父母中同性的一方。

记得我儿子大概三四岁的时候，这种现象就非常突出，晚上吃完饭，洗漱好，还没有到睡觉的时间，他就在我和妻子房间的床上，我们一家三口看看书，看看电视，妻子给他讲讲故事，其乐融融。冷不丁地，他会打我一拳，或瞪我一眼。我一点儿都没有招惹他，他是很不自主地，意图很明显，希望我最好走远一点儿。到了该睡觉的时间，他要回自己的房间，因为这是我的地盘，他再不情愿，也不得不这样。

男孩一般依赖妈妈，母子分离很困难，如果没有父亲的恰当存在和介入，分离就更困难。父亲恰当存在和介入了，才会构成很好的母子关系，不会形成独占。这是一个哀伤的过程，孩子没有办法，只能学会妥协。

孩子长大了，到外面的世界闯荡，谁都不会让他。有时候，不得不分享某些东西，分享意味着妥协，这个能力要从小练就。我碰到过几个男孩，和母亲睡到二十几岁，基本上丧失了和其他女人睡觉的能力。我们会好奇：父亲去哪儿了？怎么父亲这么早就让出了自己的地盘？现实生活中有各种各样的理由：父亲工作忙，孩子不和母亲睡就睡不好，孩子发热、蹬被子……

三四岁的孩子对性攻击依赖特别敏感，有一定的整合能力，有与他人建立感知的能力，有感知他人关系复杂性的能力。孩子在这个年龄阶段一定要承受一个现实：父母之间的一些关系他永远介入不了，他被排斥，比如父母之间的性关系。

延伸说一下，孩子要接受挫折教育，其实不用刻意，人活着总有挫折，到一个阶段，总要面对一些问题，总要感知一些问题，也总要察觉自己的情感能力，包括自己的责任感。

有一定个案经验的咨询师会发现，有这个时间段冲突的来访者有一定的领悟力和接受能力，还有自我思索、自我分析能力。咨询师没有给他们解决方案，他们也可以接受，而且在咨询过程中，可以承受某种不确定。对这样的来访者，从精神分析的角度去理解，会很容易进入状态。

心理防御机制

心理防御机制和心理冲突是匹配的，如果一个人的心理冲突没有得到很好的处理，肯定需要防御。甚至可以这么说：一个人使用的防御方式构成了他的个人风格和特征。

不同成熟水平的防御机制会导致不一样的心理问题，在咨访关系中呈现出来的咨询难度也不同。异常心理往往是人格层面的。如果是原始、初级的防御方式，就需要很长时间才能有所松动和改变，咨询过程也特别艰难；如果是偏成熟或者中间型的防御方式（咨询师很喜欢这些类型的来访者），咨询过程就相对轻松。

反社会人格的人的明显特征是对全能控制感的依赖，对环境的过度掌控。

边缘型人格的人往往用分裂、投射认同的方式，说翻脸就翻脸，情绪一直不稳定，刚才还很善解人意，突然不知道被什么触动，就把别人看成坏人。边缘型人格的人也用投射认同的方式和他人建立关系。创伤之后，边缘型人格的人经常用解离的防御方式，就像丢了魂，解离到一个不完整的心理状态中。

如果一个人用理想化、贬低的防御方式，很明显有自恋倾向。自恋是个永恒的话题，判断一个人是否自恋很容易，一接触就能发现。他们并非故意为之，但散发出来的气场就是让人感到独特、与众不同。作为咨询师，如果不努力一点儿，在他们面前基本上就什么都不是了，我们给他们做咨询，却感觉他们在给我们做督导。这样的案例是提高能力的好机会，能拓展咨询师的职业视野。

有分离倾向的人总是退缩到幻想上，沉浸在幻想、白日梦中，脱离现实。

偏执的人的特质是经常反向形成、投射。

退行、转换、躯体化是心身易感性和癔症倾向，这样的个案往往通过身体不舒服来表现。

内射，指把外在的东西揽到自己身上，比如该别人承担的责任，却揽到自己身上。这也是界限的问题，中国的亲子关系也有这个特点，承担不该承担的责任。

恐惧症患者会使用置换、象征化的防御方式。

强迫倾向的人的特点是情感隔离、合理化、道德化、理智，很明显的一点是基本不带情感色彩。

否认经常和无所不能在一起。躁狂个案很兴奋，自我感觉良好，自我评价很夸大，情绪高涨，但是在现实中，我们会发现他们的生活并没有他们想的那么开心，但他们会完全否认很糟糕的情况。通俗地讲，用表面的夸张支撑内心的空虚。患有躁郁症或者躁狂抑郁的人，尽管看起来很兴奋，自我感觉良好，但只要交流几分钟，我们还是可以感受到他们内心的悲哀。很多人都是这样，表面欢乐，内心流泪。可以从这一点理解一个人的心理防御。

我认为，心理成长和防御方式的关系还是很好理解的，总结为一句话就是：心理成长得越成熟，防御方式就越成熟；心理年龄越小，防御方式就越初级。

理清个案的主线

从精神分析的角度解构个案，最基本的是弄清心理成长阶段的核心冲突是什么，以及采用什么心理防御，这就需要一条主线。

利用平行关系

平行关系非常重要，包括：早年的关系模式，现实的关系模式和咨访现场的关系模式。

一个人早年的关系是过去式，咨询开始阶段，咨询师不可能直接问来访者早年的经历。即便来访者自己会分析过去，但他们未必有所领悟。"哦，我有恋父情结。""我有恋母情结。"这样的分析作用不大。

来访者往往是现在遇到了困难，比如夫妻之间的亲密关系，与孩子、朋友、同事，或者与领导之间的关系出了问题，并且这些困难或问题到了一定程度，才来寻求帮助。因此，他们最关注现在。

我们会从来访者的现实亲密关系中找到一些特征和模式，然后寻找理解"他怎么和别人弄成这个样子"的线索。找到来源还不够，还要将分析、关系模式或特征与咨访关系的互动作比对，看咨访关系的互动有没有展现发现的内容。

三条平行关系的共同点可以帮助来访者更好地理解自己，也使咨询师更好地理解来访者。需要强调的是：最后一定要落实到咨访关系上。

利用反移情和投射认同

反移情和投射认同是利器。对反移情的自我察觉、对投射模式的识别特别重要。捕捉所有被触动的情感，与来访者共同探讨，向深处挖掘，才有可能形成个案的概念化。

理解投射认同，就要先理解投射。投射是"以己之心度他人之腹"。投射认同有一个互动的过程：投射出去后还要对这部分保持关注和控制。一个人的一段体验不存在于自己内部，而存在于别人身上——我们的内心或潜意识里不能接受的部分出现在他人身上。比如：老师的孩子不学习，医生的孩子常生病。投射认同是用控制的方式诱导别人，来访者深度诱导咨询师，让咨询师身不由己地扮演他们早年的某个角色。

有些人很依赖。分离一个体化中某些阶段没有处理好，会导致一个人形成过度依赖的人格特质。和依赖的人相处起来有这样的感觉：刚开始觉得他们"弱弱的"，自己很同情他们，也很想帮助他们，而且帮助他们自己也有成就感。但后来的许多事情他们都要我们帮，他们就像永远吃不饱的婴儿，我们拖不动，还要承担所有责任。

有些人是自恋型的，他们的投射认同模式的关系立场是控制。他们给咨询师的感觉是：没有他们的正确引领，咨询肯定要失败。面对这样的来访者，要由他们掌控谈话的主题和方式，咨询师最好顺着他们，只能运用共情，说得消极点儿，就是忍。

性欲投射认同模式的关系立场是性爱，有这一模式的人只有在性中才会对他人有兴趣。只有通过这样的方式，他们才能体验存在的价值，如果不靠性爱建立关系，他们潜意识里就认为没有人理会自己。这样的人格形成和早年的经历有关。一些边缘型人格的人和抑郁症个案也会有这种情况。

迎合投射认同模式的关系立场是自我牺牲。有这一模式的人认为只有通过自我牺牲才能获得别人的认同，并让别人感觉他们欠自己的。迎合投射认同模式的人会诱导他人感谢、赞赏他们，否则他们会非常愤怒。

咨询师示范

咨询师的示范指咨询师要做到自己希望来访者某一点有所改变后的样子。比如让来访者气量大一点儿，否则人际关系处理不好，来访者就会观察咨询师的气量大不大。

几次咨询后，来访者质疑咨询效果，对咨询师说："我被拉着做长程咨询，你是不是在骗钱？"咨询师听了会很恼火，但要装作不恼火的样子。专业中有一种说法：咨询师要做转介，对来访者负责。如果来访者发现咨询师气量也不大，自己不过对咨询效果提出点儿质疑，挑战了一下权威，就被一脚踢开，他会觉得咨询师也不过如此。

身教重于言教，现代精神分析特别强调这一点。弗洛伊德那个年代的经典精神分析对这点不太重视，弗洛伊德强调的是屏幕，空白的屏幕拿来投射，显得非常节制，这对一部分神经症水平功能的来访者行得通，因为这样更容易激发他们进入潜意识的状态，但对人格层面的来访者行不通。换句话说，来访者对咨询师很崇拜，咨询师有没有包办？来访者很质疑咨询师，咨询师有没有以怨报怨？人格层面上很多个案更重视这一点，他们需要的不仅仅是一个很有深度的解释。因此这个示范问题，可能更突出。

咨询的互动

诠释

对待一个问题，不能仅靠语言去表述该怎么办，也不能仅靠非语言的表达。我们有目标，我们希望有可以触动来访者的深度解释，让来访者有所领悟。为了达到这一目标，言教和身教都是需要的——言教与身教并用。

包容

包容指恰当的回应，不是简单的忍受。情绪可以被理解、被包容，但做法不同。一个人说我想要杀人，情绪可以被理解，行为不行。接纳情绪不等于鼓励行为。同时，如果把一个人的情绪顶回去，有时候会引发更为激烈的行为。

行为有现实的界限，情感可以被共情地理解。这在自然关系中，特别在现代精神分析和处理个案中非常重要。

抱持

不要做太理想化的咨询师。咨询师总想"我行"，要帮助来访者应对问题，要有思路。来访者会认为咨询师很厉害，然而存在的问题并没有什么改善。一个咨询阶段下来，无论有多么深刻的理解，多么深度的分析，情况还是不好。有时候咨询师很沮丧，会苦恼这该怎么办。来访者可以感受到咨询师的情绪，咨询师沮丧了，来访者下次来的时候就会好一些。日子是来访者的日子，有时候咨询师也搞不定。但咨询师的努力和真实是来访者能感受到的。

任何流派对咨访关系都很重视，在来访者眼里，咨询师来自哪个流派并不重要，重要的是真实的人际互动。

基本框架和技术原则

精神分析给人的感觉有时候很奇妙，有时候又比较散，好像比较自由，就像开无轨电车，跟着来访者不断探索潜意识，又好像踩西瓜皮，滑到哪里算哪里。如果我们把它当作一种技术，作为专业能力去运用，并希望帮助来访者，那有没有一个框架或者一个套路呢？

所谓框架或者套路，就是心理咨询师在倾听过程中，在整个治疗过程中，怎么解构、建构来访者的心理问题，怎么在咨访关系中体现精神分析的技术，怎么和来访者在咨访关系中逐步朝前走，探索并解决实际问题。我希望能从一些独特的角度看精神分析是怎么理解一个人的内心世界的，以及怎么实践、推动咨访关系和实施各种技术的，特别是在不同的阶段怎么运用。

没有对框架的基本熟悉，我们就很难建构个案概念化，心理咨询师看上去只是坐在那里倾听，其实脑子里在不断形成一些框架，即构筑概念化。我们在想不同类别的心理障碍的表现特征是什么；从精神分析的角度了解一个人的心理成长、心理发展阶段，他要完成哪些主题并会经历哪些阶段，各自的特征是什么；核心冲突该怎么分类；哪些冲突属于核心冲突；我口渴了，想到底该喝几口水算内心冲突吗；一个人的自我结构是怎么建立起来的，是不是有缺陷？……

从精神分析的角度建构个案或进行个案概念化的时候，非常重要的、经常使用的就是有关心理防御机制的一些理论，或者是一些类别。在实践中，平行关系是最实用的技术。在框架中，非常重要的是：针对具体个案的不同阶段，技术该如何把握，如何做到有深度的解释和稳定化。

了解病理心理学的各种特征和具体表现

建立个案概念化的基础是对于一些知识的了解，要了解病理心理学的各种特征和具体表现。病理心理学的内容非常丰富，我们对总体框架应该有数。特别是没有很多个案经验的咨询师，对一些常见的病理心理更应有一个基本的了解。比如精神病水平中有哪些类别特征？妄想是怎样表现的？也要知道一些思维形式、怪异的行为、情感的不协调等都是一些精神病特有的表现。

要了解进食障碍、睡眠障碍、性功能障碍。这些很重要，也很难治，特别是进食障碍里面的厌食症、贪食症。精神分析会从一些独特的视角理解睡眠障碍中的失眠症、心理原因导致的性功能障碍，但这里要强调的是，这些表现一旦显现出来，我们脑子里应该有一个概念：这位来访者说自己有这方面的苦恼，那他的苦恼是不是符合某一个类别的病理心理学表现。

要了解心境障碍。心境障碍在心理实践中很常见，比如躁狂抑郁症，其表现为双向障碍、情绪特别高，此外还有哪些伴随的表现，特征又是什么？如果是抑郁症，有哪些特征性的表现？

要了解相关的应激障碍，特别是创伤后应激障碍。精神分析对创伤有细致的分类，比如创伤有重复体验创伤、闪回、回避、高度警觉状态等，这些知识都是需要咨询师掌握的。

要了解各种类别的人格障碍。我想做精神分析的人很容易理解这一点，有各种类别的精神疾病，如果我们不看一个人的人格基础，就很难透彻理解。

要了解各种神经症，比如恐惧症、焦虑症、强迫症、神经衰弱、躯体形式障碍及它们各自的特定表现。

要了解儿童、青少年的心理障碍。比如分离焦虑症、多动症、孤独症、品行障碍。

了解来访者的心理发展水平

要建构个案概念化，就要理解个案的框架，知道个案的心理发展水平停留在哪个阶段，或者心理发展过程中哪个阶段没有过渡好。以精神分析的视角理解从小到大经历的每个阶段都有哪些重要特征，需要完成怎样的心理成长的重要主题。

我们简要回顾一下，0～6个月为自闭到共生的阶段，这是非常早的一个成长阶段，其特征是没有自我界限，需要建立基本安全感。0～6个月的婴儿没有办法自我照料，也没有办法区分自己跟外在世界。他们基本上都要靠照料者与他们感同身受，理解他们大概需要什么并及时回应，他们跟照料者是共生的状态，没有边界。这对于这个阶段的婴儿来说很正常，但如果一个成年人有这样的特点，所有需求都要别人去猜、去满足，不满足就会非常难受，他就停留在像婴儿一样的心理发展水平，需要我们应对和理解。我们看到一些心理问题，比如自闭症、特别严重的人格障碍，其患者虽然生理年龄是10多岁、20多岁、30多岁或40多岁，但是心理很幼稚，跟周围世界是共生的状态，没有界限，区分不了现实，心理程度比较原始。

6～24个月这一心理发展阶段为分离—个体化阶段。在此阶段，一个人要跟依赖的客体有一定的分离，形成独立的个体，心理成长任务是完成独立和依赖的平衡。这一阶段会涉及一个人得不到共情的回应，不被看到等问题。在这个阶段有很多全能感的问题，比如孩子在这个阶段既想独立又很依赖，他们没有很明显的现实判断能力，会感觉自己无所不能。谈论孩子肯定不仅仅是为了分析如何观察孩子，我们更多的是为了理解成年人的问题，比如我们发现很多自恋型人格的人是在这个阶段出了问题，时间最早可以追溯到他们在分离—个体化的实践期。

这一阶段的孩子非常希望被欣赏、被看到，得不到鼓励、肯定和支持会成为自恋型人格形成的基础。一些比较严重的人格问题，比如边缘型人格障碍，最早也可追溯到这一阶段。其他严重的心理问题都可以从这个年龄阶段找到一些理解的线索。进食障碍中的厌食症、贪食症，依赖型的人格障碍、成瘾行为，一部分抑郁症、躁狂症、自虐人格、自我挫败人格，都可以在这一阶段的心理成长过程中找到相应的特征，建立一些相应的联系。这对我们有非常大的帮助，因为如果我们知道正面对的这个 10 多岁或 20 多岁的人，他的心理年龄处在 6～24 个月这个阶段，那我们就知道该如何回应他 —— 就像父母回应两岁以内的孩子。

3～6 岁是俄狄浦斯冲突期，或者说是恋父恋母的阶段。俄狄浦斯冲突最核心的部分，以及心理成长的主题就是体验恰当的竞争、进行一定的分享、表达自己的欲望、会感受羞耻、能够做恰当的妥协等。我们看到，一部分抑郁症患者、很多神经症患者、一些适应障碍患者，以及我们普通人处在这一冲突阶段时，都没有很好地处理这些问题。因此我们了解一个成年人的心理发展阶段，对于指导自己实践、把握好咨访关系、恰当回应来访者非常重要。

一个研二的女孩，二十三四岁的年纪。某个阶段，舍友发现她几天不起床，也不起来活动。刚开始两三天，舍友没注意，后来就关心地问她："你怎么不起床，天天睡在床上，到底出了什么问题？是不是身体非常难受？"这个女孩支支吾吾也没说啥，那既然不太愿意说，别人也不太好多问。又过了两三天，大家发现这个女孩仍然天天躺在床上，也不到课题组活动，也不去图书馆，也不出去玩儿。于是舍友们开始盯着她问："你到底出了什么状况？"反复追问下，她总算说了。她说："哎呀！感到活着没啥意思，还不如死了好。"舍友一听不得了，她是不是有自杀倾向？然后马上汇报老师和辅导员。老师一听非常紧张，马上汇报到学院。学院启动了心理危机干预应急预案，派了心理中心的老师、辅导员、学院的书记，还有一些班干部，这些人组成一个团队天天轮流陪着她，怕她出意外，同时也做她的思想工作。

他们问她："你为什么感到活着没意思，到底碰到什么情况了？"问下来好像没有什么特别情况，就是她感到研一很快过去了，到底做什么课题也不知道，感觉研二来不及了。她比较习惯小学、初中、高中、大学这种每天给她定好学习任务的模式，她能够跟着学，成绩也不错。到了研究生，要自己把握时间，她就不太适应。老师一听就这个问题，于是劝她："你基础这么好，现在研二才过了一两个月，你抓紧一点儿还是来得及的。实在没把握你就主动去找导师，让导师给你指定一个课题，抓紧一点儿做肯定来得及。"但是再怎么劝，她也总是没把握，心不定，提不起精神，没信心，很消极。最后汇报到校长那里，校长马上找她的导师，说："你招了一个什么样的学生？怎么要死要活的？情绪怎么还没稳定？你赶快出面。"于是导师也着急了，就找她谈话，当然还是先鼓励她，希望她能够跟得上。导师甚至已经明确表示，按照师姐师兄的研究方案，继续收集一些案例，抓紧时间写论文还是能够毕业的，但她还是没信心。

面对这样的个案怎么把握？帮她，不太妥当；不帮她，出了意外担待不起，也不妥当。好像怎么做都是错，非常为难。这个度怎么把握？总没有正确的方法。其实孩子在成长过程中也会有这个特点，就是父母怎么做，他们都不好，父母非常为难。比如在16～24个月这一阶段，孩子很想自己独立，不想让人帮忙，但是自己又做不好，所以经常恼怒、乱发脾气。比如早上起来穿袜子，想自己穿，但穿不好，乱哭乱闹乱发脾气，母亲帮他穿好，他也不高兴，他要拉掉自己穿。帮他穿不对，不帮他穿也不对，怎么做都是错。最后的办法就是母亲帮他穿好袜子，但要让他感到是他自己穿好的，可这是不可能的。

这个研二的女孩也是这个特点，她最希望别人帮她把论文写好，还让她感觉是自己写好的，这也是不可能的，所以怎么做都是错。因此如果我们知道人类心理发展阶段的冲突和特征，我们就可以知道，来访者大概处在什么年龄阶段、有什么样的冲突，这就能帮助我们应对。

判断来访者的核心冲突

建构个案概念化，要判断来访者的核心冲突是什么。核心冲突是一个人内在潜意识中截然对立的动机的撞击。比如这个研二的女孩，她的核心冲突是选择独立还是依赖。除了独立和依赖之间的冲突，还有需要照顾还是自给自足之间的冲突，是服从他人还是自我控制之间的冲突，内疚感（是我想干吗就干吗，还是符合社会的标准、以集体的利益为重？这两者之间的冲突会导致内疚感）的冲突和俄狄浦斯冲突。另外还有一些现代的标准，比如自我价值和客体价值、身份统一性不和谐该怎么做。既然给这些冲突分了类，就要明白各种类别的核心冲突的明显特征是什么。这样才能在接触、了解个案的过程中，根据现实呈现出来的各种状态，判断来访者的核心冲突是什么。

是否有独立和依赖的冲突？

许多人处在独立和依赖的冲突中，那么独立和依赖的冲突有哪些特征呢？比如我们生活中比较常见的被动模式：跟一个人接触后，会感觉他年龄虽然很大了，但内心还不想长大，始终让自己处在一种儿童的状态，跟原生家庭的联系也很密切、频繁；他自愿处在一个不成熟的位置，避免导致独立的变化。跟这样的个案接触，我们需要敏感，会被激发出这样的反移情：非常为他担心，很想为他负责，同时也怕他太黏着我们，全让我们负责，有的时候被黏着会有窒息的感觉。

当然，独立和依赖的冲突也有主动的，有些人其实内心非常依赖，但是外在表现出来的是过分独立，甚至还压抑自己依赖、亲近的需要。其实我们每个人都有一定的依赖需要，需要有个人亲近，但是有些人非常压抑自己的依赖、亲近需要。有些人会过早离家，去读书、工作，离家越远越好，否认自己为人子女的角色，言谈中父母的重要性被贬低。这样的个案，他们的内心走向独立经常以牺牲伴侣为代价。与这类个案接触，很容易被激发出这样的反移情：身不由己地感受到不需要对他们负责，他们自己能够管好自己。我们也没有照顾他们、保护他们的欲望，甚至会担忧他们有依赖的愿望。

是否有需要照顾和自给自足的冲突？

"需要照顾和自给自足的冲突"听起来非常像"独立和依赖的冲突"，这两者有区别吗？我来描述一下：我如果依赖一个人，他总有一天会失望，分离是承受不了的痛苦，所以我避免跟人发生依赖关系。现实中不太亲近、依赖一个人，是因为害怕哪一天分离自己受不了，所以他对照顾和安全的强烈渴望使他跟客体融合，而不是依赖客体。这就是"需要照顾和自给自足的冲突"跟"独立和依赖的冲突"不同的地方，处在口欲期，像喷墨。

有"需要照顾和自给自足的冲突"的个体，他们的主导情感是哀伤和抑郁，当然这个哀伤和抑郁是受到了之前事件的触动。现实中，他们看上去好像跟好多人都有联系，其实是在防御内心的抑郁、空虚。他们表现出对家庭、伴侣的过度忠诚，总是过多付出，让别人感到情感被"敲诈"，当然这是一个形象的说法，有点儿相当于"我都是为了你好，你必须回报我"。这一核心冲突的个案也有主动模式，也就是过多自我牺牲，积极照顾父母，生活工作中无我利他，很难体验到自己内心的需要。

是否有俄狄浦斯冲突？

如何确定一个人的核心冲突是俄狄浦斯冲突呢？如果我们跟一个人接触，发现他在生活中所做的一切都是为了掩盖自己的吸引力或者攻击行为；没有想主动要什么；让自己在性、魅力方面显得很没有吸引力；希望自己对周围最好是无害的，像个孩子，或躲在幕后，自卑、屈从地放弃竞争；在意识交流层面及在情感中压抑自己的性欲；特别害羞；有时候会意外犯错误，退行表现出一些轻浮的行为，但只是一瞬间。有以上行为的人，他们的核心冲突可能就是俄狄浦斯冲突。他们内在最重要的一个成长主题、冲突是周围的男人或者女人是否被认可，我们会发现他们总是优先选择年长的伴侣。跟这类个案接触，我们会被激发出这样的反移情：好像没有特别的性别色彩，让人感到缺乏兴趣。

俄狄浦斯冲突也有主动模式，有些个案总是需要被关注，总是过度地想要成为关注的中心，所作所为经常让别人感到尴尬，他们甚至还有一些挑逗行为。这样的个案情绪多变、戏剧化，甚至色情化。我们会发现，他们非常强调争取成为异性父母的最爱，跟同胞会有很明显的、持续的竞争，生活中他们总会身不由己地成为第三者。其实我们每个普通人都带有这种特征，只不过是程度的问题。

判断来访者的自我结构

建构个案概念化，要看来访者有没有形成一定的自我结构。

是否有自我反省能力？

可以从这一方面判断来访者是否形成了一定的自我结构：观察来访者有没有自我反省能力。有些个案表现为非常武断、很难让人理解、不现实、不真实可信、经常自相矛盾、不坦诚。

情感分化能力的表现如何？

观察来访者情感分化能力的表现。有些个案跟自己的感受没有内在的距离，行动和情感之间没有控制力，无法命名和表达情感，情绪非常强烈无序。一些创伤后应激障碍的个案是这样的。

如何感知客体?

观察来访者如何感知客体。有些个案很难区分自体和客体,认为周围的人都是他们理想化的人,很难跟自己的内在区分开。他们不理解别人的内在现实和外在现实,经常以偏概全;容易感到别人是攻击性的、威胁性的、迫害的、不公正的,所以经常处在准备跟周围的人战斗的状态;或者好像长了刺,特别好斗,总要捍卫自己,安全感特别差。

自体调节和客体关系调节如何?

观察来访者的自体调节和客体关系调节。看自体调节,就是看来访者对冲突的控制、情感的忍耐和自我价值感是怎样的。看客体关系调节,就是看来访者怎么维护人际关系,对于平衡力、今后做的事、说的话有没有预期的能力。换句话说,有些人说话做事不过脑子,后果是无法预期的,这就涉及对客体关系的调节能力,反映了一个人的自我结构。

情感交流和内化关系的能力如何?

观察来访者情感交流和内化关系的能力 —— 来访者有没有情感体验能力,有没有运用幻想的能力,有没有身体体验的能力。身体体验能力的叫法很抽象,它到底指什么呢?我们在实践中经常碰到一些过度整形的个案,其实大家都理解适度整形,毕竟变得漂亮是正常诉求。但是我们碰到的一些个案,所有人,包括整形科医生都感觉来访者没有必要整形,已经很好看了,但来访者感到太难看了,怎么看都不满意 —— 对自己身体的体验能力不足。这样的个案对自我的接纳非常差。

判断来访者的心理防御机制

建构个案概念化,要看来访者的心理防御机制。防御是为了隐藏情感或内心冲突,因为一旦体验那种情感就会非常痛苦。比如一个人从小在某个角度被伤害了,他以后只要涉及这个角度,就会再次体验被伤害的感觉。为了避免再次体验被伤害的感觉,所以他选择回避。

一个人什么时候需要防御？肯定是现实中碰到什么事、什么情形，被触动了。比如有些人早年跟照料者分离，经历过分离创伤，成人后会被什么触动呢？会被自己成为父母后，孩子要跟自己分开一段时间触动。

一个人有内心冲突，特别是刚才提到的核心冲突时，可能会动用自己各种各样的防御机制。不同的心理年龄阶段对应不同的心理成熟阶段，因此会动用不同成熟水平的防御机制。防御机制一定要分等级，这对指导我们实践非常有帮助。越是原始的防御机制，对应的心理发展水平越低，咨询、改变也越困难，需要的时间也非常长；越是神经症水平，或者接近成熟的防御机制，就越容易在半年或一年的短程心理咨询中改变。也就是说，越是原始等级的防御机制，越是婴幼儿才会用，越是偏成熟的防御机制，越是我们到了一定年龄后才有能力去用的。否认、分裂的防御机制是特别不成熟的防御机制；具体化、被动攻击、幻想是中间等级的防御机制；一些神经症水平的，比如情感隔离、反向形成、理智化、合理化是比较成熟的防御机制。

隐藏的情感触动情景和防御，这是防御的冲突三角。

一位 33 岁的男性特别苦恼跟女朋友的关系。他发现跟女朋友关系不好的原因在自己，因为自己太冷酷、冷漠，两周多没有主动打电话跟女朋友联系。他自己也会自我察觉、自我反省，说之所以最近两周多不想跟女朋友联系是因为他们的关系已经发展到要谈婚论嫁的阶段了，好像要谈谈这件事了，所以突然不联系了。他不仅仅跟这个女朋友这样，他以前谈过三四个女朋友，他都这样。一开始谈得挺好的，两人也般配，各方面发展得不错，谈到一定的时候要确定了，这时候会冒出一点儿小事来，让两个人的关系中断。他在工作中也是这样的，到一个单位工作了半年或一年，也做得挺不错的，但就是会冒出一点儿小事让他跳槽、换单位。所以他的一个特点是：当跟一个人走得很近，要确定更牢固的关系时，或者很确定要做一件事时，他就会莫名焦虑，然后主动离开。

主动离开是他的一种防御方式，触动的情形是跟一些人靠得太近。

那么他隐藏的情感是什么？他从小跟母亲的关系比较紧密，但他父母的关系特别不好，经常争吵，所以在他7岁的时候，他母亲离家出走，但两年后又回来了。他的反应方式很特别，才7岁，跟母亲关系又很紧密，母亲突然走了，他非常冷漠，好像什么都没有发生。两年后母亲突然回来，他也没有特别想哭，也是满不在乎。其实他在用表面的冷漠、满不在乎、无所谓防御内心特别渴望的亲密关系、依赖关系。

正因为想、渴望，母亲突然离开，自己太过痛苦，所以他最后表现出自己不要，根本无所谓。他肯定也很在乎跟女朋友的关系，但是到了关键的时候，要确定是否走入婚姻了，他就显得满不在乎，他的女朋友肯定很难接受他的这种态度。这种情况在咨访关系中也很常见，咨询师对他来说也是很重要的一个人，如果咨询师因为出差停了一次咨询，当再次恢复咨询时，他就想主动结束。

了解防御机制一定程度上是帮助我们建构个案的结构，猜测来访者从小的依恋模式、用什么方式防御痛苦、经历过什么样的心理冲突，而到底是不是这样呢，我们可以在咨访关系中再现、检验。

重视平行关系

建构个案概念化，要重视平行关系。平行关系能够帮助我们很好地把握咨访关系，理解来访者问题的前因后果。前面也提到过，平行关系有三条，第一条是早年关系模式；第二条是现实关系模式；第三条是咨访现场的关系模式。

一般我们总是先从现实关系模式开始了解。比如我们会问："你现在过得怎么样？"来访者会说现在跟谁有怎样的关系模式，当然这种关系模式是各种各样的。每个人从小成长的经历不一样，从现实入手更容易回忆。当我们初步了解了来访者在现实中跟恋人、配偶、父母的关系模式后，我们脑子里就会进一步想：他怎么会这样，怎么跟人建立的关系是这样的？于是我们会了解来访者的成长经历，了解他们从小跟父母的关系模式。我们会找共同点，即现实亲密关系的特征跟他们早年与父母的关系模式的特征是否有一致的地方。早年与现实关系模式都需要在咨访关系中重现，然后我们对照相似的部分。这么做的目的不仅仅是进行个案概念化，我们也希望呈现给来访者，让他们深度了解自我特征。

一个 17 岁的男生，读高二，由养父母陪着来咨询。咨询师想了解他、帮助他。他自己很抵触，说不想来，是养父母逼自己来的，不来没办法。咨询师就好奇，问他："人都来了，却总说自己不愿意来，还说没办法不来。你到底为什么来？"他说不来要被送去住院，当然这个是指精神专科医院，所以没办法才来接受心理咨询。他确实也是出了状况，学习成绩跟不上，违反学校纪律，整天沉迷网吧。学校老师在接触他的过程中发现他可能有一定的心理问题，所以建议父母带他接受心理咨询，这样的话还可以保留学籍、从轻处理。

当来访者总是拒绝咨询师，说咨询没用、没意思、浪费钱时，咨询师会很尴尬。有的时候我们可以从咨访关系和反移情中去共情地理解来访者。来访者拒绝咨询师，说咨询没用，咨询师有时候会非常恼火，心里会想：又不是我请你来的，是你自己过来的，如果不想来就回去好了，等以后更严重了还不是得来找我，看你自作自受去。咨询师要察觉自己的恼火，这么强烈的反应背后是什么？是软弱，对吧？为了防止自己不断被拒绝的尴尬，我们先主动拒绝他。我们被激发出这样的感觉，也可以以此共情地理解来访者：他的内心体验也经常是这样的，他从小到大太害怕被拒绝，所以总是先主动拒绝别人。我们进一步了解到，来访者 3 岁的时候被送到养父母身边，所以他有过被抛弃的经历，经历过分离创伤。

很多东西都在他的内心深处，或者潜意识里。他青春期出现了一些状况，女朋友跟他分手了，被放弃、被拒绝会使他特别痛苦，所以他状态不好，情绪反应特别大，书也不读了，沉迷网吧，自暴自弃。他曾有过分离的经历，他选择了用过分强硬的方式应对别人。我们经常这么说：一个人的内心深处有着非常强烈的感受，自己不一定能察觉到，但是在跟别人相处时会让别人产生同样的感觉。比如我刚才说的咨询师的反移情，这可以使我们共情地理解来访者，他经常很强硬，但是内心害怕被拒绝，这是他意识不到的。

所以说，平行关系其实就是早年的亲子关系在现实的亲密关系中重现，之后在咨访关系中重现。

把握技术原则

建构个案概念化，要把握一些技术原则。精神分析有一些基本的技术，如诠释、面质、澄清、共情的回应、肯定等。我们把技术分为两个极端，然后在使用时经常在这两个极端之间摇摆：有时候使用这个极端的技术，有时候使用那个极端的技术。一个极端是我们讲的诠释、面质、澄清的技术，这是应对神经症水平的。神经症个案有冲突的结构，即有自我、本我、超我等最基本的结构，心理成长有一定的水平，能够更好地适应澄清、面质、诠释。另一个极端是：一些个案有潜伏期，比较原始，还没有完整建立自我、本我、超我，基本结构有缺陷，他们在比较早期，或者两三岁以前出现过问题，对这样的个案我们更多地采用肯定化的技术。

诠释、面质、澄清技术

诠释、面质、澄清的技术一般处理以冲突为基础的心理问题，可以激发一个人的内心冲突，并让冲突有机会呈现出来。这些技术可以探索内心潜意识的意义和目的，鼓励移情的发展和进一步退行，让来访者真正走进自己内在的潜意识，自我了解，反思内心，最后达到自我肯定的目的。这些技术比较节制，比较中立。比如，来访者经常要求咨询师给建议，我们会回应："好像不管我说什么，对你来说都是没用的。"这样的回应方式能激发来访者进一步交流内心冲突。他们内心会对咨询师非常失望，甚至非常愤怒，这样他们就退行到潜意识的世界中去，能够让移情更好地发展，把很多东西投射到咨询师身上。我们希望来访者能够察觉到咨询师体验到这样的感受，自己因此思考内心冲突真正应该指向谁或指向什么对象。因此，对有一定自我功能的人才适合使用这些技术，对没有自我功能的人使用这些技术会非常困难。

肯定化技术

肯定化技术处理的是以结构缺陷为基础的心理问题，这样的个案需要亲密关系、客体关系。也就是说有一个前提：咨询师首先要产生弥补作用，让来访者有一个可以信任的客体。肯定化技术是帮助来访者建立意义和内在感觉连续性的，提供来访者安全感、存在感，让来访者感到被肯定，咨询师则像容器，起到抱持的作用。这样的技术往往提供来访者外部结构，也就是规则。比如说有时候要安排住院，安排门诊，如果他们有自杀自伤行为、物质滥用行为、破坏行为，就要制定一些规则并签协议。如果来访者违反答应过的协议、规则，处理时就事论事，不分析他们的潜意识意图，因为他们很难有领悟潜意识意图的自我功能。他们像个孩子，给他们制定基本规则就要用身教去教他们。

肯定化技术也会进一步强调"解释此时此地的原始防御"。精神分析不仅仅是对来访者共情的支持，还要咨询师向来访者解释、澄清他们呈现出来的原始防御机制。虽然来访者不能马上领悟我们的解释，但我们要不断地、反复地重复。我们回应时经常用这样的话："你太痛苦、太无助了，所以你感到得不到任何帮助。"或者："你小时候需要帮助时没有人可问，这种需要到现在一直很强烈，怎么补都补不够。"来访者感到咨询师帮不了他们，但我们要用共情的方式去回应。

以上说的这些，都是建构个案概念化的一些重要切入点，是我们在倾听来访者的时候，脑子里要不断思考的，也是能指导我们如何回应、实践的。这些框架可以运用于整个个案的处理。

当然建构个案概念化要先有一个预判，其实我们很难预判一位来访者，我们总是边不确定边摸索，但是有了一定的框架，我们就可以更沉着地应对。有了一些经验、知识和技能，我们就能建构来访者的个案概念化，我们可以不断验证、丰富、理解个案。这样做的目的是让我们心里有底，可以更好地倾听经历与回应，让来访者有更大的空间做自我探索。因为只有咨询师沉得住气，来访者才能沉下心来走进自己的内心。当然预判有的时候也会错，那就需要我们跟来访者共同承担很多不确定，然后继续探索。

答疑解惑

问： 一位女性来访者，29 岁，有一个两周岁的女儿。怀孕的时候引发了焦虑症，跟父母关系不太亲密，父母有三个孩子，她是第二个。以前她接受认知疗法，情绪稳定后转为精神分析取向。想问怎么做好这位个案精神分析的初始访谈。为什么女性会在怀孕时出现焦虑、抑郁等心理问题？

答： 这是实践性非常强的一个问题。首先，精神分析初始访谈要初步建立关系，然后了解信息。在初始访谈中，最先的基本判断是焦虑症的触发因素是怀孕。

在精神分析的初始访谈中，咨询师要以倾听为主。我们要以非言语的方式回应听到的内容，让来访者感到我们对他们痛苦情绪的点非常敏感，非常希望进一步了解他们，让他们感到可以自由地表达，这是最基本的态度。还要有最基本的设置，比如保证一周一次咨询，每次 50 分钟。

为什么女性在怀孕时容易出现一些问题？先说生理问题，怀孕时激素水平的变化会对人有非常大的影响。再说心理问题，即将成为母亲会激发自己小时候跟母亲的关系问题——有没有被忽略、被看到或者依赖，等等。当自己成为母亲，会感到自己有一定的责任。

怀孕或者产后比较容易出现一些最基本的情绪问题，显然跟一个人的早年经历被激发出来有关。我们可以从这个角度去逐步探索、理解，当然意识层面很难马上进入。这位来访者的孩子两岁了，正处在既想独立又想依赖的状态，对她来说意味着什么？会不会她小时候特别痛的部分被激发出来了，特别担心自己的孩子也会受不了？也许从类似的角度切入会帮助我们理解这位个案。

问： 我基本把精力放在自己身上，不太放在别人身上。但是别人对我好我又会感到愧疚。

答： 我感觉这是很正常的一个现象。我们经常会有这样的矛盾，比如想自己做好自己的事，但是在现实中，我们总是避免不了人际关系，别人对我们好，如果我们不做回应，那我们会很愧疚，这是很自然的反应。我不认为"喜欢自己一个人"有错，每个人都会有，只是程度不同。而且每个人的风格不一样，有些人害怕纠缠，害怕迷失自己，害怕依靠别人却依靠不了后会痛苦……

问： 精神分析中，跟着来访者潜意识的感觉走，有时候很难聚焦，所以会显得很慢。

答： 确实精神分析给人的感觉是长程的，而且高频度，一周几次，持续两三年、三四年，给人的初步印象是这样的，但我不认为每位来访者都需要每周几次、持续两三年的长程咨询。不是每个人都需要慢慢来。对自己内心的成长和个人发展有特别高要求的人才适合长程，此外还要有一定的时间、精力和经济能力。

认知行为治疗是短程的，药物治疗也比较干脆。但是我想，心理问题的形成不是一天两天的，没有哪一种方法能够真的快。如果真的有肯定快的，其他的方法肯定被淘汰了，而且有些个案是真的快不了。所以我认为精神分析是一个非常好的视角，有深度又独特，让我们理解个案。

问： 个案概念化和心理评估是什么关系？

答： 我认为个案概念化中很多内容与心理评估高度相关，可以说个案概念化是心理评估的一种。心理评估给人的感觉更笼统，任何对一个人的判断都可以说是心理评估。个案概念化往往强调某个流派的理论，比如你是认知行为治疗流派的，你用这个角度建构你的来访者，看他们怎么形成心理问题、怎么维持，用什么方法可以帮助他们。所以我认为个案概念化是某一个理论流派综合的评估再加上实践。

问： 想请您再谈一谈"有些个案追求内心独立，以牺牲伴侣为代价"这句话。

答： 凭空这么说显得挺唐突的。设置一个具体的情景可能更容易理解：一个人突然成长了，改变了，然后发现好像因为原来没有成长才选择了现在的伴侣，他要根据自己内心的感觉做真正的自己，所以想跟伴侣分手、离婚。

踏出这一步好像是追求内心的某种独立，却以失去伴侣为代价。当然我们并非简单地赞成或反对他人分手还是不分手，在此至少要做出一个现实的判断：跟伴侣分手，是真正因为内心真实的成长，还是回避内心的冲突？有的人每次成长，总是用分手这样太激烈、付出代价的方式。如果类似的事情反复发生，他就需要仔细考虑，是不是停留在一个关系里让他非常痛苦。这也帮助人们更好地思考，而不是轻易地为了获得内心的成长，采取"我谁都不需要，我可以放弃别人"这样过分独立的方式。

问： 一位 33 岁的男性总感觉拥有的东西不是好的，失去的东西才是好的，所以总是在寻找最好的。他从小跟父母的关系不是太好，被父母忽视，他也非常憎恨父母。很想理解这位个案到底是怎样的。

答： 像这样的个案，我们比较容易判断的是：他经常屏蔽一些正面的东西，总感到被忽视。有时候我们说经历过被忽视，以后补偿得再多，也总是感到不够。他经常用情感隔离的方式、反向形成的方式防御内心的痛苦，然后一个人表达怨恨，其实我认为他内心还是很渴望依赖的。这位个案更多的还是独立和依赖的冲突。

问： 咨询师在实践、接受个案的时候，要有个案概念化的框架，那是不是也要引导来访者也有个案概念化的概念，让来访者明白他们的过去和现在，然后做对于内心的理解？

答： 我认为这个说法完全正确。精神分析的前提是来访者不太明白自己的过去影响着现在，并给现在造成了一定的困扰，所以他们才会寻求心理咨询师的帮助。这是一个出发点，我们希望来访者能够认识自己内心的冲突、早年的经历、一些关系模式对自己造成的不良影响，然后去掉症状、摆脱困扰、得到解脱。但是，并不是我们通过语言进行简单的解释，来访者就能在理性层面理解并解决问题。我们发现很多来访者在来做心理咨询之前，自己看书、上网查资料，他们其实已经能够运用理论分析自己早年有哪些冲突，比如："我大概是俄狄浦斯冲突，有恋父恋母情结，这跟我哪些经历有关，哪些事情对我来说是一个创伤事件，我自己现在有什么样的人格特征"，等等。很多人都能够分析，但是我们知道一个人道理上知道不等于真的会有改变。想要做出改变需要情感被真正地触动。而情感有所触动，往往是在咨访关系的移情、反移情中体验到的，所以还是要在咨询中重建、修复和理解。

问： 一位来访者突然遭受了失恋的打击，我们前几次收集了一些基本资料。接下去的重点是处理他现在的问题好呢，还是处理他早年成长的经历好呢？

答： 一般来说，失恋的痛苦是短暂的适应障碍，我们的基本立足点是站在共情的角度陪伴他度过失恋导致的短暂的情绪苦恼阶段，所以很难挖掘过去。对于失恋，有些人会慢慢平复，有些人会有一定的困难。失恋只是一个诱发因素，可能会有更多的问题呈现出来。我们是否需要跟来访者探讨他们早年的经历？肯定要询问、了解的。但他们此时此刻的情绪是需要我们重点关注的，我们还是要聚焦在此时此刻。如果来访者也有疑问：此时此刻讨论了很多，但还是非常困惑，希望能从成长经历中找到一些理解的线索，那么我们就可以边摸索，边澄清，边尝试了解他们的过去。所以还是摸索着看，很难事先有一个预判。我们可以两方面都兼顾：一方面，现实中给予很多情感支持；另一方面，如果有机会，就了解早年的一些经历。

首次来访：关注来访途径、初次印象和主诉

个案概念化的建构肯定贯穿整个关系发生的全过程。我们希望在首次来访中了解一些最基本的信息，比如来访途径 —— 来访者怎么过来的？是由父母陪同的，还是自己网上搜索过来的，或是朋友介绍，或是其他咨询师转介过来的，等等。初次印象也非常重要，也就是咨询师看到来访者的第一眼是什么印象，这有助于感受、理解来访者。此外，主诉（因为什么苦恼来求助）也很重要。

在首次访谈中，一个很陌生的人来到我们面前，我们可以从他的来访途径，我们对他的印象和他的主诉开始建构他的心理问题。我们可以初步看出他的动机、家庭结构、核心冲突、心理成长阶段、各种心理诊断、关系模式等。从这些角度，在有限的第一次接触中我们可以建构初步的个案概念化，当然我们和来访者一起工作，要不断验证、丰富，或者重新建构来访者的心理问题和个案概念化。

首次来访很重要，其中非常关键的是察觉自己的感受，即初次印

象。记得 20 年前，我刚开始参加中德班的时候，我的德国老师非常重视对来访者的初次印象是什么。那时候我一点儿概念都没有，什么叫初次印象？我的印象就是同情来访者，一切以来访者为中心，对他们进行诊断。我完不成老师布置的任务。我的德国老师说："初次印象，你是喜欢他们还是讨厌他们，是特别同情他们，还是一点儿感觉都没有？你内心的感受是什么？"我那时候挺疑惑的：什么叫喜欢或不喜欢？咨询师怎么能说喜欢不喜欢，就是要为来访者好呀，要关心来访者呀。第一次的 5 天中德班培训，我们这个小组留级了，原因是我们太理性地分析来访者，很难察觉自己的真实感受。

要重视自己的内心感受，包括察觉反移情，这都是首次来访时可以做到的，因为来访者跟我们互动时会触动我们的某一个点。以后的咨访关系可能有种种变化，帮助来访者可能会一步比一步难，但第一次触动我们的感觉，可以促使我们坚持下去。但这并不是说所有咨询师给特别触动自己或自己喜欢的来访者做咨询才会有好的咨访关系或效果。真实情况是：咨询师要面对很多使自己很不舒服的来访者。其实我们每个人都不得不和一些我们并不喜欢的人相处，唯一的办法就是更好地理解对方。

更好地理解对方指的是潜意识中理解来访者为什么使自己很不舒服。前提是来访者并不是有意地，他们是身不由己地让别人产生很不舒服的感觉。他们肯定有原因，这也是他们很想探索的部分，因为他们并不想让别人有不舒服的感觉。人际互动中发生误解很常见，唯一的办法就是理解对方。理解了对方，我们就会知道他们并不是故意的。

案例一：一位男性，22 岁，在国外读大学，但已经休学好几个月了。主要是心理的困扰影响了学业，他曾一边诊疗一边坚持学业，但是没有办法坚持下去。他原来在日本读大学，因为心理问题多次去诊疗，也吃过药，但是因为要谈到内心的感受，语言方面交流不顺畅，所以日本专家说："你现在也没有办法正常地上学，回国吧，回到中国交流起来更顺畅。"然后来访者被转介过来。他的父母陪他来到我这里。

　　这位来访者的主诉是躯体化症状，查不出身体上有什么特别的毛病，但是有很强烈的不舒服的感觉。一开始一直在内科就诊，也吃过很多抗抑郁的药，这位个案从开始有一点儿不舒服，去内科接受诊疗，再到接受精神诊疗，前前后后有两年时间，是一个难度比较大的个案。

　　我对他的初次印象是：中等身材、普普通通的一个小伙子，衣着随意，看别人或看我，眼睛都是斜着看的。给人的整个感觉好像是在闹别扭，一脸的不耐烦、不高兴。开口第一句话就是："你到底能帮到我什么？"然后我没有讲几句话，他就反馈说："你讲的这些东西跟我在日本看的时候精神科专家讲得差不多，你还有什么更好的办法？"所以在首次访谈的前半部分我有一个强烈的感觉：我很想指导他，让他弄清楚一些问题，如果想法恰当一点儿，他的苦恼可能会有所减少。但是每次我想指导他，我就感觉他总是会把我弹回来，然后我内在会有很强的无力感，会很愤怒，甚至感到他的挑衅、攻击行为非常强。

　　这位个案给我的感觉是：他内心的冲突可能比较多地围绕着到底是服从周围还是自我控制。因为这位来访者在我面前展现出来的是他会感觉任何人，包括内科医生、精神科医生、我、他父母对他的痛苦的解释（到底是心理的还是身体的，到底是他能够努力克服的，还是他克服不了的）都不正确。他非常希望拥有并坚持自己的观点，同时被别人理解。他的冲突是服从和控制的冲突：如果体验到自己被征服，他会感到羞耻、尴尬，然后感到受伤害；他非常渴求权利，对他来说丧失权利是一种威胁，他不想被别人说他有什么病。所以在首次访谈中，我初步感觉他的心理状态有点儿相当于两岁的幼儿，带有一定的肛欲期特点。

　　他父母非常出色，还对他进行陪读。他父亲事业非常成功，从小到大给他安排了一切，甚至为了他能够更有出息、在国外读书也能够适应，经常放下工作，用几个月的时间陪他。他的母亲从小对他无微不至地照顾，甚至非常溺爱。这位来访者从小受到重视，家庭保持一个规则秩序及内部的等级结构，父母经常以照顾他的名义形成各种支配他的权利。他很愤怒，很想挑战，但父母说的道理是对的，父母选择的路是对的，父母总是比他有经验，所以他虽然非常愤怒，却无力挑战。

首次访谈中有了这些基本了解，对我们的咨访关系有什么指导意义？对我来说，我会非常理解来访者对控制感的需要，以及对被控制的愤怒和羞辱感。基于这一理解，我就不会为他非常挑衅的方式感到困惑，因为这是他应对被控制产生的愤怒和羞辱感的反应。我也可以通过长时间的反移情，比如我刚才说到的我的无力感和愤怒，很想把他扭转过来等，去更多地理解他平时跟父母也是这么互动的。同样，基于这一理解，我也不会过度控制整个咨访关系的进程。因为来访者的一个明显特点是：咨询师解释得越正确、越专业，他可能越愤怒。所以咨询师不过度控制，也不轻易放弃，让他能够处在一个中间地带。

我在首次来访快结束时尝试做了一些回应，说："我对你的问题讲了一些理解、建议、鼓励，好像对你来说都没有帮助。你有很多问题，但是问我的时候好像已经有答案了。甚至你很努力在证明没有人（这个人指的当然是权威）能够帮得了你。其实你的苦恼是你自己苦苦挣扎、应对。"

案例二：一位男性，32岁，在事业单位做普通职员，刚刚做了父亲，儿子出生才几个月。他的来访途径是由母亲的朋友介绍的——母亲对他的情况比较担忧，从朋友那里打听到可以找谁做咨询。他母亲已经通过很多渠道打听、考察了咨询师的能力，希望给儿子找一个好的咨询师。

这位来访者患有轻度抑郁将近一年。轻度的抑郁别人是看不出来的，于是他还在坚持工作，但是他内在的感觉一直不好，感到注意力不能集中，一年里工作效率一直很低，也没有兴趣和动力出去玩一玩，状态比较低迷。但基本上工作能够完成，每天的节奏还能保持——早上起来吃饭、出门、上班等。外在观察没有什么特别的，但是内在感受让他特别担忧。

说到轻度抑郁的起因，要说到一年多以前：他妻子怀孕后抱怨比较多，特别是婆媳之间有冲突，妻子一直抱怨来访者不体贴，不站在自己这一边。我们可以想象"三夹板"，来访者感到无力应对，很烦躁，甚至很愤怒，但是一直闷在心里，觉得怎么做都不合适。每天下班后也不愿意马上回家，在单位抽一个小时左右的烟才勉强回家。

我们从他的主诉、一年多以来的状态和病程可以理解为什么他现在出现问题。我们经常会讲一个人从小到大也过来了，为什么这个时候过不下去？肯定有原因的。这位来访者的原因是妻子怀孕，他即将成为父亲。这件事对他有一个触动，成为父亲要承担许多责任，要开始思考自己的愿望、想做的东西、意见是什么，自己要有担当。

我对他的初次印象是：他戴着眼镜，看起来挺文弱的，显得无助、顺从，有点儿委屈，又有一点儿倔强。我的反移情是：特别为他担心，很想为他负一些责任，但是也莫名恐惧——他会不会太黏人，让我很窒息？

结合首次访谈得到的印象和主诉，我有一个逐步的个案概念化：这位来访者可能有独立和依赖的问题，处在一个长不大的儿童状态。他跟原生家庭的关系特别紧密，从他成家到后来成为父亲，基本上家里还是母亲帮他带孩子、料理家务。来访者自愿处于从属地位，避免一切可能导致不利的变化。他的母亲特别权威，加上缺少权威父亲的认同，所以他很渴望独立。我们可以初步判断，这是一个有依赖人格基础的个案，他遭遇了一些变化，比如成为父亲，导致他某一阶段有抑郁情绪。其实可以这么说，能够抑郁是他在体验、思考内心的冲突，也是他心理成长的契机。一个人的心理获得成长其实要承受很多迷茫、烦躁、无力等这些负面情绪的。

对这位个案的初步理解，也就是初步的个案概念化，对我们的咨访关系有一定的指导。面对这样的来访者，咨询师身不由己地在早期建立咨访关系阶段提来访者所提，很想给他们一些鼓励和指导，把他们的情绪支撑起来。在建立关系以后，当咨询师也体验到很多烦躁、迷茫、无力时，咨询师会向来访者呈现出来，所以到后面会比较节制，不会过多鼓励、指导他们，这时咨询师就能够回过头来想想为什么自己前面一个阶段特别想帮来访者。而来访者因为没有得到更多的鼓励和指导，前进得难了，就会将很多愤怒指向咨询师，这是这一类来访者的特征。

案例三：一位女性，28岁，研究生学历，在外企已经工作两三年了，由其他咨询师转介过来。她感到近两个月的工作压力特别大，起因是主管的领导换了。她原来的领导对她很照顾、很欣赏，会带着她一起工作，人也比较温和，甚至还挺幽默的。新领导对她很挑剔，要求高，也非常严厉，她经常要把工作带回家做。她到我这里治疗时已经严重失眠一个多月，身体也受不了，但又怕领导不理解自己、批评自己。因此虽然感到很委屈，但还是在拼命、努力地做。

她自己尝试了很多办法进行调节，但效果不明显，她也找过咨询师，正是这位咨询师把她转介过来的。这位咨询师非常努力地帮助她，根据来访者的反映，这位咨询师有一次咨询时，在一小时里尝试了几种疗法，又是空椅子技术，又是认知干预，又是行为作业的。但尝试了这么多办法都没有用，最后这位咨询师说："如果你实在不满意，我就帮你转介吧。"于是她就被转介过来了。

她来了以后非常渴求具体的办法，能让自己的失眠不那么严重，让自己放松一点儿，更好地完成、胜任工作。她觉得如果再解决不了这个心理问题，自己的事业就没有希望了，她甚至不想活了，觉得这是一种很糟糕的状态，自己不应该处在这样的状态中。

她给我的初次印象是：长得很清秀文静，衣着打扮比较得体，稍微有一点儿幼稚，或者用现在的话讲叫萌，显得弱弱的，让人有一种很想帮助她的感觉；很有心理学头脑，对自己的问题很能分析、理解，对我的反馈也领会得非常准确、迅速。

首次访谈后，我初步建构的个案概念化是：她与案例二有点儿类似。案例二是独立和依赖的问题，而她总要得到即刻的满足。从她的成长经历看，只要有人帮，她就会过得很好，她自己也很聪明。咨询师被激发出来的反移情是很想帮她，如果不马上帮她，她就会支撑不了。这一个案概念化的初步理解可以对咨访关系的处理产生一定的指导作用，可以帮助咨询师面质她对自己的失望和不满，然后保持设置，邀请下一次咨询的时候继续讨论。

面对这样的来访者，咨询师首先要自己体验能否承受来访者对我们的失望和不满，如果我们不能承受，来访者也很难承受自己对自己的失望和不满。我们经常会感觉到自己很想帮来访者，但是设置时间有限，时间到了却还没有帮到他们。虽然我们不得不面对这样的情况，但是可以邀请他们下一次来的时候继续讨论。

关于这一点我自己的体会也很深，我反思了一下我平时的工作，很多来访者对第一次接触都是不满意的。他们在第一次访谈结束时经常愣着看着我说："就结束了？这么快啊？你好像也没有讲什么话啊，这也算一次心理咨询门诊，也花了挂号费，你好像也没有说什么啊。"其实我多少也是说了一点儿的，但是显然他们不满意。总要结束的，我们会希望他们下一次来再继续谈论。尽管不满意，下一次他们还是要来的。为什么？我想原因是他们感到咨询师能够承受别人对自己的不满，然后仍继续努力，也没有过多满足他们，没有因为他们不满意、抱怨，就给他们加时间、给建议，等等。

案例四：一位女性，36 岁，大专学历，在公司做文员。她的来访途

径是自己上网查找咨询师，自己一个人来接受心理咨询，不希望别人，包括父母、同事等人知道。这样的个案相对有一定程度的动机，有能力把握自己的苦恼，没有马上让别人分担自己的问题，而是自己扛。她的主诉是：一年前，偶然发现前夫有外遇，后来她听从父亲的建议和前夫离婚，但是她离婚半年多了，仍然控制不住去纠缠前夫，让他说清楚，于是反复打电话给前夫。她总感到莫名的委屈、愤怒，然后愧疚、恨自己，带孩子、工作一直都心不在焉。她知道自己的状态，但就是摆脱不了这种状态。

她从小很敬畏父亲，但感觉父亲太严厉，没有办法靠近；她内心很讨厌母亲，但是又不得不顺从母亲。她自己体会到，母亲这一辈子过得不开心。她自己从小也没有真正开心过，甚至感觉非常不好，她还记得自己小的时候，穿漂亮的裙子刚要得意，却总被母亲奚落一番。一直到现在，她仍然会感到自己好像不能过得比母亲开心，不能过得比母亲好。或者可以这么说，好像必须过得比母亲失败才是理所当然的事。她也较多地回避重要的社交场合，从来不与别人发生冲突。

她给我的初次印象是：衣着朴素、整洁，表情比较拘谨，有时候会有一点儿羞涩，会有一些局促不安，对自己的状态非常矛盾、纠结。在跟她接触的过程中，我会对她的问题是怎么产生的有一些疑问，然后做了一点儿初步的诠释，并没有多说。其实我对很多东西有疑问，但是没有多问，也没有多解释，承受了一些不确定。这个案例给我的反移情是：我感觉她好像没有明显的性别色彩，我没有特别的兴趣，还感觉她好像生命还没有真正绽放过就要干枯了，非常可惜。我很希望她能够打开，即能够真正体验到自己内在的生命力。

这位个案有着很典型的俄狄浦斯冲突，她的自知力、内省力还是很好的，处在神经症冲突的水平。她的特征是：不能或者无法显示性吸引力，总是显得对周围没有伤害，也会像小孩子，经常躲在幕后，挺自卑屈从的，放弃一些应该有的竞争；她在意识交流、情感上压抑性欲，非常害羞。作为女性是否被认可是她问题的核心部分。对这样的个案，咨访关系的基本指导原则是：来访者可以承受咨询师的一些不解释和节制，只做一些适当的解释他们是可以承受的。

案例五：一位男性，60岁，退休前在工厂里做技师。他的来访途径是其他精神科医生转介过来的，由妻子陪同。主诉是：因为工厂里面的效益、各方面政策制度的变化，他被退休了，提前了一年半。他还没有到退休年龄，一直抱怨单位没有人性，自己辛辛苦苦工作了几十年，就这么抛弃自己不管了。现在经常无故发脾气。

这一年多，他经常去上级单位反映单位对他的不公正，却又提不出很具体的诉求，抱怨妻子总是喜欢和娘家人在一起，在自己家里比较少。他感到所有的亲朋好友只是想从自己这里得到钱和利益。家里人感到他心态太糟糕了，应该看看心理医生。这位来访者觉得原来的精神科医生（就是这位精神科医生把他转介过来的）肯定拿了医药公司的回扣，所以才会建议他服用一些抗抑郁的药物。所以他明确表示："药我是不吃的，但是你这个心理咨询要不要钱？"言下之意是心理咨询不应该要钱。

对这位来访者的初次印象是：瘦高个，穿着打扮差一点儿，换句话说，他其实应该有能力打扮得稍微好一些的，但是他就是打扮得比较差。脸上呈现的神态好像全世界都欠他的，显得比较自负、孤傲，整个人沉浸在自己的内心世界中。比较偏执，非常不开心，跟他接触负能量满满的。

我被激发出来的反移情是：总感到会不断被他拒绝，被他忽略。他沉浸在自己的内心世界中，好像根本不在意我的努力、我做了什么。我感觉整个咨访关系中我很想向他证明世界没有那么糟糕，好人还是有的，但是没用。

对这位来访者的个案概念化是：他的核心冲突是基本信任感的问题，

他不相信别人会真正关心自己（在内心并不一定是现实世界）。他从小到大就是这种体验，一直处在对周围环境很警戒、很隔绝的状态。他是七个兄弟姐妹中的老大，早年家境非常艰难，他甚至经常遭受一些委屈，被惩罚，或者说被错误对待。他做了很多努力，但还是没有得到很好的肯定。所以是他小时候的一些经历导致他有基本信任感问题。

对来访者有了这些基本的了解，我就可以应对自己的反移情，能够不以怨报怨地拒绝他，继续保持自己坚持关心、帮助他的基本态度。是他的经历导致我产生负面感觉，并不是他故意跟我过不去，或者说我真的做得不好。

案例六：一个上高一的男孩，16岁。他来咨询时阵仗挺大的，父母还有家里的七大姑八大姨的来了六七个人，爷爷辈的人也来了，所以我知道他是家里的小皇帝。

他的问题也挺常见的：破坏学校规则，反复欺负同学，学习成绩出了问题，在家里乱发脾气、不听话、出口伤人、摔东西甚至动手，等等。是青少年品行障碍。

他个头比较矮，胖胖的，整个表情显得趾高气扬的，满不在乎，身上穿了很多名牌，但是显得不太搭，也不会正眼看人，甚至不看。全家人围着他战战兢兢的，如果对他的一些不妥的表现看不过去，家里会有一个人出面象征性地、礼貌性地稍微纠正他一下。就好像如果家里人在医生面前不管他，就显得没有尽到责任，但是也不太敢多管他，有人纠正了他的行为之后，又有人怕他不高兴，于是哄他一下。这种背景下，咨询室里大家把目光都投向咨询师，看看咨询师到底有什么招儿。当时我被激发出的反移情是：感觉这小子太欠揍了，很想出招儿把他的气焰打压下去，但是马上又会担心他会暴怒失控。

首次访谈的情景就让我形成了一个个案概念化：这个个案是自尊的

问题，也是自体的问题。他的自我价值感非常夸大，好似无所不能，也就是说他必须要用这样的方式 —— 把自己搞得很厉害、很高调的样子，防御自己的自尊低下、自体缺失、自我价值感低等等。

　　我进一步了解了他的家庭：整个家族的荣耀都是他爷爷打拼来的，爷爷在家里是权威。奶奶为了整个家庭也是从年轻时就非常操心、非常负责。他的父亲是兄弟姐妹中最小的，是非常顺从的一个干部，他的母亲是老师，在家里的地位比较低，经常需要忍气吞声。他母亲的处境会比较艰难些，因为做老师的，如果自己的孩子状态不好，除了在家里要承受很大的压力，在单位也要承受很大的压力，不敢跟同事谈论自己的孩子，因为人家会说："你自己就是做老师的，怎么搞不定自己的孩子？"所以她承受着双重压力。

　　来访者小学时的学习成绩在高压下还可以。所谓高压，就是全家人有高度期待。进入初中后，他出现了一些品行问题：打架、顶撞老师、无故旷课、欺负女同学，最后都是家长出面搞定。家里人总是认为他之所以这样，是因为结交了一些坏同学，他受到了别人的影响，是无辜的，他本身是一个好苗子。所以我感觉，来访者承担了家庭中所有人的高度期待，他现在做了所有人想做而不敢做的事情。意思是：他家里人都很懂规矩，很努力，很正面，只有他是另一个极端。也就是我们经常讲到的，大人非常不能接受的、压抑的东西会在孩子身上呈现出来。

　　这些初步理解对我们处理咨访关系有一定的指导意义。我们会着眼于来访者非常需要被尊重的强烈愿望。咨访关系的现场其实也在考验着咨询师，当咨询师被他这么对待，自尊被他忽略，甚至被挑战的时候，咨询师是怎么感受的，是怎样回应的？面对整个家庭传递过来的压力和期待，咨询师怎么表现得不卑不亢，既不完全被他支配，又不马上拒绝他？很明确的是，来访者在现场看咨询师怎么面对他家里的这么多人，他希望有一个认同的榜样，希望在与咨询师的咨访关系中内化咨询师，让咨询师反馈能够恰当应对他家人的模式。

案例七：一位女性，55岁，在事业单位做干部。她的来访途径是女儿非常着急地陪着她过来。她给我的初次印象是：面容显得比较憔悴，气质和衣着打扮很端庄，眼睛红肿，像是一直哭然后哭干了眼泪，极度委屈。主诉是：持续好几个月，整天在家里以泪洗面，没有办法上班。她的遭遇有一点儿特殊，丈夫是比她官职大的干部，因为经济问题被关进监狱。她在探监时发现丈夫背叛了自己，因为那个第三者也去探监，监狱中的一些管理人员也印证了这一点。让她非常生气的是，即使她知道第三者的存在，丈夫也不肯跟第三者断绝关系，还对她冷言冷语，或者不跟她说话、保持沉默——沉默是防御自己的内疚感。

来访者受了这样大的委屈，找婆家诉苦，没想到婆家指责她太不体谅落难的丈夫，说她不该在这个时候跟丈夫闹，他还在监狱里面呢。她很明确地说不想离婚，还在努力尽责任，但是同时感到极其的不公平。首次访谈听她讲她的故事时，我的反移情是身不由己地对她感到非常的愧疚，感到应该尽到责任，很好地帮助她缓解情绪。然后在做法上我也会身不由己地延长时间，她正好说到激动、伤心的时候，我觉得停下来不合适。我还有一次好像没向她收费。

首次访谈形成的初步个案概念化是：这个案例是投射认同模式，是迎合的、自虐的、非常渴望共生的、跟周围没有界限的。也就是说，完全或过度牺牲自我，忍辱负重，从小就这样懂事，没有自己的需求，为了别人做所有的一切，这样她才能够在亲密关系中被认可。这与她的成长背景和家庭背景有关，她是兄弟姐妹里的老大，小时候家境不好，要帮助父母做家务，还要照顾弟弟妹妹，所以特别懂事。

这些理解对我们的咨访关系具有指导意义：咨询师不过度卷入，也不自虐，我们首先不虐待自己，要对自己好一点儿。

　　案例八：一位女性，30岁，还没结婚，职业是销售。她的求助动机非常强烈，来访途径是自己到心理咨询中心来，先了解情况，询问工作人员谁擅长处理什么问题，谁对自己更有帮助，她也询问其他来访者及候诊的家属，来过两次后才决定下来。她的主诉是恋爱多次都没有结果，情绪非常不稳定，工作也换过好多次。她给我的初次印象是：衣着打扮非常性感、暴露，坐在我面前的坐姿也显得比较诱惑。在首次访谈的过程中，一开始就谈论她之前恋爱时的一些性爱细节，还谈论性爱高潮的一些感受。她反映的情况是：她经常在性关系中被诱骗，被别人利用，也经常发生一夜情。她给人的感受是好像她非常容易和别人发生性关系，但是最后又莫名其妙地中断关系，给人一种她上当受骗的感觉。来访者表达自己不想再忍受这种没有结果的两性关系了，很想发展一段稳定的关系，但是经常感到心里很空。

　　首次访谈中我被激发出的反移情是：显得很漠不关心、无所谓，防御内心被激发出的性兴奋的感觉——如果听了她的性的故事和细节，我也有这方面的反应，好像很不专业。但是那时察觉不到这部分，只察觉到自己漠不关心，而且觉得也没有什么。然后很担心自己会不会不恰当地提问，会不会诱导来访者讲更多性方面的事情，担心自己犯错，又不太面质这一部分。

　　根据这些特征，在首次访谈中我们可以初步建构个案概念化：是投射认同模式。我们讲色情性移情，潜意识中总是通过性来感到自己有存在的价值。她母亲很早就亡故了，父亲从小就溺爱她，父亲没有再婚，但是跟很多女人来往。尽管被父亲溺爱，还经常被父亲带着在外面应酬出风头，来访者还是感到很孤独、被忽略，所以她只有引人注目才会感觉有存在的价值。

对来访者有了这些基本的了解和个案概念化建构，我们可以知道如何处理咨访关系。首先要察觉自己的反移情，其实被激发出性兴奋的反应并不是不专业的表现。然后面对这样的个案，在以后的咨访关系中，需要不断重复面质——我不会和你发生性关系。言下之意就是：一个人并不是只有在性关系中才有价值，而且我不是只对性有兴趣，我真正感兴趣的是，你作为一个真实的人，为什么会这样。

案例九：一位女性，36岁，公务员，做科研的，有一定的求助动机。她的来访途径是：她的一个心理咨询师朋友介绍过来的。她的主诉是：三年前她两岁半的孩子因病去世了，两年前她和前夫有冲突，然后离婚了。她没有房子，现在跟人合租。在单位里，她被动卷入复杂的人事关系，成为牺牲品，受到很不公正的待遇。她的心理咨询师朋友太同情她了，感觉这样下去不行，怕她崩溃，建议她找心理医生。

我的初次印象是：她身体很瘦弱，眼神很哀怨，衣着非常朴素，讲话冷静平淡，像描述别人的事情。我就感觉怎么这么多倒霉的事都发生在她一个人身上了，太惨了。所以我被激发出的反移情是：非常想拯救她，很想让她的悲惨命运就此终结，给她希望。我被激发出来的感受其实是在防御——听了这么悲惨的故事，不能彻底绝望，绝望会淹没我们，所以我们会反过来感到一切都可以好起来。这是很常见的一种反移情。

来访者两岁的时候，刚出生没多久的弟弟就溺水身亡了，虽然不是她的缘故，但是她从小生活在内疚中。所以潜意识里，她总是寻求自我惩罚，认同自己是受害者，潜意识里经常诱使别人"加害"她。在咨访关系中，她曾经一度让我很想猛挖她的伤口——到底还有什么事？到底是什么创伤？让她完全展现出来。当然也有一点儿咨询师施虐的味道。

这些理解对我们处理咨访关系有指导作用。这位个案的创伤很深，如果我们情感过度卷入的话，要有自我察觉。我们要关注她的资源和有顽强生命力的部分，而不是过度卷入悲惨中。

　　案例十：一位男性，27岁，身高175厘米，瘦瘦的，很有艺术气质，没有工作。他是自己来的。他非常敏感，非常脆弱。他的主诉是：感到内心非常痛苦，非常孤独。他被诊断为精神分裂症，正在服药治疗，但是他不想吃药了，因为觉得吃药不仅没有什么帮助，而且副作用还非常大。他很有上进心，经常去大学旁听一些课程，然后感到有一个女孩对自己有好感，对自己示意。他自己也很喜欢这个女孩，从来没有对哪个女孩有这么好的感觉。他对这个女孩表白了，但是被这个女孩的家长斥责，女孩的家长告诉他不要去找自己的女儿。他还感到，他去旁听一些课，老师对自己挺好的，但学校基于一些规则阻拦他，让他不要随便进入教室听课。

　　我的反移情是：非常同情、理解他，感到可以真正帮助他，我甚至一度怀疑他应该不是精神分裂症。我知道他的现实界限非常容易模糊，比如他感到别人喜欢自己，其实是他自己的遐想。但是，我还是可以理解他。

　　对他的个案概念化是：他处在心理成长水平非常原始的阶段，即他经常会混淆现实和幻想，然后沉浸在内心的幻想世界中，不能应对现实中的诸多困难。他的防御机制是很原始的分裂防御机制，然后会有一些被害妄想，并经常处于这种状态中。

　　这些对处理咨访关系有什么指导作用呢？事实上，这位个案让我感到非常失败，一想到这位个案我就会很内疚。因为在首次访谈中，我特别同情他，也感到他吃的药挺多的，同意他稍微减少一点儿药的剂量。但是在几次咨询后，他有两个月没来。后来我才知道他跳河自杀身亡了。

　　这对我的冲击非常大，我非常难过。因为我觉得假如我早一点儿感到他其实是精神分裂症的案例，没有足够剂量的药物，他可能控制不好症状，或者知道他情况不好就及时让他住院，可能也不至于导致他自杀身亡这个结果。甚至后来他母亲来找我质问，说是不是我没有正确引导他，我当时非常认同他母亲的质问，也跟他的母亲进行了很多交流。最后他的母亲非常难过，但也比较谅解我。可是对我来说，我总感到很难原谅自己。

因此我们说，能不能把握好咨访关系取决于对来访者是否有深度理解和首次访谈中是否有敏感性，当然还有匹配度、机缘等。但是首次访谈肯定会有盲点和不明感，甚至糊里糊涂就过去了，我们啥也没有搞明白的情况也不少见。这很可能是我们跟来访者一致的防御共谋，但在后期的关系中我们有机会逐步察觉。

我希望通过首次来访建构个案概念化，但是在现实中，我们能做的事往往是非常有限的，能不能跟来访者走下去、走得比较好，真的还要看机缘，甚至还要看运气。往往是压力大了，承受的东西多了，会有一种耗竭感，不敢对首次访谈抱太大的期望。虽然这样，我们还是希望能够进一步努力，不断验证首次访谈的个案概念化。如果随着访谈次数的增加，我们发现情况不是第一次建构的个案概念化的样子，就是一开始判断错了，那在之后的访谈中察觉到了错误，对来访者可能会更有帮助。

因此在首次访谈中更重要的是：我们准备好接受脱落，才有可能更好地把精力放在此时此地的情感互动中。第一次可能还下不了诊断，个案概念化建构得还不够好，甚至来访者还有可能脱落，这些是我们要面对的。我们只能把这些搁置在一边，更好地在现场体验来访者和我们被激发出的情感。咨访关系的发展会越来越多地积累第一次呈现的东西，也会印证到底哪些东西对理解来访者是重要的。

在咨访关系中，如果已经对来访者建构了概念化，感到来访者有很多变化，但是他们自己看不到，我们希望可以进一步了解他们是怎么工作的。假如来访者特别自卑，他们会有被动攻击的防御机制，或者个性中有依赖的部分，不敢表达自己想要的，不能恰当攻击、提出自己的主张。这样的个案会在咨访关系中让咨询师感到不舒服，因为他们不直接说自己不满意。他们比较适合偏长程的心理咨询，因为这样他们才能逐步冒出一些直接指向咨询师的不满。对这样的个案，我建议：在有了一些工作基础及牢固的咨访关系后，咨询师可以对他们的解释、建议和帮助节制一点儿，更多地让他们自我呈现，甚至咨询师有的时候要沉默，这样他们才能感受到自己内在真实的需要，然后表达出来。他们表达的内容也是需要被接受、被包容的。

·········· **答疑解惑** ··········

问：一个 13 岁的男孩，弟弟出生几个月后，他出现了许多状况，咨询师很想帮他。他很想对弟弟表达很多的恨，又很黏母亲，要跟母亲睡。对于这样的个案怎么建构个案概念化呢？

答：我感觉他很依赖，是独立和依赖的问题，所以你会很想帮他。目前来看，他是短暂的适应障碍。因为有依赖的人格，所以面对弟弟的出生，父母把关注点放在弟弟身上，他需要有一个适应的过程。面对这样的个案，我们要充分肯定他能够承受这一事实和他自己的负面感受。

问：在首次访谈中形成的个案概念化，要多少程度地反馈给来访者？

答：这个问题问得很好。我们经常犹豫，总感到资料收集得还不够，有了更多的把握才能反馈给来访者，或者我们会有疑问，如果太早反馈给来访者，他们是不是做好了理解的准备？我现在的做法是尝试性的，其实更多还是根据现场的直觉，尝试性反馈一部分，看来访者是否能够理解和接受，看反馈是否对来访者进入咨访关系、和咨询师建立治疗联盟有促进作用。如果我们尝试了，他们有这方面的反应，我们就可以给他们一定的反馈；如果他们还没有感觉，我们就不得不停止做过多的解释。

问：有一个个案是 26 岁的男性，特别暴躁，在单位里跟同事关系很不好，死缠烂打，偏要跟人讲出一个理来。他跟母亲也比较会"讲道理"，讲不过母亲就躺在地上耍赖，好像还经常以自杀相威胁。

答：这样的个案给我的感觉是：从小受到过度保护，有依赖的特质，处于分离—个体化的复合阶段。16～24 个月的孩子有这样的特点，我们怎么对他们都不好，对他们让步不妥，对他们强硬也不妥。所以一般没有什么利益关系的人经常会避开他们；有关系的人就不得不忍受，因为他们本身也不坏。

面对这样的个案，原则是：我们不得不节制，满足不了他们，很无力，而且并非我们过多地做什么，就一定能让他们立刻感到舒服。我们要有思想准备，相当一个阶段他们在咨访关系中会折腾出各种状态。我们要保持一个界限：最后是好是坏，有一部分不得不由他们自己承担，就是所谓责任、独立的问题。当然这里说说容易，我们有的时候会被激发起责任感，身不由己地帮他们解决某些问题。咨询师有局限，甚至在体验到很多无助、烦恼的时候才更有可能理解来访者的内心感受。

问：来访者早年的人格成长、成长史和创伤心理是不是也很重要？

答：毫无疑问，我们可以通过一个人的成长经历中没有解决的主题预示、判断他成年后可能会遭遇哪一类问题。特别是创伤，创伤会在某个心理成长阶段使他的人格发展受阻。这些是建构个案概念化非常重要的部分。

还有一个问题我也挺有感触，即我们作为咨询师，特别是男性咨询师，不容易体验到内心的情感，如果碰到的来访者也特别理性，也感受不出来怎么办？我发现这种情况挺常见的，而且男性咨询师会更明显一些。其实并不是每个人都是非常感性的，或者非常细腻的，而是有的时候偏理性，有的时候偏感性。也就是说，尽管男性咨询师总体来讲偏理性，但是有一些来访者的故事、心理问题的特点，也会将男性咨询师的一些情绪激发出来，而有一些来访者则更容易使我们的情绪无法激发出来。

因此有时候可以这么说，当我们的反移情感觉来访者的故事应该触动我们，但我们体验不到时，这本身也是有意义的，这反映出来访者的特点——来访者可能让别的人，甚至有感性特征的人也体验不到感性、情感的部分，而并不一定完全跟咨询师的人格特点有关。来访者本身就是非常理智化的，让我们无感。因此，如果我们的情感出不来，可能一部分是来访者激发的；如果不是，我们要在自我体验的部分更多地探索自己的情感。当然这个问题说起来容易，做起来会比较困难。

倾听和回应：应对初始阶段的移情和反移情

毫无疑问，移情和反移情是精神分析中最受关注的概念，甚至可以说是精神分析的代名词。彼得·海勒曾经以病人的身份说过这样的话：在分析关系里，我希望被爱，甚至只是原原本本地被当作病人爱着，然而就像诊室里的许多病人，我不认为我得到了足够的爱，诊室里的爱是个烫手的山芋，诊室里永远没有真爱。确实，在咨访关系、分析关系中，很多来访者会问："你是不是出于职业才会这么对待我，这么共情地理解我？如果我作为生活中的一个普通人，你碰到我，还会有这样的感受吗？"甚至我们作为咨询师也会疑惑：这样的情感是不是真实的？其实这个问题很难去假设，关键是我们想理解的是：为什么会有某种期待？好像双方的身份在现实中和咨访关系中是不一样的，这样的期待是不是包含着移情的成分？

移情、反移情呈现的是一个人早年经历的潜意识幻想，咨询师应依据平行关系 —— 精神关系的一个根本立足点，关注初始访谈阶段的移情和反移情。早年的亲密关系模式会在现实中、咨访关系中重现。我们希望看到早年关系模式的重现，并在咨访关系中修通这一部分。如果不从这个角度着手，不从这个视角去理解，咨询师就可能听不懂来访者的潜台词和他们想表达的情绪，以及背后的意义。在这种情况下，咨询师即使做出回应，也是不匹配的内容。把握不好移情和反移情，不仅会造成来访者脱落，在某些极端的情况下，咨询师还会受到创伤。

在安娜·欧的案例中，安娜·欧宣称爱上了自己的治疗师布洛伊尔，还宣称怀了布洛伊尔的孩子，布洛伊尔不明所以，落荒而逃，从此不再接触精神分析。布洛伊尔是弗洛伊德职业生涯的早期合作者，他对谈话治疗很感兴趣，却受到了来访者移情的创伤，再也不碰精神分析。弗洛伊德知难而上，对这个现象做了深度的研究。1912 年，弗洛伊德说控制移情现象是精神分析师面临的最艰难的课题。

当然，我们有的时候很难通过意识层面的主观努力做到"控制"，而相比控制，我的理解是"更好地察觉"。在心理咨询的初始阶段，咨询师就要敏感地识别呈现出来的移情和反移情，并做出恰当的回应。还是以一些具体的案例进行说明，这样可以更直观地理解现象和概念，特别是理解在初始阶段怎么通过移情和反移情初步建构个案概念化。

　　案例一：一位女性，33 岁，杂志编辑，很文静，打扮比较得体。她的主诉是失眠、浑身疼痛、乏力，不想去上班，这样的状态持续半年多了。这位来访者一看就比较有知识、有修养。每次来做心理咨询总会提早至少半小时到，到了也不打扰咨询师，很安静地坐在咨询室门口，看看电脑，或者看看书。每次咨询回去后都会认真做记录、整理，然后全部打印出来，下次来咨询的时候交给咨询师。不仅仅是在咨询过程中，从她的记录、整理中也可以看出她很有领悟力，很有心理学头脑，也非常努力。

从来访者的外貌、打扮、年龄、主诉的问题以及前几次访谈她的表

现 —— 每次都早早地来，比较温顺，显得好像不是很有主意，不会打扰别人，我们发现她有非常典型的正性移情表现。咨询师被激发出来的反移情是身不由己地想帮她，非常喜欢她，也非常同情她。这是初始阶段的移情和反移情。

要进一步了解来访者的早年经历。来访者的父亲显得很严厉，在家里也非常有权威，里里外外总是习惯为别人承担责任，对来访者从小就非常溺爱。一定程度上，爱孩子就是补偿，是爱自己。这位父亲可能从小特别缺爱，所以他会补偿。来访者的母亲是一位谨慎小心、非常仔细、特别害怕犯错的人。这位来访者从小就是被父母过度保护的。

来访者三四岁的时候，家里一直纠结要不要送她上幼儿园，最后决定要送。但上幼儿园的过程非常不顺利，来访者哭闹，不想上，放学回家后又不想吃饭，晚上睡不好。家里觉得她年纪小，可能一开始有点儿不适应，时间一长就适应了，于是不到半天就把她接回来，想让她慢慢过渡，然后反复引导，跟幼儿园老师也打了招呼。但是，她始终没有改变。最后家里觉得干脆不上幼儿园了，自己在家里带。

面对这样的来访者，咨询师也很有可能被激发出自己早年缺失的东西，并且自我还没有察觉。原因在于我们会身不由己地非常想照顾好来访者，因为可能我们自己从小没有被照顾好，所以想通过很好地照顾和保护来访者，保护我们内心被伤害的部分，这也是咨询师需要自我察觉的地方。当我们有了基本的察觉，就可以初步建构个案概念化。

在咨询过程中，这位来访者经常不愿意结束，甚至在快结束的时候提出一个很重要的、让她很苦恼的问题，然后要求延长时间，要求咨询师提供具体的帮助，没有被满足就会感到非常失望，然后非常愤怒，甚至感到抑郁，想自杀，等等。咨询师进一步被激发出的反移情是感到无力、愤怒、非常迷茫，有的时候非常无聊，但又不甘心，等等。面对这样的来访者，我们通过早期阶段的移情和反移情建构了初步的个案概念化，并在之后的咨询过程中去验证。

　　案例二：一位男性，29岁，是一名销售，他是自己过来的。这位来访者几年来前前后后换过几个单位，也在单位里换过一些部门，他总是跟他的领导有冲突。因此虽然事业上他很努力，很想成功，但很难有进展。他自己非常不满意，在家里经常发脾气，所以他的亲戚建议他寻求心理咨询师的帮助。

　　这位来访者第一次走进咨询室的时候，面对咨询师首先问（当然是很客气地问）："你是什么专业的，哪个学校毕业的？有没有接受过有关心理咨询的培训？你有没有咨询过我这种情况的？我前面找过两个咨询师了，一个咨询师给我的判断错误了，然后赔了我钱；另一个咨询师对我的处理不恰当，影响到我的事业发展，耽搁了时间，我在投诉他。"

　　很明显，这不是咨询师专业背景的问题，也不是咨询师够不够格的问题，显然是来访者不信任的问题。他的移情显示出非常强烈的敌意，这个敌意激发出来的反移情是咨询师感到挺紧张，挺害怕的，怕成为被投诉的第三个人，然后咨询师也会有敌意和防范心，会想千万不要出什么差错，如果被他抓到什么把柄，那这日子可不好过。咨访关系还没有开始建立，双方就已经互相防范了。

　　当我们站在移情的角度去理解，就会知道并不是现实中他真的认为咨询师是不好的人，而是他把坏客体投射在咨询师身上了，他会特别担心被一个很重要的人错误对待。所以他先有防范，当然这些都是潜意识的。基于这个角度，我们就可以做直接的回应，跟他说："你似乎很担心被我错误对待，你是不是对你的诊断、咨询安排有什么疑问？如果你有疑问，我会仔细解释给你听。"然后邀请他提出疑问。从技术层面讲，这样一些负面的、具有很强烈敌意的负性移情，需要比较早地去澄清，如果一直回避，咨访关系很难深入。

在这个背景下就有机会进一步了解来访者的成长经历：他的爷爷遭到过很大的迫害，受到了很大的冲击，但是人很耿直，不屈服，吃了很多苦头；他的奶奶是一个忍气吞声又勤勤恳恳、辛劳付出的人；他父亲的模式是做事、对人唯唯诺诺、息事宁人、与世无争；他母亲经常被人欺负，经常会歇斯底里地发作。这位来访者从小就非常内向，好打架，打架也经常吃亏。

这是整个成长背景的一些基本现实，我们可以进一步建构个案概念化，理解来访者为什么会是这样的。曾经被照料者忽略和虐待，会使一个人在权威人物面前感到很弱小，因此心生敌意、过度防范。虽然有了这些理解，咨询师在现场还是非常担心的，担心被投诉、被指责。这种感觉要真正反馈给来访者，时机和方式的把握还挺有挑战的。

案例三：一位男性，38 岁，在 IT 行业做软件工程师。他在离婚以后的很长时间里都没有办法照顾好孩子，非常苦恼，于是寻求心理咨询师的帮助。他在整个叙述过程中显得非常可怜、无助，讲了很多孩子的情况，并且都是很不好的情况。比如生活习惯有什么不好的地方，学习成绩多么糟糕，和老师、同学的关系有很大的问题。他认为都是因为自己的教育方法不好，因此感到非常内疚、自责，又很焦虑、委屈、无助。

在初始访谈阶段，他呈现出来的内容、潜台词信息和移情让人觉得他好像在面对要责备他的父母，而他只有被骂过、被指责怎么这么带孩子、怎么弄成这个样子后，他才会好过一点儿。他非常想寻求责备，而一个人寻求责备其实是很想责备别人，他责备咨询师也就是在责备父母。他想追究责任：是谁造成这么糟糕的情况。一个人在现实中过度追究自己的责任，一定程度上是表明别人对自己不好才导致自己如今的状况。

面对这位个案，咨询师被激发出来的反移情是：当时就很想批评他，他怎么能这样对待孩子。一定程度上咨询师认同了自己是加害者，感觉如果不好好骂他，自己就没尽到责任，其实咨询师是在防御自己内心体验到的无助和自责。因为如果自己要为他承担所有责任，他的不好就好像是我们导致的，一旦体验到自责，我们就会非常难受，所以我们想反过来批评他，相当于把责任还给他。

如果我们有相当丰富的心理咨询经验，或者有相当丰富的生活经验，碰到这样的人，我们就会马上想到一点：他们专挑最不好的讲，甚至还把不好的情况放大，其实他们忽略了很多好的部分。所以我们可以这么回应："你忽略了自己做得好的部分，其实孩子也有好的部分，孩子的情况没那么糟糕，你的情况也没有让我太担心。"情况也确实如此，他离婚有两三年了，现在孩子的学业在朝前发展，他虽然又做爹又做妈，但也在坚持工作，情况也没有太糟糕。

来访者的父母在他很小的时候就离婚了，他从小的体验是：父母婚姻的结束给自己的成长带来了灾难性的影响。强烈的心理阴影让他很害怕自己的离婚也会给孩子带来永久性的伤害。这种潜意识的害怕影响了他照顾孩子的感觉，他太担心给孩子带来坏影响，所以孩子身上任何一点儿不那么理想的状态都让他感到是自己的离婚伤害了孩子。来访者现在责备自己，其实就相当于在责备当年的父母。同样，来访者现在很可怜自己的孩子，其实也是在可怜小时候的自己。一个人只有在内心真正修复了和父母的关系，或者说修复了父母带给自己的创伤后，才能更加释然地伴随自己的孩子成长。这是我们接下来的工作要去思考的主线，也是我们希望这位个案达到的一个目标。

案例四：一位女性，30多岁，她的咨询师是一位女咨询师。在前两次咨询中，这位来访者呈现了很多自己在学业及心理状态上的各种改变，她非常努力，咨询师对她也表达了充分的肯定与欣赏。然而在第三次的时候，这位来访者对咨询师抱怨说："你怎么一点儿都不重视我的努力和进步！"

这位来访者在咨访关系中经常对咨询师说上一次咨询结束以后自己又有什么样的改变、又领悟到什么东西，其实就是在表达"你怎么还没看到我做的努力"。有的时候她会问："我现在这个情况，还算不算有心理障碍？"其实她是想看咨询师怎么评价她。这位来访者的移情反应是把忽略、轻视她的父母投射到咨询师身上了。咨询师被激发出来的反移情是需要非常小心地呵护她的自尊，非常小心谨慎地对待她，但再努力也没有用，她总感到被咨询师忽略。

我们进一步了解到这位来访者的成长经历和从小的感受：母亲非常忙碌，事业非常成功，经常会顾不上她、忽略她，来访者很难得到母亲的肯定和正面回应。

在一定程度上，因为面对的是女性咨询师，所以这位来访者很容易把她跟母亲的关系模式投射到咨询师身上。可以从这个立足点，根据自己的反移情（感到被忽略，非常愤怒，怎么跟她说我很关心她，她就是听不进去）回应来访者。

察觉了初始访谈阶段的移情和反移情，我们就可以做到不就事论事地跟她说"我们没忽略你"。不能因为我们感到了愤怒、委屈，就用忽略、贬低的态度回应她，我们要回应来访者的潜意识，问她怎么会有这样的感受。这样来访者就会感到咨询师理解了她，也会感到在咨询师面前有这样的表达是安全的。

我们可以继续验证这样的个案概念化：这位来访者是不是对被权威肯定或者被权威忽略特别敏感，是不是有自体价值的冲突，她是如何感知自己和别人的？我们也可以进一步验证这位来访者是怎么处理情绪的：她体验到被忽略是会暴怒，会委屈忍受，还是非常理智化地压抑？她是如何处理和权威的关系的：是通过贬低咨询师来维护自己的自尊，还是讨好迎合咨询师，或是跟咨询师有竞争、嫉妒的关系模式，又或是选择主动离开？这些都是我们在接下来的咨询中要不断去丰富、印证和澄清的部分。

案例五：一个 20 岁的女孩，大学刚读了半年就休学在家，父母陪着她接受心理咨询，她找的也是一位资深的女咨询师。开始咨询时她就说自己有抑郁症，看过精神科医生，但是不想吃药。她说话非常少，声音非常轻，不带任何情感色彩，低着头，眼皮好像也没抬起来。倒是她的母亲非常着急地在边上不断补充，甚至还会抱怨她说"你这个孩子怎么不肯配合治疗"，然后也抱怨吃了药没啥作用。父亲满面愁容，在边上不作声。咨询师这时候回应，问来访者是不是希望自己一个人跟咨询师交流，因为咨询师感到来访者的母亲要说很多话，来访者倒没机会说话。而且还没等来访者表态，咨询师就出手了——让来访者的父母在外面等。其实咨询师了解到，这位来访者第一次来，她很希望父母能够陪着她，而且这次咨询也不是她自己想来的，是父母非要她来的。

这位来访者的移情现象是非常顺从权威，有点儿像"父母说的总是对的"。对于她，咨询师也是权威，说的总是对的。所以咨询师被激发出来的反移情是：很想支配她，省得问她很多；要代替她做决定；很想让她听话，顺着我们的美好愿望给她咨询。这位来访者后来不断呈现从小到大跟母亲的关系模式：在她不听话的时候，即使她碰到困难，母亲也不会管他。有了这些察觉，咨询师可以跟来访者做这样的回应："你是不是很害怕？害怕如果你对我生气了，会使我拒绝你，不管你了，就像你害怕你的母亲一样？"

案例六：一位男性，49 岁，公务员，长期情绪不好，妻子生重病已经 3 年多了，一直好不了，他每天还要工作。所以，他又要照顾妻子，又要工作，压力非常大。他感到无力应付，情绪一直低落、失眠，出现了很多躯体化的症状。在咨询过程中他很无助、很绝望，经常哭泣，咨询一点儿进展都没有。

他呈现出来的移情是咨询师无用，也就是说一个应该帮助他的人什么用也没有，帮不了他。他从小的经历中也有这一部分：特别渴望父母帮助自己，但很无助无力的时候，没人帮得了自己。咨询师被激发出来的反移情是：很想把他转介，抑郁这么重，时间这么长，一直好不了，还不如早点儿把他转介，但是发现这样不好，因为转介像是一次抛弃。我们可以根据自己的感受去理解他：在他的内心，他很想把妻子转介——照顾妻子很沉重，又照顾不好，最好能转给别人，因为实在是支撑不住了。我们可以通过这样的感受，反馈给来访者我们是能够理解他的内心的。有了这样的反馈，我们最后就不会简单地放弃，或者过度卷入，为他做很多现实的安排。

案例七：一个 18 岁的女孩，母亲陪着一块来的，脸蛋圆圆的，挺幼稚也挺单纯的。她的父亲在她 16 岁时因癌症去世了。她刚来接受心理咨询的时候正在上高三，并且刚刚从我们医院出院，那时候她学业上有压力，还要适应同学关系，她表现出许多异常的言行，突然一下子行为表现很幼稚，跟原来不一样，在家里乱发脾气，在学校也是，甚至还胡言乱语，没有根据地说谁很喜欢自己，因此无法上学。实在没办法，家里把她送到我们医院住院，医院诊断她有幻觉妄想状态。这个诊断不是特别重，并没有诊断为精神分裂，但是幻觉妄想状态的症状也不轻，需要吃三种药。她来到我这里，母亲抢着说她的情况，给人的感觉是怕她自己说不清楚。母亲替她表明情况，然后盯着她叮嘱道："你要完完全全把真实情况告诉医生，不要有什么顾虑。"

我跟这位来访者接触的时候，发现她思路挺清楚的，有比较好的表达能力，她的病情其实并没有那么严重，所以我当时就决定，药物剂量可以减少一点儿，用不着一下子吃这么多，品种、量都减少一点儿，而且非常直截了当地鼓励、肯定她，说她可以继续上学，没有问题。

当时这位来访者呈现的移情是：我不行，该怎么做我都听你们的。我事后察觉到自己的反移情是：这是一个好苗子，可以恰当地帮助她，可以为她做很多决定，可以给她指一条明路，而不是让她总停留在想自己是不是有精神病、一辈子要吃很多药、没办法上学的状态，我甚至有一点儿可以拯救她的感觉。有了这么一些察觉，我们就可以很快在前面一两次的咨询过程中建构一个初步的个案概念化。这个个案也是非常典型的独立和依赖的冲突。所以她经常用退行、见诸行动、投射的防御机制。她给我的感觉是：虽然当初有一些幻觉妄想、脱离现实、丧失现实检验能力的表现，但是表现时间不长，而且跟当初父亲去世、学业、同学关系的压力有一定的关系。所以没多久，她就从那种很严重的情况中恢复过来了。

半年过去了，她也上大一了。她反复纠缠母亲，说她想要找男朋友。她之所以跟母亲吵着要找男朋友，是因为同学不太理她，她感到很孤独、无聊。她母亲听后非常担忧，说当初发病就是因为找了一个比她大好几岁的男朋友，最后上当受骗，还发生了性关系。可她母亲也说，其实她读大学了，要找男朋友也是非常正常的，但是要找靠谱的，不要找那些不好的人。

我是这么回应她的："你对你母亲说要找男朋友，因为你一说找男朋友，她就会紧张地跟你说这些话，你也能够预判到，如果你母亲的反应很紧张，你会是什么感受。"我用带有疑问的方式，通过这样的澄清和反馈，让来访者自己思考，而不是简单地指导她要不要找、应该怎么找男朋友，而且显然这不是她真正想要的答案。

后来进一步探索到，来访者的母亲在丈夫去世后特别怕照顾不好女儿，于是把所有注意力都放在女儿身上，担心女儿的病情不稳定，一有风吹草动就非常紧张，完全忽视了实际的生活，基本上每天都要打电话，问女儿在学校怎么样。所以我回应来访者说："你不断问你母亲说你想要她给你找男朋友，其实你是在提醒她，她自己该找男朋友了。"当时来访者听到这句话愣住了，她后来说母亲知道后哭泣了。

案例八：一位男性，43 岁，原来在街道做科员，后来失业了。他的主述是：有抑郁情绪，患性功能障碍半年多了。一年前因为工作岗位有了调整，他跟新领导相处得不开心，但是又没办法，只能在家里生闷气、不去工作，于是就失业了。他在家里跟妻子分房，还经常有自我挫败感，感觉自己不行了，于是啥也不做，每天就上网、睡觉、抽烟，经常是有认识无行动。他看过好多关于抑郁症的书，能够自我分析，但就是没有行动，不去找工作。

他在刚开始的几次咨询中呈现了这样的移情：被动攻击权威，就是看咨询师有啥办法，有点儿抵触咨询师。咨询师被激发出的反移情是对他恨铁不成钢——怎么就不能像样一点儿，自己能够行动也好啊！咨询师会感到很无力，甚至很愤怒。可以建构起初步的个案概念化：来访者是独立和依赖的冲突，采用的是被动攻击，也有理智化的方式（因为他道理都懂）。

面对这样的个案，咨询师在咨访关系中的回应方式常常是很长时间的沉默。当然，咨询师的沉默总是有理由的：咨询师以倾听为主，不多说话；沉默有很多含义和不同的背景。有时候确实感到没话好说，好多咨询师也会没话找话；有时候咨询师又想说几句重一点儿的话刺激一下来访者。有了这些察觉后，咨询师不得不有所节制，有所等待，更包容地理解来访者的矛盾冲突、为难，然后做一定的解释。

这位来访者从小特别依赖母亲，他母亲非常能干，他从小就感受到接受别人的帮助就是被支配。从小母亲都替他包办、支配他，因此如果他感到自己顺从了别人，他就很生气，比如他妻子给他找了一个很好的工作，他就会觉得你要催我去上班，我偏不去。

这些行为显示他比较幼稚，闹小孩子脾气，跟人对着干。但是，他不去上班又感到不妥，内心也感到没有能力应对，所以他经常用消极对抗的方式（被动攻击）对待妻子和咨询师。他的情况一直不好，相当于自我惩罚。这样的个案是非常典型的爱恨冲突，对某个人一面很爱，一面又很恨。这种冲突如果无法很好地协调，一般会激发罪恶、抑郁、悲伤。一个人一旦感受到要伤害、处罚、毁灭的个体是自己所爱个体的一部分，内在就会有罪恶感和悲伤，这是我们对这位个案的基本理解。

案例九：前文中提到过的男性来访者，33 岁，总是在与女朋友进一步确认关系时对女朋友很冷漠，最后女朋友受不了和他分手；在工作上他频频换部门、换单位，坚持不了太长时间。小时候跟母亲很亲密，在他 7 岁的时候，母亲离家出走，两年后又回来，他看起来没有多大反应，像是对母亲离开又回来满不在乎。

他太靠近一个人或者太投入一件事情的时候会莫名地非常焦虑。在咨访关系中，他抱着一种玩世不恭的态度，体现出来的移情是对咨询师满不在乎，把咨询师投射成非常冷漠的对象，也就是说反正你只是咨询师，无所谓了，我什么时候想不来就不来了。咨询师被激发出的反移情是：感觉自己不被需要，也不太敢靠近来访者，只能被动等待。

有了以上的理解，我们回应他的时候，可以问他对咨询的设置有什么期待，然后表达有稳定、规律的心理咨询，希望他能够定期来，并详细讨论怎么具体安排设置更合适。非常真诚、认真地详细表达我们希望有一个很有规律的咨询，能够建立一种关系。这么做的目的是要呈现一点：虽然你表面显得满不在乎、无所谓，但是内心是渴望的。立足于这点，就不会被他的表面现象所迷惑。

有一次咨询师要出差，来访者有一些抱怨，但也非常理智化地说："你们专业的肯定要定期出差、开会什么的，无所谓。"出差回来后，来访者显得很冷漠，无所谓，甚至说"没啥意思，还不如结束心理咨询"。我们的个案概念化是：来访者保持表面上的冷漠，其实是想控制他曾经被遗弃的痛苦的感觉。他貌似不在意咨询师出差，就像当年不在意母亲离家干什么，其实内心是在意的，只不过他意识不到，体验不到。有一次咨询，他突然好奇地问咨询师："你上次出差是跟谁一起去的？"有了前面的了解，我们就不会就事论事地回应"我出差跟谁在一起关你啥事，这是我的私事"。显然他并不是对咨询师现实中跟谁出差感兴趣，而是他内心一直有没有解决的好奇——母亲当初跟谁走了，离开家后干了什么？有了这样的理解，我们就可以做进一步的回应，把平行关系进行连接，对他的冲突、心理防御做进一步的解释。

案例十：一位女性，41 岁，全职妈妈。这位来访者找的也是女咨询师。她的苦恼是：长期在家里带孩子，孩子从小到大还算挺好的，最近几年孩子到了青春期，经常和自己对着干。她自己的情绪也很不稳定，感到非常委屈，自己放弃了一切带孩子，没想到现在孩子居然经常对她恶言相向，说自己的行为、话语、表情让人作呕，所以有一次她打了孩子。讲完这些后，她马上问咨询师："你会责备我吗？"

这时候某一部分咨询师跟她的感觉是相似的，但可能跟投射没关系，也就是说来访者说她打了孩子，本身作为一个现实，咨询师会有自身的反应——感到不妥。如果我们否认，就是在跟来访者共谋。有的时候不回应来访者的潜意识、移情，怕他们有负担，于是出于好意劝他们，说

"我不会责备你的"，其实这是不真实的反馈。我们可以做这样的回应："我认为你自己不会原谅自己这样伤害孩子。"指出这是来访者有自我责备，所以才会问咨询师，同时告知来访者，她其实有爱和原谅的部分，促进她的整合。她不能原谅自己打孩子，说明她对孩子不仅有打的部分，还有爱的部分，我们要把这两方面都指出来。

从技术层面看，当时当刻不解释移情，只是澄清界限，不抛弃来访者。什么叫澄清界限呢？就是这位来访者其实是自我责备，但是在现实中她要让咨询师因为防御自己内心的内疚、自责而不责备她。因此咨询师要把她的内疚、自责还给她，呈现给她，这是她自己的一部分，不是咨询师的。澄清界限有助于终止投射认同。说得通俗一点儿，来访者的内疚用不着咨询师急急忙忙地化解，让她自己看到自己内心有内疚、自责的部分，这样咨询师才有可能像经典的精神分析一样做解释——她期待咨询师的严厉责备和惩罚。

来访者如果期待咨询师的严厉责备与惩罚，就相当于澄清她从小总被母亲责备与惩罚，她已经内化了肆虐母亲严厉的部分，也认同了严厉的内射作为自己的一部分。也就是说从小母亲都是严厉责备她，哪怕后来母亲不在身边，也存在于她自己的内心，并时时刻刻责备自己。在我们的人际关系中，很多人，特别是非常强的人，身上经常有这种现象。

通过上述案例的叙述、解释，我们可以归纳：移情是过去重要客体关系在咨访关系中的重复，所以移情总是不恰当的。移情的目的是早年未满足的愿望得到满足，而更重要的是我们要寻找移情指向的过去的客体是谁。移情本质上都是潜意识的。从广义的角度讲，所有人际互动中都有移情的成分，所以我们说移情和反移情是精神分析的技术标志，是精神分析最有利的武器，咨询师应把移情和反移情作为主要的技术手段去分析、解释、呈现。在早期咨访关系阶段，甚至在首次访谈时，可能就已经发生了移情和反移情，我们要对此保持敏感，去察觉，并且利用它们进行个案概念化的建构。

答疑解惑

问： 一个男孩，他自己认为膝盖变形，因此非常苦恼，已经进行了52次咨询，在咨询过程中因为说到和女朋友的关系没处理好，让咨询师非常担心他。在结束的时候，来访者也不愿意结束，甚至为了平复自己的情绪希望在操场、走廊上继续，让咨询师取消后面个案的咨询。当然咨询师感到非常被动，非常愤怒。

答： 这个来访者非常依赖，像是一个饥渴的、要奶吃的孩子。他总感到会被拒绝，非常黏咨询师，当然也黏父母当中的某一个。

问： 一直以来很想用反移情进行工作，尤其是互补性的反移情，很想知道怎么才能把互补性的反移情变成一致性的反移情。

答： 其实理论上说是没错的，我们希望在咨询过程中能更有效地理解来访者，能够和来访者在同一个情感频道上，但确实非常困难。因为反移情是最为艰难的，本身是潜意识的，往往是一个盲点。有一部分反移情是来访者激发出来的，还有一部分是我们自己的。我们有的时候不得不放弃我们的主观意图，关注来访者当下呈现的东西，以及我们被激发出的情感。我们要提高反移情的自我察觉能力，需要多做个案，有案例的讨论。不管是集体的案例督导，还是个别的案例督导，最后都要有自我成长、自我体验。这些经验的持久积累会使我们更加放开自己，对自己的反移情更加敏感。

问： 案例七中，平行的一定是关系模式吗？来访者对母亲说自己要找男朋友，其实是在暗示母亲该给自己找男朋友了，是不是在第一时间就能做这样的诠释？

答： 这个问题非常好。其实这个问题也是我咨询了 3 次后才察觉到的，当时做了现场的反馈，但我不认为这是一个很有深度的解释。这是我非常想触碰的一个点，因为这位来访者在一定程度上也意识到，她自己并不是真的要找男朋友。我想来访者体验到母亲的情感负担非常重，她自己其实不知道她是在照顾母亲的情感需要，所以我很希望她呈现出来。在第 4 次的时候，我察觉到她很想理解母亲，只不过没有到意识层面上。她大概希望母亲能够更好地察觉自己的需要，而不是把所有的精力都放在自己身上。但是不是这样，肯定要来访者和她母亲在现场或者以后去验证。如果符合的话，她们就有机会自己思考。所以我的诠释也并不是一个标准答案。

问： 在生活中，我经常要和一些自我察觉能力很差又偏偏非常固执的人相处，我感到非常抓狂，这是不是自己的自恋，我又该怎么成长？

答： 能够有这样的自我察觉，并且提出来要自我成长，我认为已经非常了不起了。我想我们每个人都有这样的体验 —— 与一些不是我们所愿或期盼的人相处，特别这些人还与我们有亲密关系。我是这么看的，如果我们感到一个人自我察觉能力差，又特别固执，可能他身上呈现了一些我们自己内心存在的、又不愿意面对的东西。也就是说我们每个人身上都有很难自我察觉又非常固执的部分，我们总认为自己是对的。所以我们必须面对一个现实：我们大概无法指望别人与自己一模一样，有的时候我们不得不放弃改变一个人。这在一定程度上也是接纳自己内在的这种特质，这种特质是我们原来一直不愿意承认并回避的。放过对方其实在一定程度上是放过自己，当然前提是我们能够察觉到自己的这一部分。我们也非常希望别人能够这么好地、同步地回应与理解我们。

问：一位来访者渴望和女朋友亲密、在一起，又害怕在一起，在一起的时候非常恐惧，甚至有很多生理反应，比如恶心、呕吐。他很想占据女朋友的全部社交时间，只允许她跟自己在一起，但真正在一起时他又非常慌，非常在意女朋友的态度，等等。现在来访者来咨询了两次，我想跟来访者建立连接，探索他跟女朋友的关系是不是跟他与母亲的关系有关，又怕吓到他。

答：确实，当我们在选择平行关系模式中的相似点，想去探索的时候，会想时机是不是太早了。因此在解释平行关系的时候，我们往往一开始关注现实亲密关系，就是他和女朋友相处时的情绪感受、困难点是什么，尽量多地共情地理解这部分。了解了这部分，才有可能找到理解的线索。来访者也会感到很困惑：我应该很渴望跟女朋友在一起，怎么会有矛盾的现象？同时他给我这样的感觉：他很依赖女朋友，而"怕"，是怕如果对女朋友说了不同的意见，女朋友就不管、不理他了。从直觉看，确实很可能跟他早年与母亲的关系模式有关。

因此，如果我们通过几次咨询感受到这一点，平行关系对我们的理解很有帮助，我们可以尝试用疑问的方式提出，让来访者自己去印证，让他回应是不是这样。他可能会感到两者之间没关系，不是那么一回事儿，那我们再等待，看看能不能找到其他线索。我们不要低估他的承受能力，如果他跟女朋友的关系已经有了这么大的困难，我们找到了一些理解的线索，想谈谈他跟母亲的关系，我想毫无疑问，他是能够承受的。

问：有位来访者看了心理方面的一些视频，认为自己在婴儿期被父母完全忽略，自己就像视频中讲到的全能感，还认为自己有自恋的问题。在咨访关系中他呈现出对父母非常大的愤怒，表示被父母不恰当地对待，被忽视，等等。面对这样的来访者，我们要怎么回应？

答：是不是这位来访者有非常依赖的部分？我认为这位来访者能够非常愤怒地讲述，不像是自恋的问题。这个愤怒有点相当于独立和依赖、分离—个体化的一个阶段——16～24个月，这一阶段有独立的愿望，又没有充分的自信，不确定、自己没把握，就会非常矛盾、愤怒。我们作为咨询师，或者作为父母面对幼儿的分离—个体化，要负荷他们的愤怒，我们会感到手足无措、无奈，所以站在这个角度理解，我们不必太急于说些什么、做些什么，而是让他的情绪稳定下来。咨询师必然要经历这个阶段——承受他充分的愤怒。在这个过程中，我们可以根据自己的无力感理解他内心也有这么一种无力感、不甘心，然后做一些共情的回应。但最好、最恰当的处理方式还是倾听。

问：案例七中是怎么感受来访者的潜意识的？

答：感受来访者的潜意识，理论上大概有这几点：第一，来访者呈现的内容，我们对来访者的直接观察；第二，我们对自己内心的观察，特别重要的是我们在现场被激发出来的内心感受；第三，一些基础知识，基础知识可以帮助我们判断来访者处于什么样的心理成长阶段、采用哪些防御机制等。这三条主线互相交叉，综合在一起，当然是主观的，我们现场做出推测，投射给来访者。

问：有时候发现来访者不止一个核心冲突，有些来访者可能有独立和依赖的冲突，还有俄狄浦斯冲突。

答：心理成长是终身的，不同的阶段会有不同的主题，特别是青春期，不仅有自有的特点，很多早年很重要的部分还会在青春期加剧重现。只不过精神分析比较多地认为青春期、青年期或中年期等时期会比较多地重复早年心理发展阶段的一些主题。此外，我们讲到经常要在后来的成长中补课，所谓补课就是我们进一步引出各种各样的问题，所以理解6岁以前的一些基本原型、心理成长阶段的一些基本主题，对于我们理解成长阶段出现的问题非常有帮助。最后我想，来访者具有几种冲突或者介于两种冲突之间都是非常常见的，很难一刀切，只判断有一种冲突。

察觉、警惕无所不能的感觉

本书提到的很多案例都涉及人格依赖的问题，本节从初始阶段察觉反移情入手，识别依赖的投射认同模式，从方方面面把与依赖有关的个案串联起来。此外我们还希望进一步了解依赖型的人格障碍和与此相关的成人分离焦虑症、适应障碍、抑郁状态，因为像这类个案在某些阶段经常被判断为抑郁症。我们也把互相相关的各种心理问题的判断标准与内在逻辑联系起来，特别是看似不相同的心理问题。

我们经常说诊断只是个标签，一个人的身上可能有不止一个标签。这些标签看似五花八门，但如果看懂了这些标签背后共同的内在逻辑，对这类个案我们就会有比较清晰的应对策略。本节将进一步总结依赖个案会在哪些成长阶段体验到怎样的内心冲突，以及冲突的产生与没有处理好与照料者的关系有哪些关系，从而进一步说明咨询师面对这样的个案应持有何种应对原则。咨询师如何恰当应对来访者，相当于父母在孩子早年成长中如何恰当应对孩子，本节中我们可以看到这类的平行关系。

了解有依赖特质的个案

有依赖特质的个案往往会在早期咨访关系中引发咨询师这样的反移情：经常觉得来访者非常值得同情、非常软弱、需要帮助，很想拯救、保护他们，甚至在跟来访者的访谈过程中觉得自己能从各种视角去理解、共情他们。有的时候我接到这一类的个案，会感觉只有自己能够真正理解来访者，他们在以往的生活中，包括以前接受心理咨询，都是被不恰当地对待的。某一次咨询快要结束的时候，我甚至很想过度保护来访者，还会怀疑如果就这么结束了这次咨询，来访者回去以后有没有能力自己处理好事情。

当我们面对这类来访者，我们会发现自己确实极度敏感，好像是全知全能的。我经常有这样的体会，碰到这样的来访者，我基本上知道他们有什么样的原因、什么样的父母，他们被怎样对待，我能猜透他们的心思、遭遇、处境，也经常遵循他们的要求给予具体的指导和更多的支持。来访者经常会提这样的问题："我确实知道你很擅长处理我这类问题，你也帮助过很多人，那你能不能告诉我，你帮助过的人都是怎么好起来的？"

听到这样的提问，有经验的心理咨询师会立刻意识到：虽然来访者提出问题想要答案，但他们要的不是这个问题的直接答案，而是渴望有一种使他们感到有价值的关系，即他们的潜台词、内心的真正渴望能否被看到，他们是不是能被完全理解，甚至是不是被信任 —— 信任他们有动机、有能力自己应对好这类问题。这些当然都是我们的解读，是我们的猜想，需要我们在咨访关系中逐步听懂、呈现。

我们会发现，这类来访者唯一的人际互动方式就是借着表现自己非常无助的样子，让别人，包括咨询师，到自己这边来帮自己。这类来访者呈现的信息就是自己不行、能力不足，没有重要的他人的支持就没有办法运作自己的功能。所以我们确实发现，这类来访者经常出现心理危机。我们作为咨询师很难拒绝濒临崩溃的来访者，只能延长时间、突破设置。虽然事后也知道，那也算不了很大的危机，而且在下一次咨询的时候，当再次问起来访者："你上次碰到这么大的危机，后来结果到底咋样？"来访者会轻描淡写地说："很轻易处理掉了。"当时咨询师为来访者急得不得了，消耗了很大能量，提心吊胆了好多天，后来发现他们早就过去了，甚至接下来几天还挺开心的。所以如果经常出现紧急危机，危机就不叫危机了，而变成了一种常态。

从这一点我们知道，一个人如果总让别人感觉紧急、危机、需要帮助，那他基本上就是非常需要即刻被满足的人，心理发展水平处于婴幼儿阶段。这样的个案经常迫使咨询师进入拯救的状态，身不由己地拯救马上要崩溃或者非常弱、需要帮助、值得同情又得不到很好对待的人。咨询师甚至有的时候要用适当的方式帮助来访者缓解冲动，比如找他们的父母、老师、同事、恋人或配偶等沟通一下，让他们很好地对待来访者。甚至咨询师会感到只有自己能照顾好来访者，要把他们带回家照顾。在咨访关系的早期阶段，咨询师经常担心来访者会不会过度抑郁，假如不给他们延长时间、不增加次数、不留电话号码，就会觉得来访者无法一个人度过危机。

但次数多了，时间长了，咨询师经常会发现给了来访者很多忠告、具体的建议、很好的支持方案，他们却做不到，甚至觉得无辜：我做得到就不来找你咨询了，道理我也知道，我就是做不到。咨询师会感觉被耗竭：面对这样的来访者，咨询师总想拉他们、拖他们，因为曾经的感觉是他们靠自己的帮助才能度过危机，没有自己的帮助他们就无法过日子；曾经帮他们渡过了难关，现在就总要去拉他们，而他们越来越向下沉，咨询师越来越拖不动，到最后非常耗竭。来访者做不到，反过来还会责备咨询师："你怎么没有帮我？"咨询师经常被反复要求参与解决一些具体问题，但是无效。比如有时候来访者会说："我下次把我父母叫来，你跟他们谈谈，他们在家里面怎么对我，我好不容易情绪有点儿好转，他们这么一弄我又不行了。"听来访者这么说，咨询师的感觉是咨询效果被他们的父母破坏了，很想把他们的父母找来教育一通，觉得父母怎么这么控制孩子，孩子的问题大概就是他们导致的。于是咨询师经常应要求解决一些很具体的问题，当然也不是咨询师做了就马上有效果。

咨询师本身是帮助人的职业。我们在帮助人时要注意事后沟通的问题，因为来访者不是直接提出需要什么帮助，而是有潜台词，他们呈现出很多情形，诱使咨询师不停地帮助他们。如果存在这种情况，我们需要跟来访者面质，把潜台词公开翻译出来。但是咨询师经常与来访者共谋，在潜意识中与来访者共同完成一个我们心照不宣的共谋。

我们认为关注此时此地非常重要，因为我们知道，被来访者称水平很高、能帮到他们、被他们需要，我们会感到很有力量。所以我们非常强调一点：咨询师要能够察觉自己的反移情。若咨询师感到对来访者的问题先知先觉，自己无所不能，能够理解他，只有自己才能帮助他，就说明这位来访者有依赖的特点，或者使用了依赖的模式。咨询师需要把这一点呈现出来，让来访者自己看明白这一点。

克莱因晚年发展了一个概念——投射认同，指人际关系中的潜意识互动、隐藏在背后的事后沟通。投射是一个人内心的冲突不能被提为自己身上具有的冲突，所以把这种冲突放到自体以外，投射出去。投射认同指的是被投射出去的不仅仅是一种冲突，还包括自己的一部分坏的事情，个体通过潜意识的认同与被驱逐的部分保持联系，并对其加以控制。通俗地说就是一个个体不认为一段体验存在于自己内心，而认为这段异样、刺眼的体验存在于他人身上，于是他人成为被这个个体高度关注并努力控制的对象。比如我内心特别不能接受自己有偷懒的冲动，我感觉自己从来不偷懒，一直很努力、很上进，但我感觉我的孩子爱偷懒，所以我天天盯着孩子，让他积极主动、努力一点儿。其实我注意到，孩子身上的东西实际是我内心存在的自己不能接受的部分，这也是人类关系中的普遍维度。而依赖是四种常见投射中的一种。

有了这样的理解，我们就知道如何应对好这样的个案。我们要在咨访关系建立的早期就具备一定的敏感性，通过察觉自身的感受，判断、评估来访者使用的是什么投射认同模式。

如何自我察觉？

如果在咨访关系中感觉不那么对劲儿，事情的发展并非完全正确，感觉自己是不是工作没做好，等等，虽然这些感受很模糊，但自己越来越生气、不耐烦，此时我们就要注意：是否与来访者的互动发生了某种投射认同。当然我们还是强调，跟来访者建立咨访关系要允许来访者参与。所谓允许参与就是哪怕来访者进入病理性关系模式，也是建立关系的开端。这也是我们经常强调的在咨访关系早期阶段，要优先处理来访者不舒服的感觉，或者最难受的情绪，而他们的潜意识到底有什么意义，我们还来不及关注。当时当刻我们更关注的是来访者着急的是什么，痛苦难受的是什么，针对这些，我们要给予恰当的回应，提供一定的帮助，让他们感到自己担心的事情被咨询师回应了，这样可以保证个案留在咨访关系中，也满足了来访者部分病理性客体关系的需要。

要达到这个目标，最重要、最基本的点就是与来访者的情绪进行连接，反馈情感也是非常共情的，甚至有的时候还要支着儿、提供建议。理论中经常讲咨询师从来不提供具体的建议，但我想在实际操作层面这大概是不可能的。我们每个人都给别人提供过具体的建议，咨询师肯定也给来访者提供过建议，甚至有时候还提供了不少建议。明明有一个恰当的建议可以帮助来访者，为什么要偏偏憋着不说呢？而且憋着也难受。

应对病理性关系模式

来访者既然想解决问题，为什么在咨访关系中又重复了病理性关系模式？那还不是老样子吗？其实我们可以从这个角度去理解：来访者潜意识里很想努力逆转婴幼儿时期的、结果不好的一些经验，他们希望在跟咨询师的关系中，能够照旧对待咨询师，但咨询师的回应要有所不同。如果咨询师的回应有所不同，来访者的结果可能从此就有所不同。来访者可能在潜意识里寻找能终止这一病理性关系模式的人，正是因为这个很秘密的潜意识的期望，来访者才能够接受咨询，并忍受咨询中的各种情感体验，比如咨询师很节制。

因此咨询师必须保证投射认同发生在咨访关系中，并成为咨访关系的一部分。咨询师要以不同于来访者习惯的方式回应他们。比如，来访者总是显得弱弱的，让别人很同情他们，也很想帮他们，那到底该用什么样的方式回应呢？尽管他们显得很无助，什么也做不了，希望咨询师帮他们，但咨询师也不能超过现实的限度，每次都帮。咨询师可以等待他们，等待他们相信自己可以应对，当然这就意味着可能会引起来访者的失望。但这样的话，咨询师就有机会面质、修复这种病理性的人际关系模式。这就是咨询师有能力接受来访者的投射，而不是总以来访者习惯的方式回应。

一位男性来访者，29岁，母亲陪着一块儿来的。他之所以接受心理咨询，是因为他感到情绪非常低落，做事情一点儿动力都没有，有些消极的意念，感觉人生没啥意思，然后睡不着，去精神科诊疗过，医生给配了一些药，吃了四五天药后就有了很明显的改变。但是来访者不想长期靠药物解决问题，甚至表现出对自己的心理问题有一定的反思，很有心理学头脑。有时候，咨询师很喜欢碰到这样的来访者，因为他们自己很主动地想用心理学的方法解决问题。这位来访者很有反思能力，甚至明确表态"我不想长期依靠药物"。一听他这么说，我们就知道他有动机、有领悟力，也有愿望，这本身就是我们希望来访者成长的部分。

这位来访者情绪低落、没有动力事出有因：他大半年前离婚了，因为他黏人又出轨，前妻受不了。这位来访者很内疚，自己明显不占理，所以同意离婚。但是离婚后又后悔，多次找到前妻，希望前妻回心转意，前妻回来陪他睡过一个晚上。这位来访者结婚前有过多次恋爱经历，没多久就分手，分手的时候闹得死去活来，但之后马上又找一个。他跟前妻、几个前女友的关系是现实的亲密关系，咨询师要理解现实中这种模式是怎么形成的。

来访者从小跟母亲的关系非常亲密，非常依赖母亲，父亲不如母亲能干，比较缺位，好像存在不存在都一样。来访者到了该上托儿所、幼儿园的年纪，家里人多次把他送去，可他哭闹、生病、做噩梦，最后没办法，一直在家里待到上小学。一开始上小学也非常困难，后来熬过来了。

这位个案年龄上已经是成年人，但他的模式是持续的，所以我们要考虑他是不是有依赖型人格障碍，有没有成人分离焦虑症或者适应障碍。我提到了分离焦虑症，他离婚后出现的状况是不是因为他有适应障碍，现在他的情绪非常低落，还消极、失眠，他会不会有抑郁症？好像好几种标签都可以贴在他身上。但是我们还要去看这些标签背后有没有共同的逻辑，哪些是可以联系、串在一起理解的。

考虑来访者是否有依赖型人格障碍

首先我们看看依赖型人格障碍有哪些标准，有哪些具体的、典型的表现，对比来访者的症状是否符合。如果来访者符合，那么肯定不是一条两条，至少有五条。我们来看看一些具体的表现：

（1）没有他人大量的建议保证，就难以做出日常决定。

（2）要别人（重要的人）为自己生活的重要方面承担责任，比如专业、学校、工作、婚姻，因为自己从小没有承担过责任，没有决策权。

（3）害怕失去支持或者赞同。

（4）难以表达不同意见，不包括怕被报复而不表达不同意见。

（5）很难对别人说不。

（6）很难开始一些项目或者一些事情，因为对自己的判断和能力缺乏信心（不是缺乏动机和精力），尽管内心很想做好，很期待有一个好结果。

（7）为了别人对自己的培养和支持会过度努力，甚至甘愿做一些不情愿、不愉快的事。

（8）过分害怕不能照顾自己，一个人独处时感到不舒服，或者有强烈的无助感。

（9）跟一个人的亲密关系结束时，迫切寻求另一段关系作为支持和照顾的来源，也就是身边不能缺人。

核对案例中的 29 岁男性来访者是否有这些特点。

考虑来访者是否有分离焦虑症

我们还要考虑来访者是否有分离焦虑症。原来在诊断分类里，分离焦虑一般针对儿童，即儿童心理问题分类里会有分离焦虑症，但是《精神障碍诊断与统计手册（第五版）》已经修改，明确分离焦虑症不只针对儿童，也包括成人。从精神分析的角度讲，分离焦虑的本质跟独立和依赖的冲突有关。

分离焦虑症的基本定义是：当一个个体和依恋对象离别时，这个个体会产生跟他的发育阶段不相称的、过度的害怕和焦虑。案例中的 29 岁男性来访者就是这样，跟前妻离婚就是他们亲密关系的结束，他求前妻回来，不然就没办法过日子，这跟他的年龄阶段明显不相称。分离焦虑症有哪些表现呢？比如预期或者经历跟家庭成员、依恋对象离别的时候，有反复、过度的痛苦，另外会持续、过度地担心失去依恋对象，担心依恋对象可能会受到疾病、受伤、灾难、死亡的伤害。我们听着有点儿像担心依恋对象（比如家里人）出意外状况（比如走失、被绑架、生病），其实持续过度担心的不是意外状况，而是担心意外状况导致自己和依恋对象离别。因为害怕离别，所以持续的表现是不愿意或者拒绝出门，不愿意或者拒绝离开家，不上学、不工作或是不去其他地方。

一部分总宅在家里的人可能是成人分离焦虑症，人格基础相当一部分也是依赖的。分离焦虑症还有一些表现，比如：持续地、过度地害怕或者不愿意独处，也不愿意在家；黏着、依赖依恋对象，不能与对方分离；持续地不愿意在家以外的地方睡觉，或者主要依恋对象不在身边的时候就不能睡觉；反复做与离别有关的噩梦，我们称为"日有所思，夜有所梦"；如果跟主要依恋对象离别，或者预想离别，会反复出现头痛、恶心、呕吐等躯体症状。孩子、成人甚至老人都会出现这些具体化的症状，并且我们界定这些症状的出现是在跟依恋对象离别的时候，或者预想将要离别的时候。

进一步界定症状持续的时间：儿童、青少年持续 4 周以上，成年人持续 6 个月以上。严重程度要达到对日常生活和社会功能造成明显不利的影响，在排除了孤独症的谱系、幻觉妄想、场所恐惧症、广泛性焦虑症和一些疾病的焦虑后，我们就可以界定来访者有分离焦虑。

考虑来访者是否有适应障碍

适应障碍总体来讲被提到的不多，因为更多地会被判断为抑郁症、焦虑症，而适应障碍会被忽略。其实适应障碍在学校里很常见。适应障碍是一个人对现实环境的适应能力达到障碍的程度，这肯定还是有独立和依赖的冲突。有这样一个人格基础，又遭遇外界的应激，就很考验一个人的适应能力。有适应障碍的个案需要大量的支持，我们有时候碰到这样的人，觉得他们从小到大总是碰到事情就不行，要周围的人帮、支撑他们跌跌撞撞地度过小学、初中、高中、大学、工作，很多人都是这样一路走过来的，总是在转折点的时候有困难。

适应障碍的表现是什么？在可以确定的应激源出现的 3 个月内，即短期内，对应激源有情绪的反应或变化。碰到事情是可以理解的，但是反应非常大，就明显不合理。社会功能会明显受损，经常伴有抑郁、焦虑，或者混合焦虑、抑郁状态，也有一些人出现行为紊乱或者混合的情绪行为紊乱等。

曾经我接触过一个案例，是老同学介绍的朋友。他朋友的儿子从重

点高中毕业，成绩还不错，想考国内特别有名的高校，但不太有把握，又觉得重点大学如果不是特别有名也没有什么价值。他们家里经济条件很好，所以决定让儿子出国留学。这个男孩于是去了新西兰一个很好的大学，专业也挺好的，是保险精算。

刚开始一个月没什么特别的，快到两个月的时候，这个男孩就每天打几十次电话，说读不下去了，要回国。家里问到底怎么了，反复了解之后才知道，刚开始他觉得挺新鲜的，要适应环境和每天的生活规律，还顾不上苦恼。因为生活和环境比较简单，他很快就适应了，但是对学业不太适应。他发现同班的同学里，他的实践运用能力和主动性比较差，人家都会主动找很多参考材料、书，应用的事情都会做，自己好像只会死读书，这个专业的实践应用能力要求也挺高的，还有一定比例的淘汰率，不是每个人都能毕业，他就怕到最后自己被淘汰。想想要花父母这么多钱，如果几年下来还要被淘汰，拿不到学位，那还不如早点儿回家。所以他很苦恼，反复想，天天打电话。

家里不停劝他："你成绩现在还挺好的，并没有哪门考得不及格、学不下去，那再坚持坚持，多主动实践实践，问问别的同学怎么办，可以熬过去的。"但他仍然不相信，就想回来。到最后父母想：回来就干脆回来吧，不要在外面把人的状态弄坏、把人弄废了，健康最重要；实在不想读，回来再说，反正也不在乎钱。但是叫他回来他又不回来，觉得才两个月不到就这么逃回来，以后再碰到困难，即使在国内也是要碰到困难的，那怎么办？他不甘心，回来不甘心，不回来又感觉坚持不了，很难做决定。

他父母跟我说这些情况的时候他还在新西兰，问我他到底有没有问题，到底该怎么办。正好此时这个男孩又给他父母打电话，所以他父母把电话交给我，让我跟他聊聊。我聊下来觉得像是适应障碍，有一定的依赖性格基础，碰到明显的环境改变，短时间内出现了情绪苦恼，程度有一点儿严重。有了这一基本判断，我知道他会熬过去的，时间不会太长，所以我基本的定位就是在电话中给他一定的支持，希望他不要马上做出判断，反正也不急于马上回来，还能坚持几个月再做决定。过了一个多月，他父母又来找我，说孩子情况很好，再也不提要回来的事了，现在在那边过得还挺滋润的，甚至过年也不想回来，希望在那边多旅游。这是一个典型的适应障碍短期苦恼的个案。

精细个案概念化

再结合刚才提到的 29 岁男性来访者的案例，看看有没有一条主线，能不能精细个案概念化。我们可以看到他的症状是在成长经历中逐步发展来的，比如在分离—个体化阶段碰到了独立和依赖的冲突，这跟照料者的回应有关——母亲从小对他照顾得非常多，怕他做不好。这是一个投射认同模式，两个人配合得很好，一个弱弱的，另一个很想做所有的事。在进幼儿园的时候出现了儿童分离焦虑，他无法离开依恋对象。有些人经历了分离—个体化的冲突也会表现出其他形式的儿童心理问题，这位来访者是儿童分离焦虑。儿童分离焦虑又会进一步引发照料者跟他的互动，照料者会更加保护他，所以投射认同继续，一个依赖，一个保护，然后他逐步在成长过程中形成了依赖人格。

结婚后他遭遇了一个应激——跟妻子离婚。原来谈女朋友的时候也有过这样的表现，现实的亲密关系重复早年的依恋关系模式，是平行关系。他表现出成人分离焦虑症、适应障碍和抑郁症，然后在咨访关系中也会再度进入投射认同模式，让咨询师很想帮他。咨询师要识别这一部分，先进入投射认同模式，然后通过察觉自己的反移情进行识别。识别后要呈现给来访者，然后跟他面质、澄清，特别是在咨访关系中用不同的方式回应，也就是不再过度保护他、为他做所有的事。

几个心理发展阶段的问题

在 6~10 个月的孵化阶段，孩子有点儿想分离，想独立。标志是：不想 24 小时被母亲抱得很紧，想挣脱一点儿，离开母亲的怀抱，把母亲推开一点儿，做一定距离的观察，探索母亲身体的其他部分，抓抓母亲的头发、鼻子、耳朵，还会从玩具，也就是过渡客体中寻找愉悦的感觉；进一步有陌生的反应，甚至还想从母亲身上下来，但是在母亲脚边玩儿。母亲的应对受到母亲自己过去亲密关系的影响，有些人感到解脱去工作，有些人会再怀孕，有些人会感到非常寂寞。

如果一位女性的早年亲密关系在依赖的过程中碰到困难，她成为母亲后，面对孩子的分化她会很难承受，会表现出两个极端：一会儿令人窒息的爱——孩子听话，把孩子抓得很紧；一会儿又拒绝——孩子不听话就不抱了。一般情况下，母子关系是互相满足的，既有一定的亲密，又有一定的疏远，双方又保持各自的界限，关系是平衡的。

10～16个月是分离—个体化重要的实践阶段。在这个阶段，孩子充分发展自己承受分离焦虑的能力，然后形成一个自我独立的个体。比如孩子在这个阶段会反复探索，玩弄各种过渡客体，经常会离开母亲，又返回进行情感充电。这个时候的孩子非常陶醉于自己的能力和世界的广大，自恋达到顶峰，有自大和全能感。喜欢玩躲猫猫的游戏意味着他们在探索。独立的探索得到支持，他们才会有安全感，所以母亲要恰当地回应，提供一个信赖的期待，始终在那里，而不是避免自己的分离痛苦。做到这一点不容易，因为孩子一个人到隔壁房间玩儿可能闯祸，可能有危险，这也考验照料者承受焦虑的能力。

孩子处于16～24个月这一年龄阶段时，母亲要更能包容分离，要包容分离就意味着不可能24小时紧紧跟在孩子身边，孩子要有一定的独立能力，脱离依恋对象一小段时间，这个时候孩子会察觉到成长的孤独、脆弱和自己对依恋的需要，会非常矛盾，需要大人提供帮助，同时又拒绝帮助。这个矛盾就是独立和依赖的矛盾，孩子这时候比较难带，会显得非常逆反，他们因为体验到孤独、渺小，有的时候会非常愤怒，感到无助。愤怒是防御内心的无助。愤怒一般都指向母亲，因为原来母亲是自己的共生伙伴，现在居然不能满足自己，所以更容易感到受伤。这个时候的孩子体验到的是分裂的防御机制，全好或是全坏，让自己满意就是好母亲，让自己不满意就是坏母亲，很难整合。所以孩子在这时候很想独占过渡客体，建立安全感，然后在亲密依赖和独立自主之间反复挣扎。

一个经典的情景就是早晨给孩子穿袜子。照料者不得不承受这个非常困难的阶段，只能跟孩子共同熬过去，没有哪一种做法能让孩子立刻很高兴从而回避这个问题。要么完全忽略，要么过度保护，这些都是不恰当的方式。

在这个阶段，孩子会反向形成，明明想依赖，又偏偏想要过分独立。这是复合阶段，也是分离—个体化最难度过的阶段，度过了这个阶段，就可能有初步独立的能力。这个阶段还涉及性别认同的问题，如果照料者是母亲，孩子是男孩，分离要更加彻底一点儿，也就是说男孩需要认同男性的一些特质，如果总是过度紧密地跟女性在一起，会不利于他认同、发展男性的特质。女孩在性别认同中哪怕跟母亲黏得再紧，仅仅从性别角度讲，都是女性，问题不大。所以父亲的存在和介入非常重要，没有父亲的存在和介入，母子分离会更加困难。在这个阶段，母亲情绪稳定非常困难，她会非常矛盾，因她不像共生阶段那样被强烈需要。

在咨询中，如果来访者很焦虑、烦躁，希望咨询师改变一点儿咨询风格，多说一点儿，咨询师可以安抚来访者，给予他们共情的回应、情感反馈、支持，表达理解，等等。这时，来访者感受到的不是咨询师解释的深度和中立的态度，而是安抚。他们知道咨询师说这些道理，其实是想帮助自己稳定情绪，给自己支持。起到帮助作用的不是解释的深度，而是针对真实个人的外在互动和咨询师的亲身示范。咨询师示范了怎样不让步——不给很多具体的建议，但又对他们保持关切。这样的话，来访者就有机会内化咨询师的行为态度。

本节的个案非常简洁明了地呈现了面对一个有依赖人格特征的来访者，咨询师在咨访关系中怎样应对——刚开始是什么样的，到了后来需要怎样呈现。咨询师的示范当然不止一次，而是在这样的情况中反反复复重复多次，可以用科胡特的一句话总结：不含诱惑的深情，没有敌意的坚决。

答疑解惑

问： 来访者总是不能把精力集中在当下的事情上，对每天做的事情不满意，感觉自己效率低，不能像同事那样把事情做好，总是幻想第二天能出色完成工作。这位来访者也希望通过咨询能够很好地跟同事沟通。这样的个案是不是分裂的防御机制，能不能这样进行个案概念化？

答： 像提问中说的，来访者有好的想法，但又不肯花力气，希望自己的愿望最好不花力气、不做努力就能达到。不行动，最后越是不动，越是感到没信心、没把握，更动不起来。这还是道理都懂，但行动力不够。我认为是依赖的特质，虽然材料中没有呈现更多的有关依赖的表现，但是给我的感觉是依赖的情况很明显，就像要别人花力气不断鼓励他，不断提供具体的建议和方向，要拖着他，要推他。

问： 有些人碰到事情总要问别人的意见，最后还总是照自己的想法做，这是什么原因？

答： 可能我没有进一步阐述清楚，我只是说了一句"道理都懂"，关键是有自己的苦衷。这样的人也有依赖的人格特质，他们往往知道道理，知道应该怎么做，可之所以不这么做，是因为他们有独特的苦衷。他们从小没有被充分相信过，没有面对过风险，都是在别人的支配中一步步走过来的，所以不会有成就感。只有当没有人能提供更好的意见，再有风险、再不确定，自己也要硬着头皮去做、去尝试，然后承受了很多风险，最后结果还可以的时候，他们才会逐步建立独立的信心。他们不听别人的意见，因为那不是他们自己探索出来的，不是他们自己寻找的方向，也不是他们自己的经验。他们要用自己的方式应对，只不过有时候结果不那么理想。

问：有位来访者经常做一个梦，梦中总是被人攻击，被扔很重的球，甚至还有陌生人到自己的家里攻击自己，后来又梦到自己进行反击。这位来访者在两岁多的时候父亲因为心脏病去世了，他被交给亲戚抚养，5岁的时候回到母亲身边。他的母亲是遗腹子。很想问问怎么对这位来访者做个案概念化。

答：我们有一个初步印象，他早年经历过丧失和分离，两岁多的时候父亲去世，母亲也会非常艰难。他梦境中呈现了恐惧的部分，就是没有人支持、被攻击，但梦境中也有积极的部分，他自己有能力反击，所以独立的愿望多一些。他的症状给我感觉有点儿像俄狄浦斯冲突，是社交恐惧，怕被别人察觉，个案概念化是他既有独立和依赖的特征，又有俄狄浦斯冲突的特征。当然这是初步的印象和个案概念化的框架，以后我们要结合他成长经历的更多素材、此时此地与他互动的移情和反移情、他的防御机制来进一步印证这两方面，使得个案概念化越来越丰富。

问：有些来访者总是不肯做连续的咨询，每次都是临时来，来的话就像手榴弹一样棘手，其实评估下来他们很有必要做连续的咨询，但是他们还是想来就来。作为咨询师，内心很想拒绝，但还是要继续咨询。

答：这很常见，我也经常遇到。最后一句话我挺有感触的，就是"内心很想拒绝，但还是要继续咨询"。其实这是我们的反移情，如果能够对他们有所察觉，察觉他们大概是什么问题，就可以理解他们的潜台词和背景是害怕被拒绝。也就是说，他们一旦跟我们建立关系，如果在关系中太过痛苦，他们就会争取主动，所谓争取主动就是不连续咨询，自己想来的时候就来，对关系很有把控感，试探咨询师能不能察觉到这一部分。确实，没有一定的安全感就不太敢固定在一段关系里。像经历过分离创伤、依恋关系突然被停止的来访者，往往在刚开始的阶段不会因为需要连续咨询就停留下来，总是一接近就离开，这样他们可能会有一定的安全感。当然也可能是他们的有问题的模式，需要咨询师找到机会跟他们面质，然后给他们解释和共情的理解。

问： 有一个上高中的男孩，他缓解抑郁的方式是看色情图片和暴力地攻击，这让他越来越空虚和抑郁，我们怎么帮助他？

答： 他正处在青春期，正在上高中，有学业压力，有对成功的期待，还有压力和期待导致的焦虑，一段时间解决不了，会导致抑郁。他暂时缓解抑郁的方式是见诸行动，就是运用很强烈的刺激掩盖内心的苦恼，但越是用这样的方式掩盖，就越空虚。

我在想，关键还是要看这个个案的起因是什么，遇到了什么样的苦恼。如果不能迅速了解他内心的冲突，一方面，周围的人可以试图理解他，他处在那种想让自己兴奋起来又达不到的状态。他看色情图片、有暴力行为，其实是想让自己有力量一点儿，我们要从积极的角度理解他。如果达不到想要的状态，他会感到很沮丧、很无奈，我们可以共情地回应和理解这些感受。另一方面，我们要对他有现实的要求：要求他每天规律地做点儿什么，特别是在家里。意思就是，家里的人除了对他共情地理解外，还要做一定的要求和批评。这里的批评不是骂他，而是告诉他，他有些做法让人不高兴了，周围的人要通过语言的方式恰当地向他反馈，让他知道哪些做法让周围的人很沮丧、恼火、不开心。

既有理解又有界限和要求，两方面要结合起来。我们可以鼓励他寻求帮助，但说说容易，做起来是有困难的，需要一个基本前提：他不愿意在这种状态中沉沦下去，在等待一些机会，如果是，我们就不放弃，持续努力。

问： 一位很依赖的来访者希望咨询师不仅在咨询室里爱他，还要在咨询室外爱他，如果咨询师做不到这一点，他就要结束咨询。这样的来访者我们怎么回应？

答： 他给我的感觉有点儿像要挟：如果你不在现实中给我更多实质性的帮助，我就不理你了。这相当于孩子威胁父母，关键是现实中会激发我们的内疚感，但我们又不可能超越现实的限度与他建立双重关系。

应对这样的来访者，我经常的做法是：站在共情的角度，把当时体验到的很为难的处境反馈给他们。其实他们也非常矛盾，希望得到咨询师在咨询室以外的关心，又希望自己能够承受。我们反复理解来访者，而不是直接回应我们能帮还是不能帮他们。面对这样的来访者，关键是察觉他们背后的潜台词是不是跟依赖的矛盾有关。当我们把自己的矛盾共情反馈给来访者，理解他们，他们会感到内心真实的苦恼源头，而不是一定要咨询师表态。

有的时候，面对这样的来访者，我们肯定会挺照顾他们的，但最后总有一个界限，哪怕他们不高兴，我们也不得不有所节制。我们能做的就是在一个设置的框架中做力所能及的努力，并不是简单的抛弃。在咨访关系中重复多次这样的互动，他们会感觉自己其实有能力承受一定程度的分离和独立。

实践中没有一个个案是容易的，总要经过很多次折腾，这也是为什么有的时候我们面对个案会非常耗竭，到最后发现做了很多好像什么也没有改变，但其实还是有一定的改变的！

不卑不亢：应对时刻被暗中考验的感觉

在面对有自恋型人格的来访者时，心理咨询师好像时刻被暗中考验，特别是刚开始阶段，需要小心谨慎，要不卑不亢。咨询师在咨访关系中怎么更好地应对和回应自恋型人格的来访者呢？这需要我们更多地了解自恋的一些具体表现形式，了解他们处于心理成长的哪个阶段，会收到周围怎样的回应，以及成长发展的过程，即我们一定要对自恋是怎么形成的有更深度的理解，这样才能更好地理解来访者。

自恋的投射认同模式

在咨访关系中，咨询师要非常重视察觉感受。有自恋型人格的来访者的投射模式往往是权利或者支配，这需要我们通过自身的感觉去察觉。跟这类来访者相处、交谈、沟通的时候，咨询师会身不由己地感到在整个过程中，控制（谁有掌控权，谁在主导）是一个非常重要的议题。在心理咨询的过程中，总是潜在体验着谁是总负责人，谁对整个心理咨询过程负责任。咨询师会发现来访者看似非常有主动意识，想要寻求咨询师的帮助，但他们似乎无形中按照自己的方式行事，想要驾驭、控制咨询过程，对咨询师非常苛求。咨询师会感到这类来访者的内心对于现实中人际关系的等级架构就是谁高谁低，谁有最高决策权，一件事谁说了算。了解了他们的过去、现实生活，咨询师会发现，他们在这些方面非常有天赋。

自恋的投射认同跟依赖的投射认同恰好相反，但我们发现这两类人（权利与依赖）经常配成一对。咨询师会发现，来访者从小到大身不由己地为发生的一切（包括在咨访关系中）负责任，非常积极主动地获得掌控权。所以他们跟周围的人相处的时候，总会传递出一个信息：没有我，你们就无法成功或者存活。他们周围的人也会身不由己地感受到缺少他们的引领，自己就做不好事。因为他们的言谈让人觉得他们确实非常能干，看问题非常深刻，非常有洞察力，一下子就能掌握事情的本质。权利这个模式，也就是统治与控制的内在挣扎，毫无疑问是从一个人内心世界的感受中体现出来的。他们总是身不由己地体验好还是坏，能否被接纳，这是他们内心最主要的感受，因此身不由己地引出其他人身上软弱、无能的感受，使接受的人被迫扮演卑屈的角色。也就是说，一个人为了防御内心的无能、软弱、卑屈，会非常努力呈现他是好的，别人才是不好的，这样自己才可能被接纳。

采用权利这类模式的来访者会向他人传递一个信息：要按照我说的做，要尊崇我的引导，没有我你就活不下去，你需要被照顾，因为你非常弱，你做出的判断、对局面的处理不如我。这类来访者的行动力支配性非常强。

有一位男性，他潜在感觉自己会被女性抛弃，为了克服内心的恐惧，他非常强势，要让女人更没有权利、不得不受制于自己。他获得掌控、克服内心恐惧的方法就是让他人感到非常无能。我们进一步了解，有许多人本身没有照顾孩子的能力，经常需要孩子照顾他们，这样的孩子——父母化的儿童常见于酗酒家庭，发展到后来会形成权利的模式。

有些人从小习惯了，只有在控制了周围的一切以及和自己有关的事情的时候，他们才能肯定自己是有能力、有自我价值的。为了确保这样的成功，变成了小父母的儿童从小就承担了照顾父母感受的责任。还有一些人，可能成长经历中父母不在场或退缩了，或者没办法提供爱和情感，他们从小感受不到被渴望，所以努力预先防止这种感受，通过幻想控制父母的行为。因此，当咨询师跟这类来访者交流、做咨询的时候，咨询师会感到好像他们是自己的督导，整个咨询过程中弥漫着批评。比如他们经常说现在我们国家心理咨询还处于初级阶段，时不时地还会提意见，说如果规范的话，应该怎么做，好像他们比咨询师更清楚如何使心理咨询更有效。关键他们说的也是对的。

一位女性来访者，职务是管理，她跟孩子的关系让她十分苦恼。她打电话希望预约好第一次咨询的时间。为了确保预约的时间双方都方便，她非常认真地让咨询师等她一下，然后拿着记事本，边看着记事本的日程安排，边跟咨询师商量，还非常主动地问咨询师"你一定很忙吧，什么时候方便？我来核对一下自己的行程"。但是最后咨询师提出的每个时间，她都恰好不方便。花了近十分钟，总算找出了一个对两个人来说相对都可行的时间。但结果是为了找出这个时间，咨询师不得不改变自己的日程。在后面的好几次咨询中，咨询师经常需要多次改变自己的日程安排来配合这位来访者的需要。这是有关时间的主导权，而且这是身不由己的，因为这位来访者也不是故意要为难咨询师的，她确实很忙，时间不方便。她这么忙，又要坚持来做咨询，是很有觉悟的一件事，如果再跟她计较时间，不对自己的日程做些调整，就显得很不近人情。所以咨询师就会主动想：算了，还是以她的时间为重。咨访关系中经常会体现出这一部分。

必要时，坚持面质

上例在咨询中的一个现象是：探讨的话题到底由谁决定，探讨的话题是什么。咨询师有时候非常希望探索她跟大儿子的关系为什么充满冲突，她会把话题转向她跟小儿子的关系很好。咨询师试图连接她工作关系和家庭关系中共同的地方，她马上坚称"这两者没有任何关系，我来接受心理咨询不是来谈工作的，工作中我没有任何问题"。讨论到此时此地的咨访关系，她会非常愤怒，说如果咨询师坚持讨论咨访关系，那就结束咨询。因为她觉得咨询师说的情况跟她要咨询的问题没有任何关系。当咨询师在工作过程中总感到自己的努力非常无效时，需要跟来访者做一定的面质。比如这么反馈："有的时候我感到，我知道心理咨询该怎么做，但你好像要我遵循你的建议。"当然像这样的面质可能会被反复拒绝，来访者不能接受，说："我又没有要求你遵循我的建议。"但如果咨询师真实地感受到这一部分，我们还是要坚持做这样的面质。

面对这样的来访者，做这样的面质，我们必须坚持什么？刚开始，咨访关系还没有牢固的时候，面质可能会有一定的困难。但是面质还是非常重要的，因为如果没有一定的面质，我们就总会无止境地讨论咨询室以外发生的各种各样的事情，却仍然没有改变。跟这类来访者相处、做咨询，可能会非常困难。特别是刚开始阶段，咨询师经常会被质疑处理得是否恰当，能力到底够不够，培训精力是否足够。他们不一定直接问，但是语气、讲话时不时透露出好像怕自己被不那么恰当地对待。然后经常呈现出自己的问题自己最了解，咨询如果成功，就有赖于他们的引导。

察觉投射认同模式

这样的来访者经常带着危机或紧急情况来求助，他们在生活、工作中碰到了问题，情绪非常糟糕，希望咨询师能帮忙解决。但是咨询师会感到自己从来就没有能力正确处理他们的事，自己任何一个处理意见可能都不是那么合适、恰当，不是自己想处理就能处理好的。来访者会显得非常不耐烦，到最后只能他们自己来，好像只有当他们控制了全局，事情才会往正确的方向发展。

如果有这些感觉，咨询师就要察觉自己成了权利投射认同的目标。面对这样的来访者，自我察觉时期的反应也非常重要。当我们时不时地感到被支配，没有主导方向，可能将要失败，然后我们的内在冒出一种感受，或者说秘密的幻想——很想摆脱这位来访者、他最好不要来了，甚至还会体验到内在的愤怒时，我们就察觉到了投射认同，就不会带着愤怒把拒绝付诸行动，因为我们知道这是这类来访者的模式。其实来访者有内心的苦恼，他们希望得到帮助并解决问题，肯定不是故意跟咨询师过不去的。所以咨访关系的早期阶段需要我们忍受，或者说抱持、包容，让来访者有充分的机会和自由去表达，然后我们在后面的阶段才有机会呈现、分析、澄清、对质、解释。

自恋型人格在咨访关系中的模式，或者典型特点有：对自身有无所不能的感觉；夸大成就和天赋；虽然不一定有相应的成就，却期待被看作是最优秀的。从他们的谈话中可以感受到，他们总是被无限制的成功、权利、才气、美丽，或者理想爱情的幻想迷惑。他们相信自己是特别的和唯一的，相信自己仅仅能够被其他同样特别的或者高地位的人理解，或者自己应该被归为特别的或高地位的人。他们对赞美成瘾，特别渴望赞美，自我感觉有特权，没有理由地期待得到特殊的、好的对待，认为别人应该主动顺从自己。有时候会发现，这样的来访者在人际关系中非常冒险，攫取别人的利益来达到自己的目的，行动力非常强。但他们缺乏共情能力，不会认同别人的情感需要和欲望，经常嫉妒别人，或者相信别人嫉妒自己，态度和行为高傲、自大。

自体客体

我们归纳起来，这类个案跟客体显现的是一种特殊的人际关系模式，我们称之为自体客体的关系模式。也就是说主体潜意识地将客体当作从属自己的个体，当作自己身体的一部分。我们一旦将客体当作从属自己的个体或自己的一部分，那就意味着自我界限严重混乱。把自己的东西强加给别人，把别人作为自己的一部分，经常突破边界，完全根据自己的意愿使用周围的人，当然也有无所不能的自身感。

无所不能大概是自恋的代名词。婴幼儿在早期心理发育过程中非常需要照料者共情地接纳和肯定其带有幻想的雄心，需要照料者允许他们将其理想化。随着和照料者的互动，他们学会分辨哪些是幻想，哪些是真实，并且发展出正常的自尊、雄心和自我理想。通俗地讲，孩子很小的时候没有现实检验能力，如果得到比较好的照料，他们会感到照料者非常厉害，哪怕是不现实的幻想，也是非常正常的。随着接触现实、跟照料者的进一步互动，孩子才有可能接受照料者没那么厉害，这是一个正常的发展过程。如果照料者不能共情地接纳孩子的这种无所不能的幻想，就会促使其早期雄心、理想化父母的形成。

婴幼儿在成长过程中，一旦要父母看到自己、鼓励自己的需求没有被满足，可能以后一辈子这些需求要代偿性的加强。也就是说，需要的时候没有得到满足，以后不但要补，补过头了还感到不够，还要继续补。在随后的人际交往中，他们总是对别人过分理想化，或者自认为无所不能。"对赞美的无限需要"和"将别人过分理想化"反映了他们早年的心理创伤，并希望借此替代自己缺失的那部分。缺乏共情能力，我们可以这么讲，就是缺乏人际的界限，没有能力理解别人行为的意义。他们没有把别人当作一个独立的、区别于自己的不同个体，而是把别人当作自己或者自己身体的一部分。

他们赞美别人，是在潜意识中将别人当作自体客体以满足自己的自恋。我们有时候看到这样的人：非常厉害地夸奖身边的一个人，但是我们仔细一听，其实他们是在夸奖自己内心也是这样的，自己追求的目标也是这样的。他们通过夸奖别人彰显自己有很高的追求。可以这么说，自恋就是一个人的真实自我和理想自我共生，还没有分化。两个真实主体之间的交流被忽略，忽略的目的是回避、逃避理想化破灭引发的愤怒、羞辱、失望、嫉妒和绝望感，这也是自恋人格的特征，防御内心非常负面的、弱的感觉。

厚脸皮自恋和薄脸皮自恋

自恋型人格分成厚脸皮自恋和薄脸皮自恋，厚脸皮自恋比较容易受到关注，因为它是非常外显的行为，特征非常鲜明。比如厚脸皮自恋是一个人对别人的感觉非常迟钝，没空体验别人是怎么感受、怎么想的，非常专注自己和自己的成就。当然行动力也非常强，认定自我的一个目标，会非常执着地追求，不太关注别人怎么看、怎么想，在事业上非常容易获得成就。不过，如果一个人老是计较、顾及别人怎么看自己，自己这样做会不会造成不好的印象，就没办法追求自己的目标。因此厚脸皮自恋给人的感觉是：人际关系缺乏深度和内涵，不断追求别人的赞美。其实我们进一步理解，或者用正面的角度描述，我们有时候也会强调"君子之交淡如水"，没有必要互相纠缠得很深，就事论事谈工作就可以了。任何事情要看从什么角度看，要辩证地看，更多地站在共情的角度理解这样的个案，他们的追求非常明确，也非常就事论事。

薄脸皮自恋又叫忧郁型自恋，近年来常常被忽略。薄脸皮自恋是过分敏感、玻璃心，或者我们叫"豌豆公主"，隔了好多层被子还能感受到小豌豆的存在。有人天生就有这个特质，特别敏感，过度紧张、小心、谨慎，如果他们不跟别人说，别人就很难了解他们的内心感受。

对自恋的不同阐述

科恩伯格对自恋的描述是：自恋的冲突是一个人处在渴望和憎恨客体的冲突中，企图消除两者之间的鸿沟，并一心一意地变成他的理想自我。也就是说如果一个人从小感到应该有理想化的父母，总是得不到，那就必须自己努力，自己做自己的理想化父母。别人实在达不到这样的标准，只好自己拼命努力，他处在这样的冲突中，用这样的方式进行防御。科恩伯格比较多地强调自恋的问题是理想和现实之间的冲突没办法调和的问题。从科恩伯格的角度理解，咨询技术就是面质，就是理想化的破灭。其他的分支流派，如科胡特、温尼科特，他们比较多地强调自恋是因为婴幼儿期缺乏照料者的共情，因此缺乏抵抗挫折和外在侵害的能力。科胡特和温尼科特认为一个自恋的人从小面对的是一个迟钝的、缺席的或者有肆虐倾向的照料者。婴幼儿会隐退到自己的内心深处，企图成为自己极度渴求却又不存在的照料者，目的是借此保留内在的完整感觉。

三种自恋式移情

自恋的人把别人当成自己的一部分使用，我们称为自体客体。他们并不是想控制别人，而只是想用一用。用什么呢？用理想化、高大上的东西充当自己的门面。这也是我们在察觉自己的反移情时非常重要的一部分，我们会感到这个人很认真、很真诚，但总体感觉有点儿假。怎么"假"？这样的来访者经常会呈现最好的一面，他们呈现的移情可以分为三种自恋式移情。

理想化移情

理想化移情就是来访者把咨询师理想化，认为咨询师无所不能，非常崇拜咨询师，把理想化的父母投射给了咨询师。也就是说，咨询师有没有这么厉害并不重要，重要的是来访者需要咨询师承载他们内心期待的理想化父母的形象。所以在互动中，咨询师会疑惑：我怎么会被他这么明显地崇拜，我好像也没有特别厉害，也没有做什么特别的努力，也没有帮他解决什么特别的问题，他怎么会这么崇拜我？这就是理想化的移情。来访者会在咨询师面前呈现、表达"能够认识你这样出色的咨询师，我感到非常荣幸，对未来充满信心，我总算找到一个最厉害的人，帮助自己提升自我"。

镜映式移情

镜映式移情又称为反应式移情。跟理想化移情相反，来访者把咨询师当成自己的崇拜者，希望从咨询师那里得到肯定和赞许。当然这些都是一些潜意识的感受，因为所有的移情、反移情，肯定都是潜意识自然发生的，并不是他在主观意识层面把咨询师当成自己的崇拜者。

接触这样的来访者，咨询师有的时候会感叹来访者怎么这么厉害——经历跌宕起伏，人生充满了非常特别的经历，都是自己没体验过的。听来访者叙述他们的过去，整个感觉就像看了一部情节跌宕起伏的电视剧。在这种时候，咨询师对来访者的崇拜与欣赏是身不由己的，感觉做咨询是拓展自己的人生体验，会想如果我能够经历这位来访者经历过的一半，那我就不得了了。这就像接招儿，潜意识中接过了来访者的这一部分，真的会非常欣赏、崇拜来访者，来访者会感受到这些，所以他们的自我感觉非常好，变得非常自信。因此这样的来访者为了得到咨询师的肯定和赞许，会身不由己地极力表现自己。他们会呈现自己最好的一部分，当然不是有意的，是潜意识中习惯这么做。有时候我碰到这样的来访者，会真的非常欣赏他们，他们甚至有很多跨界的能力和知识。比如大学本科学物理，研究生学文学，博士阶段又学心理学。有时候我发现这样的来访者非常能干，如果他们要做咨询师，可能半年就达到其他人十年才能达到的水平。

另我移情

另我移情是把咨询师当成另一个自我，或者自己的孪生兄弟、姐妹，来访者和咨询师心心相印，趣味相投，意见一致，步伐统一，甚至合二为一、不分彼此。也就是说，咨询师在来访者身上看到了自己，来访者在咨询师身上看到了自己，两人惺惺相惜，非常同步。在咨询中咨询师会有一个感觉：自己不用说什么，来访者就知道自己在想什么；来访者不用说什么，自己就能猜到他肯定经历过什么。进行案例督导时有这样的现象：一个咨询师报案例，他说到某一类的来访者时非常投入，非常有感觉，但是我们周围的人听他报案例，会感到跟我们没什么关系，只知道在咨询现场他们两个人玩得挺好的。就像亭亭玉立、竞相争辉的水仙花，开放得很好，但是我们远远地欣赏，并不觉得跟自己有关系。这大概是咨询师碰到了个案，正处在另我移情的状态中。

假性自体的来源

归根结底，假性自体的根源是早年成长过程中镜映的失败，就是来访者的情感需求没有被看到，没有被回应，不能从照料者身上看到自己的心理需求。比如表达很饿的时候，照料者的回应可能是"好，你饿了我就喂你吃东西"，也可能是"只有我准备好喂你的时候，你才有东西吃"。婴儿需要即刻被满足，所以他们的表达非常夸大，一副无所不能的姿态——最好马上喂我，我现在就要吃。婴儿太弱小了，很难要求他们延迟满足，照料者需要给婴儿恰到好处的回应。婴儿需要感觉到自己是强大的，需要感到照料者会回应自己的愿望，而且感到照料者也愿意回应自己，并且能够轻易满足自己。但是如果照料者不想回应婴儿，不断要求婴儿做出调整来适应自己，这样的话就会出现问题。婴儿被拒绝，刚开始的反应肯定是生气，但是反复生气也没用，最后就会变得抑郁。如果照料者不希望婴儿因为遭到自己的拒绝而生气，婴儿会发现自己一旦提出要求，就会被拒绝，而且如果因为被拒绝而抱怨、生气，照料者就会不理睬自己，变得冷漠，或者惩罚自己，这个时候婴儿就会逐步发展出假性自体——从小到大想要成为照料者的好孩子。他们需要付出的代价就是逐渐跟自我真实的感受、情绪失去连接。也就是为了适应照料者对自己的要求——听话、懂事，他们不去感受自己真实的需要。

前几年大家比较关注空心病。所谓空心，就是从小就没有机会真正体验自己内在的真实情感，以及自己存在的意义，所做的一切只是为了回应周围的要求。我认为空心病的根本来源就在于从小发展出了假性自体，必须按照周围的高标准去做，非常努力地达到高要求，没办法考虑自己真实的需要是什么。只有表现好，照料者才会满意，对自己微笑，自己才能高兴。但是这样的话，孩子就失去了对自己真实情感的认知、热情、清晰感以及意义感。虽然这个孩子长大以后可能会成为非常好的学生、擅长运动或者擅长任何一种受到照料者赞许的艺术活动，但是对于照料者要求他做的事情，他内心深处感受不到任何愉悦和满足。因为这并不是他自己自发的愿望，不是自己要为自己做的，而是照料者或者周围的环境、老师、学校等认为重要的事情。等他成长为社会的一分子，也肯定会回应周围的标准和需要。也就是说，一个人在学校里能够按照老师的标准拼命读书，能够按照整个社会的标准考名牌大学，肯定是有基础的。这个基础就是从小就擅长满足照料者，做照料者要求自己做的事情。

我们经常看到，一些非常成功的人，特别是一些年轻的成功者，会有无法解释的自杀倾向，感到活着没有意义，思考自己到底为什么活着。伴随着假性自体长大，他们内心的抑郁隐藏着。他们表面上非常努力地学习、工作，成绩出众，非常成功，但会一瞬间感受到内在的迷茫空虚。我之前去查房，病房里收治了一个十八九岁的小伙子，他在全省重点高中读书，成绩排在年级前十名，考上北大清华不在话下。上了高三，摸底考试没发挥好，突然感到自己辛辛苦苦读书十几年，到底是为了什么，不想学习了，开始思考人生，想先想明白再走自己的人生路。当然这是一个诱发因素，听起来也不错，一个人总要先想明白自己想要什么，才能更好地努力。但是时间不等人，马上要高考了，周围的人很着急。

确实有些人在某些阶段，不想这样继续下去了，因为他们体验到只有唤起照料者或者其他人正向的回应时，自己才感到高兴，他们对自己的优秀、成功没有任何愉悦感。在省重点高中读书，排在前十名，多么厉害，那个小伙子自己其实没有真实的愉悦感，因为他行动的意义只是在于操纵或者控制照料者对自己有好的评价。咨询师在咨访关系中其实也会喜欢努力取悦自己的来访者，因为这样的来访者表现非常好，让咨询师感到非常有价值，感到为这样的来访者做咨询非常荣幸。感到荣幸也是一种平行关系，相当于父母看到孩子考上北大清华，觉得很有面子。本质是一样的，这是人心相通的部分。我们也可以通过这样的反移情察觉、理解来访者成长经历中的关系模式。这些来访者确实非常令人满意，讨人喜欢，他们很敏感，会发现咨询师喜欢什么，然后身不由己地去做，他们善于反应，非常随和，善于取悦人，对心理学的很多理念也领悟得非常快。

但这样的来访者也会逐渐让咨询师感到厌倦。虽然他们经常会赞美咨询师，会说"你的解释太精彩了，我从来没有从这个角度想过"，有的时候也确实会让咨询师感到他们真的很聪明，真的懂自己。比如咨询师自己非常在意的自身优点，同道甚至家人都没有发现，却被来访者发现了。所以咨询师很期望所有来访者都如此，也很喜欢给这样的来访者做咨询。但是我们也会发现来访者对咨询师的赞赏和钦佩中有一些假的东西，并不是说他们故意说假话，而是他们无形中只挑了咨询师最喜欢的话说。他们的表达和内心的真实感觉之间，好像隔着一堵墙。

在移情中，咨询师又会发现来访者其实并不是把咨询师理想化，而是在咨询师身上重复了他们生命早期跟照料者的关系。也就是说，来访者身不由己地必须要对咨询师好，咨询师才可能不批评、不惩罚、不忽略他们，这是他们早年经历过的威胁的场景。因此从这个角度讲，来访者实际上并不信任咨询师，他们是在通过取悦、配合咨询师，使咨询师不至于攻击他们或对他们冷漠，或者像他们小时候父母曾经对待他们的那样。这是重复了一种让来访者感到痛苦的关系模式。

面对这样的来访者，对这个问题真正的察觉是开始咨询的契机。但一般的情况是：这种类型的来访者不太会寻求心理咨询的帮助，因为他们非常成功，非常出色，表现非常优秀，一路向前。他们只有在现实的功能受损，比如不想继续学业，工作能力受到影响，或者有严重失眠、躯体化症状等苦恼时，才有可能察觉自己的成长经历中好像存在着一定的问题。如果不到那个节点，他们是不会有自我察觉的。但是在意识层面上，他们会经常拒绝承认自己的成长过程有问题，相反会责怪自己，会说："其实我童年很幸福，是我自己太糟糕了，所以我现在才突然考不好。"经常这样怪自己，甚至抑郁，想自杀。我们会发现，这样的来访者会这样描述父母："我父母当初对我确实有不足的地方，但是在那个年代，所有的父母几乎都是这样的。"来访者会站在一定的历史高度理解自己的父母，显得非常懂事，非常明白道理。

应对

有了对自恋型人格来访者的基本理解，我们就知道应对的方法和技术，或者说原则。技术原则大概分成两派。一派是科恩伯格，也包括克莱因学派，我们称之为野兽派。野兽派强调面质，强调语言介入的重要性，在早期的咨访关系中就要诠释、面质负性移情。另外一派是温柔派，以科胡特和温尼科特为代表，技术上非常强调共情地回应和肯定，咨询师的首要任务是营造一个温暖、安全的环境。这两派是两个极端。

以科恩伯格为代表的野兽派的理论是：自恋的根源是理想和现实的冲突没有很好地解决。温柔派强调来访者早年缺少好母亲，咨询师要很好地替代这个好母亲，让来访者感到温暖和共情。所以科恩伯格就指出，这样的做法是跟来访者形成共谋了，咨询师紧急回避来访者对自己的攻击，借着提供来访者早期缺乏的母爱，让他们更进一步发展假性自体。但科胡特、温尼科特认为，太过强调解释负性移情，会使来访者本身就非常脆弱的自尊更加脆弱，咨询师企图做深度解释的时候又会制造出更多不必要的攻击。

两派争论的是意识形态，不能作为临床指导。为什么这么说呢？其实总体来讲，我自己的实践体会是面对这类来访者，早期阶段确实需要共情地回应，做面质很困难，特别是面质负性移情。早期咨访关系中需要互相理想化，咨询师要做一个理想的、出色的咨询师，来访者也会呈现一个理想的来访者状态。一定会有这样的阶段，以建立咨访关系和信任关系。有了这个基础，来访者才有可能承受、尝试面质负性的东西和理想化的破灭。

面对个案，我们往往是动态的，所以会非常艰难，早期比较容易脱落也是因为这个分寸不太好把握。所以面对这样的来访者，咨询师不能显得自己很高，所谓很高就是分析对方的负性移情。如果咨询师一开始就面质、分析来访者的负性移情，来访者会感到咨询师在攻击他们，感到被误解了，可能会离开，或者勃然大怒。如果咨询师太低，所谓太低就是咨询师以倾听、共情地理解为主，来访者会感觉咨询师没有专业性，什么也不做，只会听。这个度的把握确实很困难，太高，来访者受不了；太低，咨询师受不了，什么也做不了。所以我们需要不断努力，把握一个恰当的度，以适应来访者的需要。

咨询师做的努力，来访者也能感受到。一定程度上，自恋型人格的来访者会激发出咨询师内心自恋的部分——我要做最努力、最出色的咨询师，来匹配来访者的水平和标准。如果真的经过了这样的考验，我们的水平也会大大提高。当然也会感到压力太大，甚至有的时候很想拒绝——达不到他的标准，他不满意，还不如早一点儿放弃。我们对这些东西的察觉能够使我们更好地理解来访者的内心，我们心里会更有底，也能够更好地回应来访者。

答疑解惑

问：如何更好地个案概念化，有没有什么书？

答：现在精神分析个案概念化方面的书还挺多的。卡巴尼斯著有这样的书，把步骤分解了，针对各种情景，简洁明了、通俗易懂。大家非常熟悉的南希·麦克威廉斯著有好几本个案概念化的书，都很受欢迎。还有操作性动力学的一些手册，对个案概念化也很有帮助。

问：如果被正性移情了，也感到很舒服，什么时候面质比较合适？语言表达一般是怎样的？

答：这个问题很有实践意义。正性移情往往是依赖、爱、崇拜等，咨询师感到自己是拯救者，确实会很舒服。毫无疑问，首先一点要先察觉，察觉后是不是一定要解释、面质、澄清，肯定是根据情况而定。一般来说，等到这种移情的张力有一定强度的积累时，我们才有可能做一定的解释。所以先不急于马上做解释，让这种感觉持续一个阶段，然后再做解释。如果要用语言表达、解释正性移情，一般会这么说："好像在跟我相处的时候，你感到我能够帮助你解决所有的问题。"类似用共情的方式把察觉到的东西呈现给来访者，让来访者感受此时此刻他们身不由己地把咨询师当成了什么。这是我们解释的一个基本策略。

问：自恋的个案在人际关系、工作中往往会出现问题，我们怎么理解，怎么应对？

答：出现问题是因为他们从小到大身不由己地做到最好，来回应周围对他们的高标准、高要求，他们习惯了这个模式，已经顾不上别人的内心感受了，总是以自己认为最有效、最能够成功、最出色、不会犯错、不会被批评的做法行事、努力，感受不到别人的需要。有了基本理解，我们就知道他们不是故意控制我们，不是故意跟我们过不去，他们要控制的是自己的内心。这样的话我们就有可能理解、回应他们。

问：忧郁型自恋和依赖是不是有相似的地方？或者讲，会不会在同一个人身上存在？

答：确实会有。我在临床实践中碰到有些个案，既有依赖的部分，也有自恋的部分。特别是薄脸皮自恋，他们不太会把自恋释放到现实中，不会特别进取、不断努力，他们释放不出来，因为太害怕周围的人否定他们，所以最后呈现的许多特色跟依赖的特色是交叉的。只不过薄脸皮自恋是内心感觉自己很厉害、非常独特，要有人欣赏，自己是一匹千里马，没有碰到伯乐，也就是我们所说的内心非常清高，这是与依赖不同的地方。

问：我有一个朋友，他有很多躯体化的症状，但检查下来并没有器质性的疾病。我们建议他接受心理咨询，他道理上知道应该接受心理咨询，也尝试过，但是最后又不愿意去，认为没用。我们建议他做点儿运动，很想帮他，道理上他能接受，但是并不一定真正实施。他从小是被父母、老师安排的，所以想问这样的个案是不是自恋？

答：我听下来确实有只想靠自己解决问题、不相信别人的特征，有自恋的部分。但也有一点儿反依赖，就是怕自己依赖，其实反依赖也是依赖，因为害怕求助别人，所以过分强调自己独立，自己解决问题。依赖也好，自恋也好，这些人格特色有的时候可能在同一个人身上存在。所以我们看到一个人可能不会照顾自己，自恋的很多个案有这个特点，但是他又不希望被别人支配，希望用自己的方式解决，虽然他也不知道什么是好的方式，这带有依赖的特质。

问：有照顾和自给自足这样一个核心冲突的个案，他的基调是哀伤和抑郁，这样的基调能不能改变？

答：我是这么想的，基调改变的前提是我们如何理解哀伤。首先他要在亲密关系或者咨访关系的支持下体验、承受哀伤的过程，感受到自己有丧失、软弱、无助、绝望、局限的部分。能够体验、承受这个哀伤过程，他可能就不会把攻击指向自己，这时候可能就会有一定的力量。一个人有弱的部分不等于他不能照顾好自己，这是改变的前提。

问： 想问自恋垮塌的自恋障碍类型。

答： 我理解的自恋垮塌大概是自恋受挫、自恋受损。也就是说一个人的无所不能感突然被击垮了，或者再也不能体验到无所不能了。原来自我感觉良好，很自信，突然感到自己不过如此，啥也干不了，走到了另一个极端。自恋受挫，一个人会恼羞成怒，会出现自恋性的暴怒，或者会陷入很深的抑郁，这个时候非常重要的是他要得到足够的支持，被充分地肯定和支撑。也就是说，一个自恋受挫的人最需要的是被人哄着，被人充分地支持和鼓励。有了初步的情绪稳定，才有可能面对内心特别自恋的部分。

问： 非特异人格类型中的抑郁症是不是类似空心病？怎么治疗？

答： 我不是太清楚非特异类型的人格，其实应该这么说，没有一个人是非常典型的某一种人格，肯定会混杂一些其他人格。我们分出来的人格种类都是提炼出来的、书面上标准化的特征，现实中的人往往是综合的。空心病不是一种人格类型，只是一个现象群。我认为空心病的一些特征更多地像自恋型人格的基础加上抑郁的表现。所以对于这部分处理的原则，也是应用自恋型人格和抑郁症的处理原则。

问： 有位来访者非常玻璃心，特别敏感脆弱。但是在第十次咨询的时候，开始不断提问，很想确认跟咨询师的关系。跟这样的来访者工作非常有趣，但是又需要小心谨慎，因为害怕脱落。他是薄脸皮自恋吗？

答： 这样的来访者不少，有非常明显的自恋特征。他们会挑战咨询师的敏感性和对他们问题的理解，然后又要咨询师非常尊重他们的自尊。我认为这样的来访者不一定是薄脸皮自恋，可能在一定程度上是厚脸皮自恋。厚脸皮自恋对自尊的需求也挺敏感的，会直接确认；对薄脸皮自恋来说，直接通过提问的方式确认关系很困难。通俗地说，能够有安全感，并在第十次咨询的时候跟咨询师确认关系，算是有一定的表达能力，或者说敢于呈现自我的自尊需求，所以我不认为他是薄脸皮自恋。

问： 自恋和假性自体有什么关系？

答： 虽然说是两个术语，但我认为这两者关系密切。我认为假性自体是最核心的问题，能解释相当一部分自恋型人格。自恋是一种现象，自恋型人格是人格障碍的一种诊断类别。解读假性自体，其中动力性角度是一个独特的角度，即看假性自体是怎么形成的。我认为假性自体非常形象地说明了一个人没有体会自己内心的真实感受，为了周围的需求、标准做出最大的努力和最出色的表现，给人的感觉有点儿假。假性自体不等于自恋，但它是理解自恋的一个非常好的切入点。

问： 薄脸皮自恋和厚脸皮自恋给咨询师带来的反移情有什么不同？

答： 我自己的体会是，面对薄脸皮自恋，我会非常谨慎，非常怕伤害他们，非常想照顾他们，对厚脸皮自恋也会有一点儿。我会照顾薄脸皮自恋的自尊，如果没有照顾好，有的时候会担心万一他们受不了，会生气离开自己，也会感觉自己某种程度上被贬低了，但被贬低的感觉不像厚脸皮自恋带来的那么强烈。厚脸皮自恋也比较容易让咨询师感到被贬低，他们非常强势、能干，有非常苛刻的标准，直接在咨访关系中体现出来。所以我认为薄脸皮自恋和厚脸皮自恋给咨询师带来的反移情有共性的地方。

这个问题也涉及同一个个案身上既有自恋的特征，又有依赖的特征，这在临床或者真实情景中是非常多的。可能有些人偏典型一点儿，自恋的特点非常明显，或者依赖的特点非常明显。但有相当一部分个案，两方面的人格特点都差不多，没有哪个特别明显。我们要综合理解每个个案，不能单纯用一个模式，这样无论看到什么才都可以理解。而且最后的判断准不准不重要，更重要的是跟来访者共同印证。

循序渐进的咨访关系、节制和适度解释

神经症水平的案例差不多等同于普通人、正常人水平的案例。前面提到的人格障碍水平的案例,比如自恋的、极度依赖的,都有各自不同的防御水平和咨访关系模式。神经症也有其对应的防御机制,比如情感隔离、理智化、退行、合理化等。我们可以设想,如果要给自己找一个督导或者体验师,肯定是先了解,然后不断寻求让我们内心更加确定的特质。比如这个体验师有什么样的受训背景,个性特点是什么,是比较温和还是比较犀利,我们会各种权衡。其实,神经症水平的人就是比较容易纠结的普通人,纠结了就容易体验各种冲突、矛盾。

通常与神经症水平的个案建立咨访关系或者依恋关系,要循序渐进、慢慢来。一上来就很猛,甚至还没有见面就想象关系很近了的方式更适合人格障碍水平,或者更加原始的模式。普通人总是要逐步靠近的,因为有很多防御,不太容易打开。对于这种情况,咨询师要比较节制,做适度的解释。

建立严格设置的原因

为了在咨访关系中比较好地呈现移情、反移情，了解一个人的内心冲突，特别是接触神经症水平的个案时，最为重要的就是建立一个比较严格的设置。从精神分析的角度理解个案往往是偏长程的，更需要严格的设置，而且神经症水平的个案也容易做到严格的设置。只有在严格的设置下，潜意识中被防御得比较深的冲突、情感才能呈现出来。

精神分析取向的心理咨询设置非常强调单一的咨访关系。双重关系、多重关系会受到某种身份、角色的限制，进而影响探索个案的潜意识内容。设置有两个部分，一个是外在设置，包括时间、频度。另一个，也是更重要的，是内在设置，也就是咨访关系、咨询的氛围、态度。设置是建立关系的基本保障，没有设置的基本保障，建立的关系可能就不是咨访关系，很多潜意识的内容也很难看出来。

设置能体现职业关系，或者说咨访关系。我们强调，心理咨询就是依靠关系让一个人帮助另一个人。如果这个关系加上太多其他因素，咨询师就没有必要存在，那亲朋好友、同事、师生之间也可以做心理咨询了。但是显然，只有在单一的咨访关系中，一个人才能安心地让别人探索自己的内心世界。我们可以想象，如果我们找一个咨询师，他跟我们是完全陌生的，我们建立了单一的职业关系，会感觉探索内心是比较安全的，我们可以谈任何话题，他不会对自己今后的生活造成任何影响。因为咨访关系结束，我们和他就没有任何关系了。这是一个非常安全的探索，也是一个界限。如果界限模糊了，许多问题就会被隐藏起来。

在学校工作的心理老师都深有体会。作为学校的心理老师，要给所有班级的学生上一些集体的心理健康课、负责各种心理辅导活动。但是在课后对某一个学生做一对一咨询时，自己既是他的老师，又是他的心理咨询师，双重角色使得处理关系有一定的困难。比如自己非常理解学生，学生把所有的隐私都袒露给自己，于是自己会身不由己地在学校的其他活动中给他保护。这个学生也会在其他活动中看心理老师是不是给他额外的保护。老师就会混淆：是学生的移情激发了自己的反移情，还是实际上自己就该这么做？

有了设置，确立了界限，就会有人突破界限。突破界限也是一种防御。一般来说神经症水平的个案比较能够遵守界限和设置。当潜意识里非常困难的、有冲突的、让他们非常焦虑的部分被触动时，他们就会突破界限，进行防御。因此，有了设置才更有可能看出为什么一个能够遵循界限的人非常想突破界限。当然咨询师也可能突破界限。

咨询师要节制、维护设置

如何把握设置，如何更恰当地把握可能会突破界限的时刻，体现了一个咨询师的职业素养。咨询师应该有自己的界限。我们从事这个职业，可以得到很多满足，比如获得报酬养家糊口，好奇心在一定程度上被满足，来访者成长会让我们更有满足感。但咨询师需要节制自己的满足。比如总被称赞自己很好、很有水平，好话谁都喜欢听，但要有节制。如果需要不断被人称好才会感受自己存在的价值，那在处理移情、反移情时，就比较容易在无意识中回避攻击、负面情绪，把自己理想化。咨询师也需要节制满足自己的支配性。其实每个人都有支配性，我们感到什么是对的，什么是好的，会身不由己地做一些支配，或者获得掌控感，但在咨访关系中，这样的满足需要节制。

之所以有咨询师这个职业，是因为来访者有心理苦恼，这个苦恼促使他们求助。有了需求，社会就衍生出需要的职业。咨询师要考取资格证书，我认为这是很重要的，可以区别于邻里乡亲之间的帮助，特别是涉及心理的帮助。居委会人员能起到一定的心理帮助作用，但是真正从精神分析的视角深度探索人的内心活动还是要有专业的咨询师和设置。要体现专业身份，我个人的体会是：职业心理咨询师要努力建立并且尽力维护设置，特别是明白职业心理咨询师在工作中有很多局限，不是无所不能的，也不是什么角色都能承担。如果既是来访者的咨询师，又是他们的老师，还是他们的亲友，咨询师全方位介入，听起来好像这样才能真正帮助一个人，但是最后可能什么都想做，但什么都做不好。甚至这些局限会隐藏在无意识中，主观上感觉自己能做好，但一时间察觉不到局限。

设置

设置分为开放的设置和封闭的设置，不同的设置会有不同的心理动力学意义。开放的设置一般都是长程的，往往是半年、一年以上，指双方先谈着看，在咨询过程中根据双方的感受讨论什么时候结束。其实就是先不定什么时候结束，如果需要结束，双方再协商。封闭的设置指一开始通过几次初始的访谈和评估确定做多久，三个月、六个月，还是一年。

是否定好时间会让咨访关系的形成和发展有明显不同。如果三个月就要结束，那双方在这三个月中就会有紧迫感，比较容易聚焦一些具体的目标和问题。如果一两年才结束，可能来访者会在无形中有计划地呈现自己的内心。

一旦定了封闭的设置，确定好结束的时间，肯定会出现提前结束或者延长时间的情况。这样的话就有机会呈现为什么定好的东西跟期待的不一样，还可以看出很多移情和阻抗：想提前结束是不是因为触及了敏感或不可触及的问题，还是说真的有必要提前结束；咨询应该结束了，可就是结束不了，想延长，是不是因为分离焦虑。封闭的设置还有可能转成开放的设置。其实在实践中，各种情况都有可能发生，关键是咨询师要察觉来访者的潜意识意义。

长程和短程

设置涉及长程和短程的问题。长程非常鼓励依恋关系和退行。因为有半年、一年甚至更久的时间，来访者能比较安心地呈现内心的痛苦，触碰这部分，也有机会和足够的时间处理内心创伤。长程的咨询给重现并修复原来的依恋关系模式提供了机会，当然也因为时间比较长，给人没有明显的目标、缺少张力的感觉。心理咨询师有时候听到来访者说咨询的目标是个人成长，会很高兴，因为个人成长是终身的，自己不会有压力。其实不见得每个人都要把自己内心的潜意识了解得清清楚楚，很多人允许自己活得轻松一点儿，或者说活得肤浅一点儿，也是放过自己。

在短程的心理咨询中，我们很难期待一个人有勇气触碰内心很深的创伤。因为还没有建立关系就要结束，所以来访者尽量不让自己的情感卷入太深，否则结束会有一定的困难。短程有目标的聚焦，有一定的张力，能做一些力所能及的努力。所以长程与短程有不同的心理动力学意义，决定着一个人怎么呈现内心世界，也各有利弊，最后还是由来访者自由选择。

咨询时间

在设置中，每次咨询的时间很重要，比较常见的是一次咨询五十分钟，也有半小时、四十五分钟、一小时、一个半小时的。我认为最重要的一点是有一个固定的时间设定，不要每次都不一样。也就是说，定好了每次五十分钟，就五十分钟，不要这次五十分钟，下次三十分钟，再下次一个半小时。咨询时间不固定，就难以呈现咨访关系的变化，有了确定的时间才能够对照。比如怎么今天感觉时间过得这么快？可能是双方的关系比较近，咨询师被来访者的故事吸引了，感觉时间过得很快。有的时候感到时间过得慢，说明咨询师很厌倦来访者。也只有设定了时间，我们才有可能检验，为什么有些来访者总是在快结束的时候爆料或者释放情绪。可能因为这是他们内心最重要的一部分，也是非常犹豫的一部分。定了时间，才有可能体验"今天好像没有解决问题，怎么结束"等情绪，才会触及一个人的内疚感，当然这是移情、反移情中常见的感受。

心理咨询的频率

不同频率的心理咨询也有其非常重要的心理动力学意义。高频度的心理咨询，比如每周五次，就像打肉搏战，鼓励依恋，来访者很容易进入退行的状态，因为经常与咨询师见面就没有办法防御。周末总要停两天，相当于父母一直跟孩子在一起，突然要离开家一两天，会激发孩子的分离焦虑。高频度的心理咨询一般在长程中使用。我们也会看到，有一些人比较期待次数多一点儿、每天来，但是总共才做两周的咨询，这叫短程高频。一定程度上人们希望短、频、快，强度大且密集，短时间里能解决问题。我认为这有一点儿理想化。短时间里可能会有强烈的冲击、深刻的触动，但是模式的改变和人格的修复需要一定的时间，也需要慢慢地呈现，短时间里的一些感受也可能不太容易稳固。有高频度，就有低频度，比如两周一次，一个月一次，这样的低频度咨询可能聚焦一些现实的困扰，咨询师判断来访者有哪些问题，对来访者起到支持作用。

有一些个案会逐步转化，什么意思呢？他们是尝试性的，一开始可能两周或一个月一次，慢慢有了安全感，才固定下来，变成一周一次。这是日益亲近，让咨询师慢慢靠近的表现。相当于父母长久不在身边的孩子，父母突然回来，孩子可能不适应，要慢慢亲近起来。亲密需要一定的安全感，有一些人需要逐步适应。

咨询室的设置

设置中有一个部分，能使所有的技术在咨访关系中得到更好的呈现，能给予很多保障，这就是咨询室。咨询室就像一个人的家，能够让他不受干扰地专门做一些事。来访者要和咨询师在咨询室里探讨让人感到非常艰难的内在冲突和苦恼，所以咨询室带给人什么样的情绪感受、能够包容什么样的心理问题非常重要。不管是什么心理问题，不管咨询是每周一次、每周几次，还是几周一次，都是在一个固定的咨询室，或者一个安全的环境里。目的是希望来访者有探索内心所需的包容的环境。房间不要太大，也不要太小。如果太大，氛围就显得比较散；如果太小，氛围就显得非常急促不安。而咨询室的布置，特别是从精神分析的角度讲，要避免凸显咨询师强烈的个人风格和爱好，更多地去除个人特征。

咨询费用

咨询还会涉及费用的问题。毫无疑问，我们是明码标价，一些情况可以打折，都是事先公开，直接能够讲清楚的。我们看到不同的人对于费用有不同的感受，表现出不同的移情和阻抗。有些人觉得收费高是贪婪的表现，收费低是禁欲的表现。支付费用也是一种控制，比如有些来访者说"我要出多少费用把你买断"，用钱来表达控制、自尊，当然这种说法有些夸张。

内在设置

疗程长短、每次咨询的时间、频率、咨询室、费用，都是外在的设置。还有内在的设置，我认为更重要。咨询师在倾听的过程中，要呈现不判断、不评价、共情、抱持的态度，自由倾听、充分信任。这些非常重要的内在设置跟外在设置结合在一起，为来访者探索内心世界提供非常重要的安全感。

内在设置表达了内心的界限。什么叫内心的界限？我们用一句极致的、境界非常高的话来解释：不含诱惑的深情，没有敌意的坚决。心理咨询中，任何东西都可以探讨，是自由的，既深情又不含诱惑，既非常坚决有界限，拒绝时又没有敌意。其中非常重要的是咨询师需要共情和自我察觉，这是对咨询师的人格、自我功能、经验的极大考验。倾听的时候，要求不评判，但是要做到这一点非常困难，因为只要是人，大概都做不到不评判，所以不评判是我们的一个努力目标。

休假、失约、转介

设置都制定好了，会有这样的问题：休假。咨询师要休假，可能会激发来访者的分离焦虑，特别是神经症水平的个案，他们会进行防御，把休假理智化、情感隔离。咨询师需要察觉来访者被激发出来的隐秘的分离焦虑。一个人从理智层面上能接受咨询师休假，说"咨询师也是人，也需要休假、度假"，但是有分离创伤的人可能会体验到被忽略、被抛弃，被激发出分离焦虑。这时候就要看他们是怎么防御的。防御就是咨询中出现阻抗，内心冲突和痛苦的部分被触及，然后启动常用的心理防御机制。神经症水平的防御机制是：有些人表现得非常善解人意，体谅咨询师，有些人显得满不在乎，有些人若无其事，有些人冷漠应对，有些人突发心理危机，有些人在咨询师休假回来后要求结束咨询。

有了设置就有了约定，毫无疑问会出现失约问题。如果约定了，来访者却没有来，该怎么处理？这无形中释放出一些信息：来访者在考验咨询师是否在乎他们，他们来不来是否重要。咨询师会考虑：到了约好的时间，来访者没来，也没有任何消息，要不要主动联系？这是设置的框架考验咨询师的地方。我想说，怎么做都是可以的，可以主动联系来访者，也可以不联系，等他们自己出现，关键是来访者失约背后的意义。

设置中还有转介的问题。如果我们涉及转介，要做恰当、妥善的安排，特别是对于转介的过程要有充分的讨论，因为转介可能涉及遗弃，可能转介也是在回避攻击。能否恰当转介，体现了能否承认咨询有局限和界限。转介会有源于潜意识的不同的含义，关键是咨询师能否察觉并且充分地讨论。

咨访关系

咨访关系和设置有着密切的关系。在咨访关系中，我们需要通过设置看咨询师是否把实现不了的愿望寄托在来访者身上，咨询师是否随着来访者一起成长，整个咨访关系有没有施虐、利用、控制，等等。如果潜意识中存在这些，咨询师要察觉。我认为这些必然存在，某一段时间的关系中，潜在地存在着咨询师施虐、利用、控制的问题。察觉和节制是非常重要的，设置能够让咨询师检验咨询中有没有体现"真爱"。甚至在亲子关系中也需要界限。

咨访关系需要逐步地发展，来访者逐步退行，咨询的五十分钟到了，他们要回到原来的生活中，要回归现实。有些个案会有过度的退行，回不到现实；有些个案因为过多的防御，很难进入内心的潜意识。所以在咨访关系中提供一个氛围，让来访者可以离开每天习惯的环境，更多地了解自我非常重要。我们可以设想，来访者一周见一次咨询师，每次五十分钟，在一个固定的房间里，探讨内心活动，这样的氛围和设置可以促使他们探索存在的更深层的意义。因为在日复一日的忙碌、喧嚣的生活中无法琢磨这一部分，只有脱离了惯有的环境才能做到。其实见咨询师只是一种方式，自己一个人"修行"也可以。在一定程度上，我们每个人都是在靠自己"修行"，咨询师是我们借助的拐杖。

在咨访关系中，我们的基本目标是：首先要进入来访者的关系模式，哪怕来访者的关系模式是病理性的，我们也要与之建立关系，因为有总比没有好。进入来访者固有的关系模式是关系的开端，处理来访者不舒服的感觉，保证他们继续留在咨询中。咨询师首先要回应来访者最担心的部分，至于他们潜意识的意义，到后面再探索。先满足个案一部分的客体关系需要，所谓一部分，比如来访者特别排斥亲密关系，非常理智化、情感隔离，他们要慢慢靠近咨询师。这是他们的模式，我们不能强求，最好的方式是对他们的情绪进行连接，共情地回应他们的情绪、感受，使得自己能够体验他们内心的感受，甚至有的时候要提点儿建议，支个着儿。

为什么一个人既想解决问题，又会在咨访关系中重现病理模式？其实在人际关系中重复模式也是在努力逆转早年的坏结局。他一次次地重复让他痛苦的关系模式，其实是希望有人能终结他这个模式，希望别人能阻止，当然这是潜意识的。正是有这样的期望，他才可以忍受各种各样的情感体验，进入咨询的设置。

咨访关系有是否匹配的问题。如果咨询师跟来访者互相匹配，双方就能比较快地重复来访者早年的关系模式。但非常匹配也有不利的地方，咨询师比较容易有盲点。咨询师比较习惯一个类型的来访者，有许多东西就不容易察觉。只接让自己舒服的个案在一定程度上是回避自己内心的某些部分。不匹配也有好处，对于不习惯的部分，自己可能非常发怵，处理起来比较困难，但又不甘心，仍然做努力，这对双方来说都是突破的机会。

应对神经症水平的个案

精神分析需要花很长的时间治疗来访者，因为任何理性层面的过早或过快的分析、解释，对于来访者来说都是一种"侵入性在场"，看上去咨询师在积极帮助来访者理解、分析，其实咨询师是不在场的。这就相当于一个孩子在成长中需要独立和自主的思考，如果照料者过早干预，带着为他好的想法指导他做事情，就是"侵入性在场"，这种在场无效，或者说，照料者其实不在场。

神经症水平的个案有一定的自我结构，能够忍受许多不确定和冲突，所以咨询师的节制非常重要。虽然咨询师是出于好心，但也不要过早显示自己的水平、分析的深度，更不要做野蛮的分析、过多的解释。如果出现了这些情况，在一定程度上，这是混淆了边界，咨询师在满足自己的需要，以显得自己有水平、无所不能、特别敏感，证明自己的价值。

对于神经症水平的个案，咨询技术可以用一句话概括：鼓励来访者在咨询师面前独处。独处的意思是：来访者什么都不说，或者随便说些什么，都是被允许的。这是他们当时当下的内心需要，他们可以自己做决定，也可以尝试探索。如果他们不知道心里需要什么，非常迷茫，这正是探索的时候。对于神经症水平的个案，解释要非常节制。我们提供一个安全的环境，让他们可以表达最隐私、最深层的个人想法，这本身就是重要的咨询手段。

有一次有人跟我说，自己不被周围的人理解，应对、处理的方式不被信任，会有孤独、无助感。我现在更多的是边学习心理学，边疗愈滋养自己，宁愿一个人独处，思考自己是成长了，还是退行了。我认为，一个人能够承受周围的人的不理解是一种成长。甚至我认为，不被周围的人理解是必然的，一个哪怕再成熟、以前做得非常好的人，可能在有些事情上，永远也不会得到周围的人的理解。我们要有思想准备，人跟人之间的理解有的时候会非常困难，要能够承受不被理解。

怎么做情绪连接？情绪连接是咨询中最恰当的连接，能够起到非常好的共情作用。咨询师经常用语言做回应。比如来访者谈到什么的时候，会表达一些情绪，咨询师就可以这样回应："你刚才谈到什么的时候，我觉得你非常快乐；只要什么样的主题出现，你就显得很沮丧；你的确因为什么问题感到非常苦恼；是什么情景让你当时觉得是种困境？"我们对情绪命名和反馈，不做深度的解释，我们的共情让来访者感到被允许参与到咨询中。有时候在心理咨询的初始阶段，提供一些建议或者忠告是难免的。甚至可以说这些建议或忠告能让来访者参与到咨访关系中。当然建议和忠告必须安全、无害，不能触碰来访者的敏感点。在刚开始的阶段，来访者非常需要有人同情他们的处境，站在他们那一边，特别是在出现情绪危机的时候，而建议和忠告的内容已经不重要了，重要的是感到有人帮自己，与自己共同作战。所以给建议和忠告是好机会，能够去试试，何乐而不为呢！

对于神经症水平的个案，有的时候要站在潜意识的深度做解释。这个解释有一个立足点——希望早年的某种情感在此时此地重现。所以我们一般会立足于来访者的防御机制，对于他们想防御什么样的情绪，内心有什么冲突，他们早年的关系是怎么在现实关系的移情、反移情中重现的，我们总是有针对性地进行深度的解释。

一位来访者有一次来咨询的时候迟到了，他跟我说"我很抱歉，我迟到了"。来访者迟到总是有现实的理由。他说他今天本来不会迟到的，但是在出门的时候接到了姐夫的长途电话，姐夫说姐姐生病了，问能不能向他借点儿钱付姐姐的医药费。他比较迟疑：如果把钱借给姐夫，咨询费就不够了，不能继续接受咨询了。这是很现实的一件事情。咨询师该怎么做回应和深度的诠释，特别是对潜意识含义做一定的解释？毫无疑问，要结合来访者的成长经历和冲突。

我是这么回应这位来访者的："上次咨询的时候，我们已经看到你对父母的一些很负面、不太好的情感体验，我们就要在这方面发现一些比较重要的东西，你今天却告诉我，你不能继续接受咨询了。关键是你不能继续不是你的原因，而是你姐夫向你借钱。"然后我进一步回应说："这样的情况好像不只这一次，每当你对深入了解自己感到害怕时，总会冒出一些现实的事情来转移你的注意力。你小时候好像也是这样的，当你父母突然生气，你就马上会找一些人或者一些事，说是因为这些才让你没有做到你应该做的。"最后我以疑问句的方式反馈给来访者："是这样吗？"也就是说，我们不做主观的判断，而是提出从我们的视角观察到的东西，最后让来访者去验证、澄清。

一位女性，31岁。婚礼就要来临，她莫名感到惴惴不安，于是寻求心理咨询师的帮助。通过对她的基本了解，咨询师发现并不是因为现实中有什么原因让她对婚礼惴惴不安，而是她成长经历中的许多内心感受被激发出来了。她很爱自己的未婚夫，但是她莫名担心自己婚后不快乐，就像她母亲体验过的那样。她母亲一直过得非常不开心，对她来说，拥有母亲不曾拥有的幸福会有罪恶感。因此，诠释并不是就事论事、对现实原因加以解释，而是联系潜意识，联系早年的亲密关系，联系一个人潜意识的防御机制。

以冲突为基础的心理问题是神经症水平的。使用诠释也好，面质或澄清的技术也好，在处理神经症水平的个案时，我们希望激发来访者内心的冲突，并且呈现出来，然后探索意义。比如反复强调的节制，咨询师不马上给来访者深度的解释，让他们感到迷茫甚至愤怒，然后他们会有情绪的表达，内心的冲突会被激发出来。这样才更有意义，能够让来访者打破原来的自我防御。技术的使用是为了鼓励一个人发展移情、退行，是为了了解潜意识的冲突，促进他内省、反思，最后自我肯定。

有许多冲突没有得到充分的解决、修通，有许多潜意识的意义未被揭示，一个人总是会感到哪里出了岔子，非常不妥，因此非常需要一些突破的方式。咨询师可以对来访者说："好像我不管说什么，对你来说都是没有用的。"特别是来访者很着急地寻求建议，咨询师给他们很多建议，而给的建议都没有用时，咨询师会无力、烦躁。咨询师可以通过察觉自己的反移情，共情地理解来访者也是无力、烦躁的。

对神经症水平的个案，我们往往是考虑他们能够承受没有具体的答案，咨询师只是把自己的内心感受呈现出来。来访者会感到"我跟咨询师大概是这种关系方式，他其实一直在跟我解释，但是好像帮不了我，我也感到没有人帮得了我"。归纳起来，面对神经症水平的个案，要考虑他们比较成熟了，跟普通人一样，需要一定的空间，能够承受一些不确定，那些太多知识性的、鼓励性的、肯定化的东西适用人格障碍水平的个案。所以有节制地使用一些诠释、面质的技术是非常重要的，我们不要太急于把观察到的东西马上进行说明。当然神经症的个案也会退行到更原始的状态，我们对于技术的使用往往是有弹性的。

·········　**答疑解惑**　·········

问： 怎么处理来访者的早期失望？

答： 可以说这是一个常态。我接的个案中有百分之七十的来访者在第一次咨询结束时不满意——"就这么结束了？你好像也没有说几句话，也没有帮到我。"咨询师不用对来访者表面上的失望做过多反应，不用为了不让来访者失望做更多解释、延长时间，因为来访者是在无形中考验咨询师是不是能够承受别人对他的失望。所以，面对来访者的失望，我们可以先从正面的角度做一点儿回应："你非常想快速解决问题，因为太过痛苦了。如果没有达到所期待的，确实会挺难受的。"这样的回应我认为已经够了，同时邀请来访者下次再进一步探讨。这样既有一定的回应和对他们失望情绪的理解，又有对他们的质疑和失望的接受，我们就有机会在以后的咨询中逐步展开对他们内心活动的探索。如果我们急于立刻就把所有的问题解决，往往和来访者一样，最后总是无效的。

问：咨询了八次后，咨询师有一个休假，休假回来后，也就是第九次，来访者说要结束，说没啥问题，也差不多了。在来访者很小的时候，父亲因心脏病去世，是母亲和外婆把他带大的。外婆比较严厉，母亲不太负责任。作为咨询师，该不该答应他结束咨询？

答：这个时候我认为比较重要的是咨询师先反馈自己的感受。比如："你要结束，我感到非常意外，非常难受。但是我不知道到底发生了什么，我想找机会探讨一下。"面对来访者说要结束咨询，咨询师并不是给一个直接答案，说可以结束还是不可以结束，而是根据自己的感受做一定的反馈，承认自己还不太清楚，并邀请来访者和我们探索到底发生了什么。最后的结果无非是两种：一种是他仍然坚持结束，可能是机缘没到，或者我们的判断不对；另一种是他可以从一定的深度理解背后可能有一定的原因，愿意探索为什么想结束。但是不管结果是哪一种，我们都需要做一定的尝试。

问：做个人体验的时候，发现咨询室比较简陋，好像连遮风挡雨都不能。想提出来又怕显得自己太矫情，有一点儿矛盾和犹豫。我该不该提这一点，或者会不会影响我体验的效果？

答： 我认为把这些感受提出来并跟体验师探讨是非常重要的。我们提出来也并不是要马上改变现状，而是呈现此时此刻的感受。我们不想让自己太难受，希望环境好一点儿并不是错。不愉快的感觉是可以表达的。

问： 来访者进行第十八次咨询的时候触及了一个创伤，然后在第二十一次咨询的时候提出把原来一周一次的设置改成一周两次。

答： 这种问题也不少见，在咨询过程中改变设置，而且这一次改变显然跟第十八次咨询涉及的创伤有关。我想，在现实操作层面上，坚持一周一次和一周两次都是可以的。来访者提出要一周两次，特别是联系他谈了创伤以后的情绪状态，我们作为咨询师，内心的感受是什么？如果我们非常担忧，认为问题很重要，改成一周两次也是可以的。碰到创伤的个案，我们会有一点儿内疚，我自己也有体会，如果不给他们更多次数，他们是不是受不了。来访者需要一次变成两次，给我的感觉并不是次数不够，而是爱不够，所以要多一次。咨询师在这个时候要察觉自己的反移情，察觉自己是不是过度卷入或者过分认同来访者的悲哀、悲伤、无助。

问： 有一些来访者，特别是比较理智的来访者，在五十分钟一次咨询的设置中，往往快要结束时才慢慢进入状态。对于这样的来访者，是不是需要把设置定为一个半小时？

答： 我认为对于这样的来访者，还是五十分钟比较合适，即使定了一个半小时，他们还是会在快到一个半小时的时候进入状态。这不是绝对时间的问题，而是只有快到结束的时间时，他们才有张力，感到今天应该说些什么。一般我碰到这种情况，会让来访者重复这种现象几次，然后把自己观察到的现象反馈给他们——"好像总是在快结束的时候，你犹豫地进入状态，但是时间不够了"。我们给予一定的反馈，理解来访者的某种犹豫，对他们来说是很重要的，让他们能够积累一定的张力，聚焦于自己，思考自己到底是触及了什么才会犹豫，想说又不想说，一直到最后才说。咨询师要表达自己的态度：等你准备好了，想讲的时候，我愿意听。

问： 咨询结束的时候，来访者还在不停地说，我们是该打断还是延长时间？如果延长时间，延多长时间合适？

答： 这种情况非常常见。定了时间就需要遵守，但是不太容易，来访者经常会突破设置。我想，咨询师不能简单、武断地机械操作，五十分钟到了，不管来访者讲到哪里，踩急刹车，结束，这会比较生硬。来访者实在停不了，打断不了，就不得不延长一两分钟。延长了，他们还在讲，还想再延长一些，那么在已经延长了一两分钟，来访者还不停的时候，咨询师可以直接把自己想打断他们又打断不了的困难呈现给他们看。对他们说："好像你还想继续讲，但是时间实在不够了，我们今天必须结束了。"态度要坚决，但不是带有敌意的拒绝。咨询师也要对来访者为什么停不了有一个基本的理解，但是现实中还是要坚持在时间到的时候结束。

问： 怎么体验一个人呈现内心世界的机缘是不是到了？或者咨询师怎么把握来访者能够呈现自己内心世界的时机？

答： 这个问题让我想到了其他问题：在体验的时候，感到该讲的事好像都讲完了，之后也没有什么好讲的；有的时候感觉越来越平静了，是不是就不需要探索了？这些感觉很真实，可能会在某个阶段出现，但是背后的意义不尽相同。有的时候，呈现的东西被理解、接纳了，会感到平静。有的时候，这种平静是一种防御。人的内心世界与潜意识非常丰富，要做判断，肯定带有我们主观的色彩，也没有人能精确地判断什么时候是呈现内心世界的时机。所以往往是探索性的，尝试性的，感觉可能到了，又不太确定。心理咨询的过程总是带着一些不确定，慢慢摸索着往前走，只是到时候回过头来看看，好像触及了一部分，但是离自己想到达的目标，还非常远。

问： 来访者的时间设置固定不了，想让他固定，他就是要跟着自己的感觉走，觉得需要才定时间，所以都是临时定的时间。最近这位来访者想固定时间了。那原来不固定时间是否合适？

答： 我认为原来不固定时间的做法非常恰当，因为想固定的努力一直在做，也并没有强迫来访者，说如果不固定时间，就不给他做咨询。来访者可以看到我们在做固定设置的努力，他也在逐步适应，围绕这个能不能固定的目标，自己也在自我察觉，也在挣扎，所以到最后能够固定下来，这样的过程我认为是非常合适的。

迟到、缺席、礼物：如何"计较"这些现实中的细节？

在心理咨询过程中，时常会碰到来访者迟到、缺席、脱落，或者送礼物的现象，我们怎么应对？对于这样的问题，我们有一个基本立足点：在心理咨询过程中，发生的一切都可能是某种阻抗，或者是某种心理防御机制，所以要从阻抗和移情的角度对这些现象进行理解。

既然说是阻抗和移情，那就意味着这是潜意识的，来访者不是故意的，行为中有某种潜意识的含义。毫无疑问，这在心理咨询中是一些非常常见的现象，结合规范的、系统的心理咨询应该有的基本设置，我们应敏锐地察觉到这些现象。

第一次咨询就迟到

曾有人问我：如果来访者在第一次咨询的时候就迟到一个小时，作为咨询师，该怎么面对？这是一个很棘手的情况，因为不是在咨询中，咨询中有咨访关系，有咨询的阶段，有对来访者前因后果的各种理解，如果来访者迟到了，还可以有参照、理解的依据。这位来访者是第一次就迟到，而且迟到一小时，也就是他来的时候本该正好是咨询结束的时候。我们经常讲，定设置就是定一些规矩，第一次就当头一棒，到底谁要给谁设置规矩？是咨询师给来访者设置规矩，还是来访者已经在给咨询师定规矩了？

这种情形确实难处理，我也碰到过好多次。第一次来就迟到了一小时，我们该怎么处理？我们当时会想：人家可能不知道有所谓的设置和规矩，肯定也是事出有因，所以来晚了。如果正好自己还有时间，我们还会想：人家第一次不知道，情有可原，要不要先算了？我们还会有顾虑：第一次如果不做好规则，不定好设置，那以后就没有规则了。当然我们还会考虑到更多的情况：到底是谁需要谁？是我们缺来访者吗？如果我们很需要他，我们可以退让，哪怕他第一次不守规则，为了他能来，为了接触他，我们第一次就打破原则，迟到了我们也给他补。

如果我们得到一些信息：这位来访者非常苦恼，有非常大的心理困扰，非常需要帮助，他很需要我们，我们的顾虑也会有很多。然而在咨询的时候，第一次他就迟到，我们没有更多的信息帮助我们做判断，无法思考他潜意识的意思。他来了，如果我们有时间，是给他咨询，还是不咨询？是按照原来设定好的收费标准收费，还是不收？我想，怎么做都是可以的。比如事先定好了，迟到了也要付钱，哪怕时间到了还没有咨询，费用还是要收。当然我们也可以不收费，我们可以自己把握。我做过这样的处理：正好接下来有时间，第一次他可能有现实的理由，就算了，再顺延一个小时，也不用另外付钱。

因此，如果没有什么特别的信息，自己也不好判断，给他加一小时也可以；按照规定，不加时间也是可以的。我认为这由咨询师的个人风格决定，任何一种选择只要咨询师愿意或者双方愿意，都是可以的。这件事情的关键在于，我们并不是在讲应该怎么处理，而是我们当时的内心体验是什么，这些体验可以增加我们对来访者的理解。

有些来访者不是有意的，他们的人格特点就是支配性非常强，非常想控制，他们无意中非常需要别人迎合自己，所以会理所当然地认为：你们应该考虑我晚来的苦衷，我已经非常不容易了，你们居然还不给我加一小时的时间！有些来访者会潜意识中试探别人的界限：定了一个规则，我没有遵守，看你怎么办。有些来访者倾向于自我忽略。自我忽略就是一个人内心总觉得自己不重要，应该被忽略，所以身不由己地在时间把握上也会这样。现实中要是问他，他肯定不愿意被别人忽略，但是他已经习惯了被忽略，他经常忘记一些重要的事情，这对他很不利。

但是，很有可能我们当时无法判断来访者属于哪种类型。我们并不了解他们的背景，做了一个决定，可能我们被控制了，可能我们的回应不是那么恰当，不一定符合来访者的情况，我认为也无关紧要，因为以后有机会进一步呈现。第一次就卷入到病理性的关系模式中也无妨，这也是一种关系。只要我们事后能够明确地察觉，能够找到恰当的机会去呈现、面质就可以。

阻抗

迟到等现象都是阻抗。阻抗其实就是对心理咨询的进展、对咨询师，或者对整个咨询过程起反作用的力量。从精神分析的角度讲，阻抗阻碍来访者自由联想，妨碍来访者回忆、理解、领悟，阻碍来访者想改变的愿望。阻抗是心理防御机制在心理咨询过程中的具体表现。

所以妨碍咨询进行和损害咨访关系的都是阻抗，但关键是，这是潜意识的，不是有意要阻碍。为什么说来访者不是有意要阻碍？我想这一点从潜意识的角度大家都能够理解。一个人触及的让自己不能忍受、太过痛苦的冲突本身就是潜意识里的，因而会启动防御机制。在心理咨询过程中启动了防御机制，就是阻抗。也就是说，主观上想触碰内心的伤口，但还没做好准备，原来一直是用某种防御应对的，所以在咨访关系中也会用同样的防御应对。因此，在心理咨询的过程中识别阻抗，并对阻抗进行工作，本身就是精神分析的主要内容。

如果我们碰到迟到、缺席、脱落、送礼物等现象，该如何把握，有没有一个套路或者思路？处于什么阶段、反映什么内容非常重要，也就是一个人在什么地方出现了阻抗，又突出反映了他本来想防御什么内容。比如探索到一位来访者的心理成长阶段处于俄狄浦斯期，他讨论的话题内容也与俄狄浦斯期的内容相关。这个时候出现阻抗，说明他这部分的内容和心理创伤让他觉得有冲突，所以他才进行防御。同时阻抗的形式是来访者非常习惯性的心理防御机制，有些来访者碰到问题总是用理智化的方式进行防御，有些来访者碰到问题总是用具体化的方式进行防御，有些来访者总是用见诸行动的方式进行防御。阻抗让我们了解来访者防御的类型、等级。

作为咨询师，我们希望能够帮助来访者识别阻抗，然后放弃这些对自己适应现实、适应环境造成不利影响的防御机制。阻抗是一个抽象的概念，不是写在一个人脑门上的两个字，它总是通过一些非言语的方式呈现。我们作为咨询师，要对这些问题保持敏感。

阻抗有哪些常见的表现？比如迟到、缺席、送礼物、总是回避某些话题等，我们甚至会发现，有的来访者来了八九次，甚至十几次了，他谈论了母亲的很多事，父亲的事却从来没谈过，多次下来，他父亲是什么样的我们一点儿信息都没有。还有一些阻抗的表现，比如：来访者有很无聊的感觉，或者付诸行动。付诸行动也有很多方式，比如：突然发脾气；现实生活中，在两次咨询的间隙闯了一些祸，出了一些状况；来访者突然沉默，不想说什么，跟原来在咨询中的表现明显不一样；情感隔离；用身体的语言表现出来；等等。

对于阻抗的分析，我们有个过程。首先，咨询师要识别阻抗。阻抗出现了，可能我们带着一定的疑问，但是至少要感觉到有可能是阻抗出现了，要去认识。如果要认识，说明这一类现象已经重复出现了。比如来访者不断地或者一个阶段内经常迟到，我们就要想是不是出现了阻抗。

察觉到了，接下来要呈现，我们认识到还不够，还要呈现给来访者，让来访者感觉是不是一种阻抗。在向来访者呈现阻抗的过程中，还要进一步进行各种澄清。因为在做心理咨询时，我们会带有主观色彩，可能只是我们主观认为是阻抗。如果来访者还不能回应这部分，没有这种感觉，还没有做好准备接受关于阻抗的解释，认为不是阻抗，那我们还需要澄清，或者有可能是我们判断失误。如果有了识别、呈现，又得到了一定的澄清，我们就要对阻抗的潜意识意义进行解释，最后希望来访者得到修通。当然，这是一个不断重复的过程。

案例一：这是一个经常会脱落的案例，来访者是位女性，31岁。她来求助的时候表达的苦恼和寻求帮助的原因是：五年多来一直失眠，睡眠很不好，总感觉内心很空，很不快乐。她的咨询设置是每周一次，每次五十分钟。第一次到第六次还比较顺利，第七次后突然脱落了。也就是说第七次咨询结束后她就不来了，并且事先没有做任何表达。咨询师当时的感受是非常迷茫，非常困惑，很难理解，因为没有任何迹象暗示她不来，她也没有打过招呼，第七次咨询的时候也没有呈现任何她不想来的信息，这七次咨询她都是想寻求帮助，也没有说咨询没用。咨询师当时的应对措施是没有主动联系这位来访者。三个多月之后，这位来访者突然又来了。她说她在其他医院开了很多安眠药，吃了也没有效果，想再来咨询。对于这样的情况，来了七次，不打招呼就脱落，然后又突然来了，毫无疑问我们肯定要跟她讨论为什么突然不来了。但是讨论的时候，对于不来她总有很多理由，她说自己当时感到情况不好，就找了一个医生开了点儿安眠药，想试试看是不是能好一点儿，其实她在回避咨询师探索她的潜意识。我们应立足于她，了解她的成长经历、可能有什么心理冲突、人际关系和行为关系的模式是什么样的。有了这些了解后，才有可能做初步的判断。

这位来访者是独生子女，从小家庭非常富有。在她快两岁的时候，母亲过世了，父亲没有再娶，是奶妈把她带大的。她从小的印象是：漂亮女人接二连三地进家门。也就是她父亲不断与漂亮女人有来往。吃了晚饭后，父亲就不见了，回到自己的房间，第二天早上才现身。当然，第二天早上她也看到漂亮女人还在她家里。来访者非常嫉妒她们能够获得父亲的爱和关注。进一步说，她从小的一个情感印象是：这些女性之所以能够跟父亲有关系，主要是通过性。长大以后，来访者经常更换男朋友，无法建立长期稳定的关系。跟男朋友过夜，第二天早上她对对方的态度非常特别：如果在男朋友家里过夜，她早上就不肯离开；如果和男朋友在自己的公寓过夜，她会要求对方留下来，至少陪她半天。她与人在情感上一旦有了关系，就贴得非常近。好几任男朋友后来都有窒息感，觉得她太黏人了，于是找一些理由摆脱她，离开后也不会再回来找她。所以她经常换男朋友。

在咨访关系中，她非常信任咨询师，她的咨询师是男性，再次触碰了她的这个点。当她感到别人可能受不了她时，她会主动离开，省得到时候被别人抛弃。在后来的咨询中发生了好多次脱落，并且脱落往往发生在她非常依赖咨询师，有的时候还要求突破一些设置时。比如非咨询时间也要见咨询师，想再延长时间，甚至需要咨询师对她有额外的关心，如果感到咨询师要保持界限，她就觉得被拒绝了，会主动离开。咨询过程中反反复复，一旦出现这种现象咨询师就进行一些面质和诠释，并在设置中稳定等待，也就是传递给她一个信息：只要她需要，咨询师时刻在那里。

案例二：一位男性，43岁。他来寻求心理咨询帮助的时候介绍了自己的基本情况：离婚一年半了，最近一年多有抑郁，跟异性相处非常困难。他找的是女性咨询师，而且在找咨询师之前，他收集了很多关于这位咨询师的信息，家里有哪些人，特长是什么，几年前发生过什么事。他对咨询师的信息了如指掌，甚至查到了咨询师十几年前的一些事。

在咨访关系中，他非常有魅力，很健谈，也表现得很有领悟力，能够根据咨询师的话题做深度的自我分析，甚至很能共情、体谅咨询师。当然他也会有非常痛苦、无助的表现。咨询师非常想帮他，认为如果能真正帮到他，那会是非常有意义的事。在坚持进行了九次咨询后，来访者开始不断突破设置。在非咨询的时间要咨询师回他的电话，不断表达很想增加一次咨询的想法，甚至在休息时间希望在咨询室外请咨询师喝咖啡，建立咨访关系以外的关系。咨询师非常艰难地维护设置，并且试图跟他讨论这些话题，为什么他会有这样的方式，当然有的时候不是讨论了就马上有结果。第十五次咨询结束后的第二天，来访者发了短消息，短消息中说他喝了很多酒，感觉很消沉，活着没有意思，不想咨询了。这让咨询师感觉他的状况挺危险的，但是又不在他身边，不知道他会出什么状况，所以电话中只对他进行了一些支持和鼓励，然后建议他下次咨询的时候过来，那时候能够很好地讨论这个话题。但是在电话中他并没有明确表态会来还是不会来，也没有明确说会不会自杀，然后就把电话挂了。

要应对这种情况，肯定要了解来访者的特点和基本情况，这是我们判断、处理的重要依据。来访者十四年前结了婚，结婚后对妻子有许多不忠的行为，断断续续跟不止一位女性保持着性方面的交往。妻子在离婚的前四年才发现，结婚十年来，丈夫居然跟不少女性来往。妻子发现后，来访者答应以后再也不这样，但是没有守信。妻子实在受不了了，提出了离婚。刚离婚的时候，来访者感到总算可以不受婚姻的约束，享受单身生活了。但是，他跟很多女性约会以后，发现维持关系非常失败，没有一个人能够跟他维持持久的关系。所以他感到非常空虚，很抑郁，经常借酒消愁。

我们能感觉到，他非常希望有更实质的关系，他结婚后其实是有的，但时间长了就会难以忍受。来访者发现，他感兴趣的女性往往都倾向于对他比较害羞、远离他、不愿意跟他接触。他结婚后跟许多女性来往过，但在他离婚后，他感到这些女性对他不再有吸引力。一个人的处境不同了，感觉也会不一样。原来有约束状态，更容易对这类女性感兴趣，等单身了，真正自由了，反而这类女性引不起他的兴趣。他总是倾向于跟一些现实中不可能跟他有直接关系的人来往，这本身也是一种防御。

这跟他从小的经历有关，但关键是，理解了这些又有什么用。我想最有用的一点就是：理解了这些背景，知道了一个人的模式，咨询师心里就会有底，不会反应过度，不会出昏着儿。咨询师就可以围绕着咨询设置做基本的维护而不过度，甚至可以突破他的模式。维护设置对这样的个案特别重要。

案例三：来访者是一位32岁的女性，夫妻关系处不好，来寻求心理咨询的帮助。这位个案经常随意更改时间，比如，本来约好了，但下次咨询还没到就要改时间，有的时候还要取消咨询，变动太大。几乎前面的几次咨询她都会改时间，有的时候说不来就不来。在某一次咨询刚开始的时候，她抱怨医生忘记给她开药了，抱怨丈夫要求自己周末待在家里，这样自己就不能参加形体训练课了，又抱怨丈夫没有尽到照顾自己的责任。很多抱怨，充满了负能量，看什么都不满意。她强烈感到被别人忽略，被别人抛弃。

咨询师听到她的这些表达会感到非常委屈，很想辩解。因为咨询师对她挺关心的，也没有做错什么，怎么她会感到自己抛弃、忽略她呢？然后咨询师也会有强烈的被来访者忽略的感觉，因为每次咨询师对她的理解、帮助、提醒和许多努力完全被她无视了，她觉得咨询师一点儿都不关心她。一个人想忽略别人，就会把这个部分归到别人身上，这是一个投射的过程。也就是说，自己不能接受是自己想忽略别人，所以她会感到是别人忽略了自己，进而她才忽略别人。

这位来访者潜意识中想要忽略别人，不想尽责任，但是在意识层面体验到的是丈夫忽略她，咨询师也忽略她。其实她也忽略了丈夫，忽略了咨询师，比如她随意更改、取消咨询时间。如果咨询师因为她的忽略感到气馁，被激发起想忽略她，想终止咨询，有"你不把我的咨询当回事儿，那我也就不给你咨询了，你自作自受好了"的想法，咨询师就被投射认同控制了。所以有了对背景的了解，我们就会做到不见诸行动。来访者不是故意跟我们过不去，她的成长经历让她对周围重要的人使用这种模式。我们可以通过自己被激发出来的反移情理解来访者感到被抛弃、很想忽略别人的感受——她感受不到相互满足的关系。这个感受并不是现实导致的，而是她从小的经历导致的，在分离—个体化的阶段她总是在现实中感受到被忽略，所以总有这种体验。

案例四：一位男性，27岁。他的表现是以强迫思维为主，他做任何一件琐碎的、日常的事情，都要反复担忧：当时我不在最好的状态，万一做错了，又没有立刻发现，几年后酿成大祸怎么办？然后反复在思维中排查，想明白才做，耽搁了很多时间。设置是每周一次，做了两年半。

在五十次咨询以后，这位来访者开始经常迟到。他之前从来不迟到，虽然不会早到太多，但总是比较精确，每次咨询的时候也不会延长。他有强迫人格的许多特点：非常拘谨、理智、情感隔离。刚开始迟到的时候，他总有很充足的理由，什么单位领导临时叫他加班啊，交通问题啊，总会有现实的原因。后来再问到底什么原因，因为总要讨论，他索性沉默，甚至不耐烦。

这样的个案迟到，是尝试，是潜在攻击，他想表达自己对于设置的独立、自主，甚至想逆反。他不想什么事情都按照规矩来，在非意识层面上，可能他想"我不愿意来"，最后通过迟到的方式表现出来。像这样的个案，是强迫人格加上强迫症，他开始攻击、对权威说不、自主表达意见，说明他在咨访关系中有非常大的进步，我们可以从这个角度理解他的迟到。

　　案例五：一位55岁的女性来访者，丈夫因为经济的原因坐牢，她在探监时发现了丈夫婚内出轨，被发现后丈夫还一脸漠然，她到婆家诉苦，婆家不仅不理解她，还指责她。她非常抑郁，自己没有做错什么，这些年为家庭付出非常多，最后得到的是这样的结局。但意识层面中，她表现出来的是自己不会离婚，看上去很淡定，但内心有很深的怨恨和无奈。得了抑郁症后，她接受了药物治疗，治疗了好几个月都没有明显的效果，所以在家人的反复劝说下，寻求心理咨询的帮助。但是还没有咨询三四次，来访者就经常迟到，关键是她迟到以后，我会身不由己地给她补时间，比如咨询时间是2点到2点50分，她2点20分来，也给她咨询，做满五十分钟，甚至还免收过一次费用。因为接触下来，我觉得来访者挺可怜、挺不容易的，对她非常同情。所以那时候没想到要坚持咨询设置，或者要求她每次来应该如何，而是对她挺好的，给她加时间，甚至我感觉自己亏欠她。

　　这位来访者在关系中的模式是受虐和不安全的依恋关系模式。她会深深留在一段关系中，哪怕在这段关系中被虐待。被虐待就是有亲密关系。换句话说，没人虐待她，整段关系都没有。所以尽管受虐，也总比没有关系好，这是她从小就经历的一个模式。

　　接触这样的个案，刚开始会感觉她诉说的内容都是非常悲惨的经历，很容易激发我们的同情心，我们会心软，为她做很多例外的事——延长时间、降低咨询费用。其实是她激发了我们自己受虐的点，让我们潜在地认同她，如果对她提一些合理的要求，比如时间、费用，就好像对她很不好，自己是一个加害者。最后我们把自己也弄得苦兮兮的，也不敢收钱了，还要额外加时间，我们自己也在受虐。所以面对这样的来访者，解释潜意识的含义、进行面质都不如咨询师自身的行动与做法 —— 坚持收费、不免费有效。我们经常发现，有些来访者让我们感到他们经济很困难，我们想少收他们钱，但他们在其他方面的消费很高，甚至他们的经济条件比咨询师好多了。所以咨询师要坚持设置，表达"我不亏欠你什么"，既保证我们该得的利益，不亏待自己，又给来访者一个示范，希望他们也可以这样，对自己好一点儿。

来访者送礼物

心理咨询的过程中遇到来访者送礼物，该怎么应对？每个人对礼物的界定不一样，有人认为一件礼物很值钱，也有人认为它并非那么值钱，在咨询过程中来访者送的礼物肯定不仅仅是钱的问题。对于礼物，我们要理解是什么类型的人送的，为什么送，礼物的潜台词是什么，来访者与我们的关系进展到什么阶段。

案例六：女性来访者，35岁。她在情感方面（主要是跟异性的情感问题）有非常多的困扰，因此来求助。因为这些问题，她经常失眠，还有一些躯体化症状，曾经接受过抗抑郁情绪方面的药物治疗，以前效果很好，但是她担心药物有副作用，所以来寻找心理咨询的帮助。

咨询经过了一个阶段后，来访者送给咨询师一个很精致的小礼物，咨询师的感觉是非常温馨。就理性层面而言，如果在价格上不是很贵，又带有一定的情感色彩，我们叫小礼物，从规范上说，收下也没有太大的问题。但是这并不是现实中能不能收礼物的问题，而是收礼物的过程或者拒绝礼物的过程中，我们要理解礼物代表的潜意识含义。这位来访者对咨询师用情非常深，是很典型的移情。她的咨询师是男性咨询师，她有依赖和恋父的部分。咨询师感觉来访者的心理阶段介于依赖和俄狄浦斯情结之间。

在咨访关系中，她对咨询师非常理想化，相当于找到一个理想化的父亲。潜意识中，她非常希望自己对父亲的渴望和期待能被理解、被相信，而且她也没有突破界限，能够保证好恰当的界限，只不过她内心非常冲突，怕别人误解，有一定的禁忌感。所以在咨访关系中，她希望通过礼物试探如何把握关系。

我们要站在移情的角度，结合她自身的感受和成长经历，解释她的礼物指向咨询师的正性移情中的哪些部分。所以不是简单的收和不收的问题，我们要促进来访者对自己移情的理解，这样就会促进咨访关系，并且进一步促进来访者对自己的特点的领悟。

案例七：男性来访者，41岁，非常成功的企业家。他因为亲子关系的问题寻求心理咨询的帮助：他的女儿进入了青春期，非常反叛，顶撞他。他觉得自己把一切都给女儿安排好了，女儿居然一点儿都不领情，有时候对他恶言相向，还闯了祸。毕竟是自己的女儿，下不了重手，不管她又感到非常苦恼，不知道怎么办好。第一次心理咨询他就送了重金，现场的感觉是非让咨询师接受不可，当然不是直接强迫，而是让咨询师感到如果不接受，就很伤他的自尊，很对不起他。他的一番心意很真诚，如果拒绝了，就等于拒绝他这个人，完全不给他面子。所以在这种情况下，咨询师先收下了，有点儿不敢拒绝，怕他受不了。收下后，咨询师要把这种情况告诉相关工作人员，说明目前不能退回，请先代为保管。然后下一次咨询的时候与来访者讨论，讨论完以后无论是得到来访者的理解，还是来访者很不情愿、很勉强，都要返还给他。

这件事的关键在于如何向来访者解释。解释立足于一个原则：了解来访者的人格背景、人际关系模式。

这位来访者的自尊心和控制感非常强。他从小非常自卑，为了克服自卑，他非常努力、非常要强，所以事业上非常成功。他的自身感需求非常高，他对所有的人际关系，都要掌握主动，要控制，否则他就会非常容易失控或者感到失去自尊。

有了基本的理解，对于这样的个案，退还金钱或礼物并解释的时候要注意，千万不能讲潜意识里控制、支配的意义，他会感觉被误解。一定要从阳性的、积极的角度去拒绝，要充分照顾他的自尊，这样才有可能恰到好处。

使用两个三角

在咨访关系中，脱落也好，迟到也好，送礼物也好，或者各种各样的见诸行动也好，我们解释移情和阻抗时基本上从两个三角理解来访者呈现的内容。是什么事情让他们焦虑？比如咨询次数多了，咨访关系越来越紧密，他们对咨询师的移情也越来越严重，会激发出被忽略、被抛弃的感觉，于是产生焦虑。应对焦虑的方式是主动离开，最后导致脱落，这其实是他们在防御害怕最后被抛弃的感觉。

咨询师首先构建冲突三角。来访者会在什么情形中焦虑，用什么方式防御隐藏的感觉，这是第一个三角。第二个三角是人物三角，人物三角其实就是平行关系。我们总是先了解目前生活中来访者与重要的人物（比如配偶、恋人）的亲密关系模式。为了理解来访者为什么是这样的，我们就要了解他们的过去，跟他们早年的亲子关系建立连接。最后在咨访关系中通过三条平行关系找共同点进行理解。

要立足于两个三角，积累材料和线索，特别是结合自己的反移情感受。当咨访关系进行到一定阶段时，阻抗越来越明显，也会有各种各样的呈现，咨询师需要从两个三角中选择一个角度进行解释，并根据现场的感觉，决定哪个地方先做解释。往往咨询初期的重点是解释目前的问题和刚发生的事。

·········· **答疑解惑** ··········

问： 来访者在咨询的时候要求录音，因为他非常想在事后知道自己愤怒生气时的样子，希望更多地了解自己。能不能让来访者录音？咨询师能不能录音？如果能，能不能给来访者听？

答： 我认为可以让他录，也可以不让他录，关键是要讨论录音的意义。讨论中，他表达了录音是为了了解自己，这是意识层面的表达。作为咨询师，面对来访者关于录音的问题，我们自己首先要设定一个自己的原则，是都录，都不录，还是根据现实来。其中的关键是先有自己的原则。我们也会发现，有些来访者要录音，我们会感到不妥；有些来访者知道要录音，会比较紧张，感到别扭。所以，录音对不同的来访者有不同的含义，一定要去探索背后的原因，并提出来讨论。虽然有的时候讨论没有结果，但还是要对这个问题保持持久的关注。

问： 一位女性来访者，37 岁，焦虑度很高，对现实中的很多事情、东西都不满意，以前也找过咨询师，她很想要现成的答案，总是爱比较，等等。对这样的来访者，我们该怎么回应？

答： 听完这个描述，我觉得这位来访者有依赖的特征，总感觉自己被亏待了。除了在咨询设置中尽可能共情地理解她之外，比较重要的一点是，面对她的抱怨和不满意，我们不过多补偿她。对来访者有了基本的理解后，我们就不会因她对我们不满意而过度焦虑，不会简单地认同她，觉得自己没为她做过什么，其实我们已经为她做很多了，咨询师要对自己多些肯定。咨询师也要表现出尽管被她抱怨，但对自己提供给她的帮助有比较多的肯定。她也会逐步感到，一个人能够承受她负面的指责，还不会报复她、抛弃她、不管她。在这样的咨访关系中，她就有机会察觉到其实很多东西还是值得自己满意的。对周围的人或事不满意，其实是内心对自己不满意、没有信心。

问：怎么更好地对来访者进行示范？

答：其实这个示范有点儿相当于身教重于言教。说起来容易，做起来难，我们可能说出很多道理，但能不能做到，来访者不是看我们的解释，而是看我们的做法。就好比来访者人际关系很不好，我们建议他们气量大一点儿，如果我们能够做到气量大，不恼怒、不报复他们对我们权威的质疑以及对我们提供的帮助的贬低，还能理解、帮助他们，做恰当的回应，他们可能会内化、认同我们的这些部分，这就是示范。这种内化、认同并不是意识层面的，是潜移默化的。当然这一切都立足于我们的自我察觉。示范还有很重要的一点：我们也有局限，也会犯错误，但可以接纳错误。这也是一种示范。

问：案例二中提到了来访者在某一次咨询结束后给咨询师发短信，咨询师给来访者手机号码是否合适？

答：现实中确实有很多处理方法，比如许多咨询师会把机构、工作室助理的工作电话留给来访者，来访者预约、改时间、取消时间都是跟助理接触。还有一种情况，是咨询师留手机号给来访者，但要事先讨论、设定什么时候用，而且前提是在非咨询时间跟来访者没有更多的接触，只是为了更改时间等联络方便。此外就是为了处理危机，当来访者特别困扰、出现情绪危机时，可以应急性地给咨询师打电话，得到情感上的支持。我认为这些都是可以的，关键要先讨论好规则。

问：一位来访者在跟咨询师做第一次约谈时，没有被告知约谈也需要收费。第一个月结束时收了四次费，后来提出约谈也要收费，之前少收了一次费，来访者就非常不高兴、抱怨，说不公平、不说清楚就收费。怎么区分这是来访者的投射还是咨询师的投射？

答：我认为在前期，双方可能都有份。我的主观感受是：来访者容易感到别人亏欠他，自己被忽略，特别担心别人会不公平地对待他，这是由他的成长经历决定的，他容易把周围投射成这样。这个过程中，咨询师也会接收这个信号，很怕做出亏欠他的事，所以会在潜意识中忽略约谈，觉得自己不好意思向他收费。但是，最后想想又不对，自己还是应该收费。其实咨询师内心已经认同了来访者，觉得对他不公平。

这个问题中钱不是最重要的，收也可以，不收也可以，关键是收钱这件事提出来之后，来访者感到不公平，非常愤怒，咨询师没收到钱，也感到懊恼、委屈，激发并呈现了早期阶段来访者的移情和咨询师的反移情，对于加深双方之间的理解非常有帮助。如果不提这一部分，也就不会感受到自己会被激发出什么感觉，特别是来访者会被激发出什么感觉。

问： 有位来访者来预约，原来咨询过四年，后来停了，最近又来咨询了。虽然咨询师的时间不是很充裕，但很想帮他，因为以前给他咨询过四年。现在由于时间原因，只能做电话咨询，一次两小时，来访者坚持付一千元，咨询师感觉太高了。这位来访者是不是通过一千元获得掌控感？因为咨询师的反移情是非常心疼他，非常想帮助他。

答： 我认为可以理解为掌控感。他最近处境特别不顺利，支付了费用，就非常希望得到支持和帮助。我感到有许多东西没有办法深入探讨，或者背后的意义可能不是一次讨论就能讨论清楚的。那要不要先把费用的问题搁置一旁，等以后再深入探讨，进行恰当的结算？这是一个很慎重的考虑，收一千元会不会让自己以后被控制，还要进一步验证。但是，一个基本的策略是：等到与来访者有机会充分讨论，再更好地处理费用的问题。所以，这是协商的结果。

心理咨询中有很多很现实的问题，我们有的时候处理起来很为难，只有尽力了解基本背景，结合咨访关系中的移情、反移情，才有可能更好地解释和应对。

言教和身教的把握：一个动态的过程

我认为经典精神分析里最重要的技术就是深度的解释 —— 解释潜意识意义。言教其实就是通过解释潜意识，呈现给来访者一些东西，促进他们领悟。身教强调非言语的示范，怎么恰当回应来访者。言教和身教都是需要我们把握的，之所以有言教和身教的争论，是因为相对于经典精神分析的风格，现代精神分析技术有一些风格的改变。言教和身教更多的是立足于现代的案例。现代的案例与经典的案例不同。弗洛伊德那个年代，经典的案例都有点儿神经症水平，咨询师更多地强调对潜意识的内容做一定的、中立的解释。现代精神分析更多的是人格障碍水平，来访者不一定有足够的领悟力，更多的是需要我们示范。我的想法是：现实中综合运用言教和身教，特别是在咨访关系中，咨询师靠现场的把握和判断，有时候侧重言教，有时候侧重身教，肯定是动态的。

一位 30 多岁的母亲，因为总是情不自禁地过度满足孩子而十分苦恼，因此前来接受心理咨询。面对她的苦恼，咨询师并没有直接给她建议和指导，而是做了一些深度的诠释。之所以做深度的解释，是因为对她有了基本的了解，有了初步的个案概念化，又有一定的咨访关系为基础，所以直接联系她小时候的经历，同时又给她很多安抚。安抚，就是以支持为主，共情地回应，鼓励情感宣泄，理解她不好的情绪。

其实来访者感受到的并不是咨询师深度的解释，她对咨询师把她小时候的经历与现在的亲子关系联系起来没有很深的感受，也没有感到咨询师中立的态度。中立的态度指咨询师没有直接给她应该怎么做的建议和指导。这位来访者感受到的是安抚，即她感到咨询师着急了，想讲一些道理，做一些分析来帮助她缓和情绪，让她稳定下来。

面对这位个案，深度的诠释、联系小时候的亲子关系并不会让她感到满意，她还是会抛出具体的问题让咨询师指导。但咨询师没有给她建议，而是给她示范——哪怕再关心她、理解她，希望她情绪稳定，也没有给她具体的建议。示范她可以用同样的方式回应孩子的不满意——再理解儿子的不满意、自己再苦恼也不会过度满足儿子的需要。

来访者会非常愤怒，因为她就是为了解决问题才来咨询的。但咨询师仍然没有给她直接的建议，而是给她做了一定深度的解释——来访者用对待父母的方式对待咨询师，同时也以孩子对待自己的方式对待咨询师。这两个角色有转换：她期待依赖父母，对咨询师也有这样的期待，所以就用孩子的身份扮演曾经的自己，同时重演了在家里孩子对待自己的方式，无形中考验咨询师怎么回应。因此我们讲，咨访关系中可以做平行关系的连接。

来访者从小不被父母允许依赖，这让来访者感到被抛弃。所以她非常希望在照顾孩子的时候不让孩子体验自己小时候的痛苦。来访者把自己印象的某部分投射给了咨询师，赋予咨询师父母的角色，使得咨询师有和她相同的感受——面对孩子的挫败感、罪恶感、担心。来访者所有努力的潜意识都是希望咨询师对她例外，额外照顾她，满足她的需求，给她一些具体的建议，让她感到不那么孤单。不被满足和孤单是她从小内心非常强烈的感受。

诠释（言教）有一定的洞察、一定的理解，但来访者还是不知道该怎么做。接下来咨询师会运用身教做很好的示范——准时结束。即使来访者没有得到解答，不满意，时间到了就结束，提醒下次可以继续讨论。下次来的时候，来访者已经开始能克制自己了。

所以我们可以看到，诠释和真实关系的示范（身教）是互相补充和促进的，在咨询中综合运用、动态结合。深度的解释对来访者理解自我有一定的帮助，咨询师的身教示范了如何对自己关心的人不让步，不过度满足。当然，咨询师在不让步的同时要保持关切，要共情地理解来访者当时的感受，并回应来访者情绪的需要。

咨访关系互动中的一些原则与亲子关系原则差不多——咨询师怎么对待来访者，相当于父母怎么对待孩子。孩子会哭，会生气，会有伤害自己的行为，来访者也会有，我们要根据他们当时当刻的表现做相应的回应。我们要包容正面的情绪，也要包容没有调节好的情绪。像这位母亲，她非常苦恼、沮丧，这样的情绪没有对错，我们要接纳、共情地理解、回应，并做一定的解释。但是我们的做法要有界限，再同情一个人，再想帮他，也有现实的局限。换句话说，我们需要中立和节制。因为来访者在表达极端的情绪时也在潜意识中考验咨询师，看咨询师会有什么具体建议和干预。

一位精神科的值班医生在值班过程中被一位过度依赖的病人激怒了。病人反复提问，医生在值班时去处理，回答病人的提问，但仍然没解决问题，因而非常恼火。在精神卫生专科医院，晚上值班时总体来讲处理的情况比较少，值班医生只处理一些非常极端的情况，比如身体出现了严重的问题，或者精神状态冲动、消极等。负责床位、病房治疗的医生要回答的问题有：我这个病能不能好？这次住院大概要住多久？如果我这次住院还不好，以后怎么办？我吃这方面的药会不会有副作用？这些问题值班医生一般是不处理的，值班医生只处理紧急问题。

　　还是那句话，我们要察觉自己的反移情，要很明显地感觉到自己的恼火。只有察觉到自己的反移情，我们才有可能做更恰当的回应，而不是见诸行动。也就是说，想发火但不发火，并通过自己的反移情理解病人内心也非常恼火。然后回应他："你一定感到挫败和无助，对我很失望，因为我的建议一点儿也帮不上忙。"这正是病人内心的体验，他感觉自己无力应对，解决不了问题，很无助，对自己失望。一个人如果内心对自己失望，会投射到别人身上，会感觉别人应该帮忙却帮不上忙，其实他是对自己不满意。医生这样回应体现出自己不会因为被病人激怒就对病人发火，更多的是包容，而且有自己的反思，赋予病人一定的意义和解释。听到这样的回应，病人会感受到医生理解、触碰了他真实的内心，没有回避，没有用过多的大道理回答他，而是真正面对，他就不会觉得那么孤独、不被理解，会从一个全坏、被抛弃的客体状态中转变。

　　咨访关系中的互动跟亲子关系中的互动有许多可以平行类比的地方。作为父母也好，作为咨询师也好，我们能够表现出来的是恰好，而不是太多，要既不忽略，也不多管闲事。如果我们要做理想化的父母，对孩子也会有理想化的倾向，这是会潜移默化、互相影响的。我们太想做好，不想做错任何一件事，对孩子也会有很高的期待，孩子不能犯错。父母要求自己不能犯错时会产生问题，因为理想化会贬低孩子。咨访关系中也是，如果咨询师什么都做得很好，不出错，来访者会感到沮丧——咨询师怎么能做得这么好，于是他们越来越感到自己不行。

　　在咨询互动中，我们需要澄清一些界限，不过度卷入，但是澄清界限不是抛弃来访者，不是拒绝他们。有的时候咨询师跟来访者的感受相似不一定是因为来访者的完全投射，也可能是咨询师被激发出了内心与来访者相似的部分。比如一位来访者在家打了孩子，然后问咨询师会不会责备他。如果咨询师恰好做了父母，也打过孩子，他肯定会内疚、自责。如果回应说"我不责备你"，其实一定程度上是跟来访者共谋，来访者承受不了自己的内疚、自责，咨询师也承受不了。否认，其实就是没有真实面对自己的内心。

如果在现实层面为了共情来访者，表达对来访者的支持，让他减轻负担，就说"我不会责备你"，听起来好像给来访者一个宽松、包容的氛围，其实是咨询师代替来访者否认了内心的内疚和自责。来访者打了孩子，心里内疚，这是他自己应该面对和承受的部分，而不是靠咨询师把这个问题否认掉。咨询师可以这么回应："我认为你不会原谅自己这样伤害孩子。"把来访者内心的东西呈现出来，让来访者看到自己很难面对内心的这部分，也向来访者指出，是他在咨询师身上看到了自己的自责，所以才会问咨询师。

这个情景的核心主题是来访者有自我责备。我们在回应的时候表示他有爱、原谅、内疚自责的部分——他不原谅自己正说明他有爱，这样能促进他的自我整合。当时当刻不诠释指向咨询师的移情，先整合他的爱、原谅以及内疚自责的部分。有所整合，才有可能诠释移情。也就是说，如果我们全部接受了来访者承受不了的内疚和自责，说"我不责备你"，这时候就会发生投射认同。当我们划清界限，你是你，我是我，现在是你打了孩子，你很内疚自责，不是我，不要混在一起让我帮助你处理这部分，就没有投射认同了，我们才有可能像经典精神分析那样做深度的解释：来访者从小面对的是一个非常严厉的母亲，他期待咨询师的严厉责备和处罚，相当于当年期待母亲对自己的责备和处罚。他已经内化了肆虐母亲严厉的部分，从小就感觉自己做得不好，要有人责备，这部分会移情投射到咨询师身上。就像有些人，周围没有人批评他、对他严格要求，但他已经自觉自愿了，自我严格要求、自己批评自己。情景中的来访者就是这样，所以在咨询过程中会把这部分投射在咨询师身上，把咨询师看成严厉的母亲，甚至会主动诱使咨询师责备他、处罚他。

一位女性来访者，37 岁。她的情况是情绪极度不稳定，碰到不顺心的事就很不满意，以自杀相威胁，别人很担心，很怕万一弄成真的。她一直在精神科诊疗，但是吃药不规律，有过三四次短暂的住院，都是家里实在没办法了才送到医院，但住上一两周又出院了。

来访者的成长经历是：从记事开始，就感受到父亲脾气很大，很粗暴，很大男子主义，家里主要是父亲赚钱养家；母亲生病在家，做家庭主妇，非常情绪化。这个情绪化更多的指失落、哭、无助、无力等。这位来访者在这样的环境中长大，早年的依恋非常不稳定。她属于紊乱型的依恋：想亲近，可能会遭受惩罚；想保持距离，也会被责备，甚至被骂，怎么做都是错。

来访者现在的婚姻是她的第二次婚姻。她的前夫很难忍受她瞒着自己去酒吧做兼职，跟各种男性打交道、周旋，觉得她品行有问题。为此，前夫跟她离婚了。离婚的过程也不容易，前夫有的时候心软，有的时候怕她闹出什么事来，大概折腾了两三年才最终离了婚。来访者的现任丈夫能力非常强，但还是没有办法让她保持情绪稳定。

再说咨询中，来访者在咨询了四次后，就出现了见诸行动：觉得咨询师没有耐心解决她的问题，时间到了没有给她延长时间，觉得自己被忽略。回到家后非常失望，情绪很崩溃，反复打电话找咨询师。找不到咨询师，于是自杀，结果当然是自杀未遂。她甚至跟家里人说是咨询师在咨询中引诱她，让她情绪失控，所以她才自杀的。这对咨询师来说有非常大的压力。

于是家里又把她送到医院住了两三天，她情绪很快稳定了，想出院，希望恢复咨询。这个时候，咨询师要跟她面质界限的问题：能够坚持一周一次、一次五十分钟的设置才可以继续咨询。如果没办法保证，实在无法自控，只能依靠短暂的住院或者一些其他的帮助。此时维护设置比解释她的潜意识、早年经历更管用。她需要咨询师给她设立一个基本的规则，明确告诉她应该怎么做，而不是促进她对潜意识的理解，她还没到这一步。

一位女性来访者，46岁。她和丈夫的关系有困扰，已经半年多了。其实她原来和丈夫的关系挺好的，但半年多前公公生病，丈夫要忙工作、照顾公公，心理负担很重，状态一直不好。丈夫回到家总是忧心忡忡、心事很重的样子，来访者就非常生气，但理智上知道丈夫照顾公公是对的，无法表达对丈夫的不满，所以情感和理智非常矛盾。

来访者有个妹妹，妹妹患有先天性心脏病，她从小的体验就是父母总是忙于照顾妹妹而不管自己。小时候的她甚至会想：生病的是我该多好啊，父母就可以关注、照顾我了。她从小不得不非常懂事、照顾自己，并且以此为豪，因为家人会说她很懂事，说她能照顾好自己，父母可以腾出心思照顾妹妹。在咨访关系中她也有这个特点：总是非常理解咨询师很忙、很辛苦，也没有办法对咨询师表达改变时间的想法。有一次，到了约定的咨询时间，她没有来，说自己居然忘记了。

一定程度上，她与丈夫的矛盾也在这里：明明很生气，却体验不到。她对丈夫的态度发生了明显的改变，丈夫也有自己的问题。我们会站在这个角度做一定的诠释。她被忽略，她的内在会过多承受这种被忽略，这时候她会有一个问题——无法表达她的不满。这样的案例有一定的自我功能，察觉到了问题就去体验内心的愤怒、不满，并且能够恰当地表达，所以并没有引发更大的问题。在咨访关系中我们也需要跟她做诠释，这样的个案有能力理解这部分，并且在现实中她也有能力做好相应的调整和适应。

在美剧《扪心问诊》中，亚历克斯第一次见咨询师保罗，他极力贬低保罗，拿咖啡说事，说保罗给他提供的咖啡很难喝，简直是谋杀！但他也非常真诚、坦率。他通过贬低别人获得自尊，这种方式是自恋案例中非常常见的心理防御机制。咨询师保罗在第一次咨询中是怎么诠释的呢？他跟亚历克斯诠释说："你一定要达到某种高标准才可以进行下去。"就是说他对环境、咖啡、咨询师的要求比较高，达不到他会翻脸。

亚历克斯不希望亏欠咨询师，觉得既然自己多花了咨询师的时间就应该加钱，算得也很精准，要增加20%，当面数零钱凑满了30美金交给咨询师。亚历克斯是一个习惯贬低别人的人，这也反映出他内心是怎么看待自己的。咨询师保罗对亚历克斯坚持加钱意味着什么做了很多诠释，但结果是诠释让保罗感到很无趣，好像在纠缠无意义的事情、没事找事。就好比咨询师经常碰到来访者迟到，明明人家有现实的理由，我们非要跟他讨论潜意识的意义，显得没事找事。亚历克斯认为他有自己的理由，加钱就加钱，没什么好讨论的，但是保罗还是进一步面质，问："你是不是感到处于弱势地位会很困难，所以通过金钱贬低我？"我感觉，咨询师在咨询刚开始阶段，就跟这类来访者进行许多面质，还是早了点儿。

因此，保罗在尝试诠释亚历克斯可能从小受到父亲的影响时，遭到了亚历克斯强烈的防御。我们发现，有的时候我们做的一些深度解释很有道理，但来访者不能接受，他们情感上还没做好准备。当保罗再次诠释亚历克斯处于强大的父亲的阴影下，把自己内心的无力和脆弱投射到咨询师身上时，亚历克斯感到了巨大的不公平感，他剧烈地抗争，开始拿保罗的一位女性来访者劳拉说事，想激怒保罗，从而获得掌控感。我们发现，早期阶段做这样的诠释作用不大，特别是对于自恋的个案，他们会感觉我们在带着敌意攻击他们。

在剧中，保罗和亚历克斯好像杠上了，他再次盯着亚历克斯做诠释，说："你是不是想激怒我、报复我？"有人认为这是抓住时机步步深入、刀刀见血。亚历克斯也很厉害，他开始反击并爆料了，他说："我调查过你，你看上去好像很厉害，其实也不怎么样。你的妻子有情人，你的女儿跟一个瘾君子来往，你让自己的父亲待在老年医院里。"他还恶毒地贬低保罗非常在意女性来访者劳拉。最后保罗用咖啡泼了他，把他推到墙角。这也是一种身教：当咨询师的理想化形象破灭，我们作为咨询师，该如何面对自己内心的脆弱。

我认为这个情景有非常积极的一面：来访者感到咨询师像父亲一样强大，但其实咨询师内心也有很脆弱的部分。特别是咨询师面对自己内心脆弱的部分也会暴怒，也会失控，当然也会承认。这对来访者来说是很好的示范，言教和身教无形中也在咨访关系中不断呈现。

有些诠释是反移情中的一些竞争激发出来的，言下之意是：有的时候咨询师要诠释来访者的潜意识，是在跟来访者竞争，防御自己内心的压力，不希望自己显得水平不够，因为如果被认为水平不够，可能会被贬低，会处于失控、不利的局面。

一位女性来访者，30多岁，人力资源部门主管。她来咨询是因为夫妻关系，感觉丈夫太依赖自己，而且脾气也不好。我发现这位来访者在咨访关系中呈现出非常强的领悟力，她能够自我察觉，能够感知自己的苦恼来源于哪里，能够分析丈夫、分析自己，执行的意愿非常强，表现得非常优秀。我后来回忆，在前面的几次咨询中，我对她提出的疑问及其所有的苦恼都做了很独特的诠释，就是希望能够精准地猜到她独特的苦恼。前几次的咨询效果非常好，因为来访者感到自己确实被看到了，所以非常崇拜我，觉得自己总算找对人了，能够给她做这么多有深度又丰富的诠释，她对未来克服困难、提升自己的人生状态充满着希望。

我认为，这样的诠释对于建立咨访关系有积极作用，因为只有不断努力，达到来访者期待的水准，非常理想化，才有可能获得来访者的信任，才不至于脱落，咨访关系才能够呈现。但其实这件事情的背后是很想竞争，想跟来访者达到一样的层次，不要低于她。然而理想化总会破灭，不可能每次咨询都有很独到的、很有深度的解释。在中后期，这位来访者每次都事先设计好一个话题，然后问我，她变成了一个好学生，来找好老师解答问题，这时候让我感觉咨访关系有点儿怪，我才察觉到这部分。这时候咨询师要面对自己对自己的失望，因为找不出更好的、独特的诠释，内心会感到无力，甚至自卑。这时候我们怎么应对，要不要诠释呢？这时诠释可能有另外的含义，比如：想防御自己内心的内疚，因为没有尽到责任，感到无力，所以做一些诠释，希望可以通过这些诠释拯救、保护来访者。

　　一位男性，23岁，家境非常好，在国外读大学，但是染上了毒品，还爱上了在红灯区工作的一个女人，很想为她赎身。家里非常反对，他觉得自己应该分手，但在分手的过程中闹得死去活来，情绪失控、自我伤害，最后只好辍学回国。其实这个小伙子还挺单纯善良的。他回国后就宅在家里，很迷茫，情绪一直不好，家里人让他接受心理咨询。

　　我感觉自己非常能理解他的内心，给了他各种精准、系统、深度的解释与分析：早年关系可能是什么样的；联系他现实的亲密关系；为什么特别喜欢那个女人；为什么不能顺利分手，像断奶一样；心理处于什么成长阶段。我也理解到他之所以苦恼，是因为他当初出国是为了能够独立，有断奶的意愿，但是内心很矛盾。我发现我在一次咨询中就完成了他的个案概念化，并和他建立了很好的咨访关系，他也有显著改变。他的父母第二次来的时候说："他来你这里咨询了一次，就明显换了一个人，有精神了，也有信心了。"但是他会退行，两三个月下来会发现，对他的分析、诠释自己都做了，后来好像没什么好做的。这说明我们做诠释的时候太想帮他解决问题，太想触动他的灵魂，让他立刻从苦恼中摆脱出来了，反过来也反映了他内心强烈的无助感，很需要有人强烈地刺激、支撑他。

一位男性，42岁，培训主管。他有强迫思维，已经十几年了，断断续续地做咨询，这次咨询坚持了两年多，每周一次。来访者的父亲是一个谨慎、容易担心的人，母亲总是唠唠叨叨的，但是又不能解决具体问题。父母都对他很严厉，他从小努力学习，但是成绩不够理想。

在某个阶段，来访者有很多隐蔽的攻击，可能我在意识层面还没有很清晰地察觉，但潜意识已经接收到了攻击的信号，所以为了防御攻击，我给他做了大段大段很有深度的诠释。因此，诠释在不同的情形中有不同的意义。

一位女性来访者，31岁，行政人员。她的苦恼是过度焦虑，失眠加重，已经半年多了。她的成长经历是如果不听话，就会被斥责和惩罚，因此她非常小心谨慎，力求完美。上高中时，如果老师指出她作业做得不好，她会吓得浑身发抖；上大学时，考试前她会失眠焦虑。现在工作了，每当单位做季度考核，她都会非常担忧，怕被挑刺、被开除。在咨询中发现，她非常担心，总是怕没有按时支付费用，怕迟到，也怕咨询师生气。咨询师立足于这部分给她做了一定的诠释：那个不完美、易焦虑的孩子是她的内在，她恐惧的是面对一个权威的、挑剔的、虐待的人物。这是对平行关系进行解释，当然，除了解释，我们怎么对待她也很重要，是不是比较包容、比较宽松，甚至我们允许自己犯错误并接受自己犯错误。这是一个持久的言教和身教互动的过程。

一位女性来访者，39岁。她总是和对她很严苛的人在一起，而且她居然允许别人对她这么不好。连接她的成长经历我们就能理解：她一直被母亲暴打，当然她母亲非常辛苦，为她负责，对她很严格，培养她，都是为了她好。所以她体验不到对母亲有怨恨，她会站在一定的高度理解母亲打她也是迫于无奈，最后的结果是好的，出发点也是好的，认为母亲是一个很伟大的人，面对母亲的狠和愤怒，她会自责。

　　了解了这些，可以对她进行解释：她无法面对和体验对母亲的负面情绪，她的感受客体是分裂的，把好的东西都放在母亲身上，把不好的东西都指向自己，所以她才经常在人际关系中寻求虐待；她无法感受自己的感受，只有跟人处在不平等的关系中才能感受，所以她无法得到有更多爱的关系。

　　在咨访关系中，来访者经常自我牺牲，很体谅咨询师，付了钱没有来咨询，她怪自己没有安排好，让咨询师很容易忽略她，因此她经常激发出咨询师对她的愧疚。如果我们察觉到这部分，可以呈现出来。其实我们并没有亏欠她什么，理解了她的背景，我们可以向她示范我们并不会过度亏待自己。比如：应该收费的就收费，不会因为迎合她而轻易更改时间，不会给她增加时间或周末给她加一次咨询。如果我们能做到，会是很好的身教，她会无形中看到我们的示范。

　　因此，在咨询过程中，言教和身教是可以把握的。有的时候，言教，也就是诠释，是咨询师的某种防御，我用"野蛮分析"来形容它——在不该分析的时候进行过多的分析。神经症水平和人格障碍水平的来访者都需要诠释，只要我们做精神分析取向的咨询，肯定需要对潜意识层面的许多意义进行解释。不管来访者处于什么水平，有多少问题，咨询师要根据现场来判断诠释的时机。诠释的形式与内容也同样重要，我们要有思想准备，如果有的时候诠释不够恰当（这也是必然会出现的），我们事后可以弥补。进行身教，也就是示范、非言语的互动，我们更多地需要察觉自己的反移情，也涉及咨询师的实际人格因素。

答疑解惑

　　问：最后一个案例说来访者是分裂的，怎么理解这种分裂？

答：因为那样的成长经历，她从小会把很好的、符合道德标准的、伟大的等这些正面的东西放在母亲身上，把负性的情绪，比如怨恨，指向自己，无法整合在同一个人身上，比如母亲。一旦她体验到对母亲有恨、有愤怒，她会感到非常内疚和自责，所以她会把矛盾的感觉分裂开来，一方面放在母亲身上，一方面放在自己身上。

问：案例六说来访者非常优秀，每次的问题都像是事先设计好、准备好的，这个时候咨询师该如何应对？面对这样的来访者，如果感到内心自卑无力该怎么办？

答：确实，如果后面没有办法每次都很优秀地回答她设计好的问题，可能会有些自卑，觉得自己没有尽到责任。在早期关系阶段，我们很想符合她的标准，所以一开始难免做得非常优秀，去达到她的高标准，这是建立咨访关系重要的部分。如果我们感到她每次都很刻意地事先准备好问题，我们察觉到了就要有所警觉。这样的案例是偏自恋的个案，她希望表现得非常好，希望咨询中自己的努力被看到，希望得到很好的回答来帮助自己提升状态。刚开始我们要从积极、正面的角度去理解她的愿望，她会感觉自己是能够被接受的。有了这个关系做基础，我们才有可能在以后面对她理想化背后的那些攻击权威的部分。说得通俗点儿，我们做老师的，面对一个很希望得到我们好评的好学生，我们肯定要正面鼓励，不可能说"你就是想得到表扬，你是装的"。如果这样说，她会感觉我们在攻击她，对她怀有敌意，她就很难接受我们的面质。针对有些个案，在咨访关系的刚开始阶段，对于潜意识中的负面东西要非常小心谨慎，从正面回答是一个比较好的策略。

问：有许多来访者会看一些心理方面的书籍，了解到自己小时候可能被母亲严重忽视，或者想对母亲笑却挨了一个巴掌。来访者认识到过去这些经历对自己有影响，但是怎么办呢？面对这类来访者，我们怎么体现言教和身教？

答：这是一个很现实的问题，咨询师经常遇到这样的来访者，他们道理都懂，理解也很深刻，但是没有恰当的办法得到马上的改善。我们也会做种种努力，希望帮来访者领悟，促进他们改变，但有的时候我们等不到他们有这样的改变。所以还是强调如果在互动中我们做了力所能及的解释和努力，帮助来访者理解自己，但是好像解决不了问题，我们的内心感到委屈、无奈，甚至愤怒，当我们察觉到了自己的感受，我们便可以更好地理解来访者当时指向我们的失望，甚至生气，通过自己的感觉、反移情去共情地理解来访者的感受。我认为这会给来访者很多触动，达到示范效果：当我们感到做了努力也没用，却没有简单地放弃、拒绝来访者，仍然邀请来访者一周来一次，继续做可行的努力。这是一个很好的示范。

问：来访者会问咨询师："假如你不是心理咨询师，你碰到我这种情况，你真实的回答会是什么？"

答：这句话好像有一个潜台词——心理咨询中必然不会有真实的回答，只有生活中的亲人、朋友才有真实的回答。我认为，这好像设定了一个前置条件，虽然咨询师有的时候不一定直接暴露自己的真实感受，但是并不是说咨询师必然不会讲真话，或为了保护来访者、促进来访者的领悟才讲一些话。如果来访者问我们这样的问题，我们很难直接说现实中我们怎么看。

来访者问这样的问题，我会对他们做基本评估。比如某位来访者可能偏神经症水平，我会比较节制，不直接说如果我不是咨询师我会怎么看，而是反问他："假如我不是咨询师，而是你生活中的一个普通人，你估计我会怎么回答你？"把问题推回给他，这可能会激发他的挫败感、愤怒，有利于我们解释移情。如果来访者是人格障碍水平的，或者更原始一点儿，回应时我往往会对两种情况进行区分和选择。

问：首次访谈时来访者问心理咨询对他有没有用，我该如何回应？

答：很有意思的一个问题。来访者很矛盾，他的行为是来了，但是他好像在质疑心理咨询可能帮不了他。我们可以呈现他内心矛盾的状态，回应他："你心里对于能否得到帮助非常没有把握，但是你还是想带着疑问进行尝试。"我们把他的状态呈现出来，而不是直接回答他有用还是没用，这是言教的部分。来访者的内心有自我羞愧、负面评价，并不是说现实中别人真的会这样看待他。他的感觉受到他早年经历的影响，比如竞争，他跟父母中的同性竞争，处于劣势，被羞辱，他可能会掩饰羞辱。身教的部分是他能不能激发我们的竞争，我们会不会羞辱他，这是我们在咨访关系中要察觉的反移情。有时候这样的来访者会激发我们想要阉割他们的冲动，这些一旦被识别了，而且我们并没有真的见诸行动，那对他们来说就是非常好的身教。

负性移情的呈现和应对

移情

精神分析最主要的核心标志是咨询师把注意力重点放在移情上。其他流派也会关注移情，但重点并不放在移情上。精神分析想呈现早年的、潜意识的关系模式，然后咨询师把自己作为一个工具，投入进去，相当于发挥药引子的作用，让来访者有机会将潜意识中自己与早期客体的关系或者情感反应的方式，包括爱、依赖、信心、嫉妒、挫折、怨恨等所谓的爱恨情仇重现在咨询师身上，被唤醒的以前的心理经历包括创伤也会生动地反映在咨询师身上。对移情的分析和处理是精神分析治疗的主要过程和载体。

我们对移情的基本理解是它是过去客体关系的重复，咨询师会被来访者当成早年中的某人，可能是父亲，可能是母亲，也可能是其他人。从这个角度来讲，移情总是不恰当的，我们不能把它当真。如果来访者特别依赖我们，觉得我们能够帮他们解决所有困难，或者爱上、怨恨我们，感到我们会疏忽或者抛弃他们，我们不能帮他们见诸行动，把这些当成现实。之所以会有移情发生，是因为潜意识的愿望没有被满足过，因此我们需要寻找过去的客体。

移情本质上是潜意识的。如果对来访者说"这是移情，要理性地分析"，他们可能感觉这是真实的感受，并不是移情，因为移情给人的感觉是不真实。其实我们有的时候会混淆意识和潜意识，每个人只要有人际互动，就会有移情，我们有主观的一面，也有自己可能永远都无法察觉到的潜意识的部分。所以从这个角度讲，任何人都有移情。

正性移情

相对来说，我们比较容易适应或者处理正性移情，因为人总想听好话，容易接受正面的东西。依赖就是最典型的正性移情，有依赖，就说明还有基本的信任关系。每次都早到、咨询时间到了不愿意结束是依赖的表现，来访者很难从意识层面上说自己有依赖，但非言语的行为会提供我们一些线索，帮我们察觉是不是正在发生正向依赖的移情。比如设置是每周一次，每次开始的时间是两点，来访者一点半不到就来了，来了也不打扰我们，就在咨询室门口安静地等待。这相当于重复早年亲子关系模式：孩子很希望早点儿见到父母，在门口等父母下班。很早来其实就是希望早点儿见到我们。不愿结束咨询可以联系这样的情景：早上母亲要去上班，孩子黏着母亲不肯放手，两者在本质上情感意义是一样的。有些来访者对咨询师提出要求，问自己是什么心理问题，原因是什么，回去以后该怎么办，这些问题其实是他们希望我们能够满足他们的部分。但是我们有设置、有界限，也有局限，总不能满足，所以来访者会感到失望、愤怒，甚至抑郁，想自杀，这些都是正性移情。

负性移情

负性移情的处理就困难得多，因为谁也不喜欢负面的东西，我们的文化偏向场面和谐、不撕破脸皮、要留一点儿面子、避免激烈的冲突等。所以察觉、呈现、面质、处理负性移情非常困难。我自己的体会是：很多咨访关系能否建立与能否察觉并且解释负性移情直接相关。过不了负性移情这一关，咨询就很难深入。一些常见的负性移情，比如认为咨询师不够资格，来访者并不是直接说咨询师不够资格，而是提几个疑问，问我们学的是什么专业，有没有受过培训，有没有见过他这种案例，等等。他提任何一个问题时都很客气、婉转，很有礼貌，但其实他在质疑我们是不是够格。其实我们够不够格已经不重要了，现实中我们也许非常够格，但来访者可能正在移情——重要的人，比如他的父母，是不够格的，这一点被触发了，他才会这样。

被忽略、被抛弃也是负性移情，我们关心来访者，做了很多努力，但来访者看不到、体验不到，总感觉我们对他们不好，没把他们当回事。我们站在现实的角度，有的时候会很愤怒：已经对他们投入了很多关注，他们怎么总感觉被忽略呢？是因为他们把负性移情指向我们，其实这也表明咨访关系进入了有一定深度的阶段。还有一些负性移情会投射过来，比如总感觉我们是虐待、阉割他们的人，当然虐待他们的人肯定是他们的父母。这些都是我们在咨访关系中要去识别、察觉的。特别提醒一点，对于一些含有强烈敌意的负性移情，必须小心处理。也许我们说得很轻松，含敌意的负性移情不是真实的，但现实中真的有可能感受到。比如来访者觉得之前找的咨询师对自己很不好，于是把那个咨询师告上法庭，我们也会很紧张。所以当我们感受到来访者强烈的敌意，我们也会身不由己地被激发出过度的自我保护，关系中就会有越来越多的不信任，这时候如果我们不恰当面对，而是暗暗地防御，咨访关系就很难进一步深入。

负性移情的处理

对于负性移情，如果能够处理恰当，往往会成为咨询发生逆转的一个重要契机。因为负性移情总是包含坏的、贬低的、抛弃的、失望的、排斥的这样的情感，被时时刻刻压在潜意识的深处，必须要拿出来检验。

一位女性来访者。她跟咨询师说："某次咨询中，我感觉很糟糕，糟透了，我感到很寂寞，反正没有人理解我，我来这里到底有什么用，我也不知道到底为什么到你这里来咨询。"

我们作为咨询师，来访者突然在我们面前说了这么一段话，我们会有很多的疑惑，怎么回应她呢？有时候我们会把焦点放在她低落的情绪上：是不是她现在情绪不好，所以才会这么说；是不是她最近有压力，碰到了不顺的事，所以才会这么说。我们要非常敏感地去看这是不是指向我们的负性移情。来访者在我们面前讲的任何东西都可能是潜意识中指向我们的，也就是说他们在表达对我们的负面感受。而是不是这样，不是我们拍拍脑袋就能主观界定的，是要跟来访者澄清、面质才能界定的。

如果把来访者的这段表达看作某种负性移情的表现，我们就可以选择这样的方式回应、面质，对她说："看来你对我很失望，你来心理咨询是希望我能理解你和帮助你，但是你觉得我没有理解你。"这样就把负面的东西直接拉到自己身上，没有回避，来访者就不会感到被误解，她觉得我们直接面对了，并没有跑开。这样的面质有共情的成分，如果来访者感到愤怒、被抛弃，这样的面质会有帮助。那什么叫回避呢？对她说"你最近不顺利，所以会觉得现在很糟糕"就是回避。

来访者会在意识层面防御、否认，会说"我不是说你，其实你是唯一关心我的人，我来你这里感觉好多了，是我的混蛋丈夫不好，是我母亲不好"。来访者的这种方式是分裂的防御机制，她会无视自己矛盾的情绪，把全坏的东西放在一个人身上，把全好的东西放在另外一个人身上，无法把二者整合到一个人身上。来访者改口了，咨询师怎么应对？如果我们接受了她投射在我们身上的全好的角色，咨询室里会暂时平静，我们也会松一口气，会感觉来访者认为我们挺好的，她是说别人不好。如此看来咨访关系挺和谐的，其实这是早期咨询阶段最容易出现的问题，因为我们害怕冲突。接受全好的角色，会导致咨询师潜移默化地接受理想化的角色，会让来访者把不愉快的感觉分裂开来，把坏的东西投射到丈夫和母亲身上，使她的家庭关系恶化。

心理咨询帮助来访者处理心理咨询以外的关系，比如家庭关系、现实亲密关系，而并不仅仅让心理咨询室里面的氛围非常好。咨询师可以再一次跟来访者面质，说："是的，我知道你现在感到被我理解了，但是刚才你其实说了，你感到不被理解，有的时候我并没有和你在一起。"从技术上讲，咨访关系中指向我们的潜意识的愤怒、敌意、恐惧等情绪必须带到咨询中加以讨论，这样来访者才有可能得到调节和整合。也就是说，我们要用言语呈现出来，让来访者察觉到他们有指向咨询师的内在潜意识的愤怒和敌意。如果我们忽略，咨询会过早终止。因为来访者会潜意识中感到，咨询师只能听好话，不能听坏话。

对此，我自己感触也很深，我看的心理咨询门诊中，第一次来心理咨询门诊的很多来访者，大概有将近 80% 的人，临结束时都是不满意的。时间差不多了，我说"今天我们就到这里了"，来访者会很诧异地看着我说："今天结束了？你好像没讲几句话，这也算一次门诊的，什么问题都没解决嘛。"我举我的例子无非是想说明，人对他人会有强烈的期待，会有失落，失落以后会有负面的情绪，这是非常正常的，需要我们面对、探索、处理背后的意义。如果回避这一点，比如来访者第一次来不满意，我们就给他们增加很多时间，给他们积极的建议，他们表面上会感到我们挺热情的，但下次可能不会来了。因为他们会觉得一对咨询师不满意，咨询师就会非常紧张、超越现实的限度，觉得咨询师只能接受自己表达正面的感受，不能接受自己表达负面的感受。

处理边缘型人格障碍个案的负性移情

我们强调，在心理咨询早期要看来访者的类型，比如对边缘型人格障碍的来访者，如果有负性移情，需要集中讨论，如果不讨论，来访者会越来越脱离现实。没有了现实检验能力会影响咨访关系，所以我们要尽快面质，我们可以这么回应："你是否感到我在贬低你？""你是否感到我正像某某一样对你做什么？""你是否觉得我现在是在报复你？"把潜台词摊到台面上，进行澄清和面质。这样的话，对边缘型人格障碍的来访者来说，我们能够建立现实感和一个基本的框架。因为早期人格障碍水平的来访者、俄狄浦斯期前的案例很难承受许多不确定，不太能忍受内心的冲突，很容易见诸行动，进而影响咨访关系。所以对于边缘型人格障碍的来访者，特别是在咨询早期，要集中讨论负性移情，目的是促进来访者整合客体好的和坏的部分，增加现实感。

处理强迫症个案的负性移情

对不同类型的个案会有不同的原则。对于强迫症个案，如果早期要面质负性移情，需要特别小心谨慎，因为强迫症个案的人格背景和动力学基础是非常害怕对权威表达愤怒，不敢反抗权威，往往过于自我批判，经常低估自己获得温暖和依赖关系的能力。对于强迫症个案而言，在早期面质负性移情，会让他们确信自己遇到了最害怕的事情，如果不顺从、难以驾驭，就会被惩罚、被控制。面对强迫症个案，哪怕早期阶段他们过分顺从，背后有一些负面的东西，比如攻击权威，刚开始时咨访关系还没有深入建立，面质负性移情会非常困难。早期可以把焦点放在强迫症个案有很高的标准、想要获得快乐、想要得到帮助、有很高的期望上，站在正面的角度去解释，他们才比较放松，才能逐步表达敌意。如果一个强迫症个案能够表达攻击和敌意，就说明他成长了一大步。

处理自恋型人格个案的负性移情

如果在早期阶段面质负性移情，对自恋型人格的个案也要特别小心，因为他们需要将咨询师理想化很长一段时间，如果探索他们理想化背后的敌意，他们会感到被深深地误解，并因此受到伤害。也就是说，把一个人理想化，其实是为了攻击他，把他推到一个高度，最后把他打落在地，当然这是潜意识的。在咨访关系的早期，特别是极其自恋的个案，他们在意识层面无法接受自己理想化背后的敌意。自恋型人格的个案在早期咨访关系中无法认为自己不是理想咨询师的理想来访者，他们必须做最理想的来访者，也要把我们理想化为最理想的咨询师，所以我们要小心翼翼地、非常努力地达到他们的高期待、高标准，竭尽努力成为最出色的咨询师。所以在早期，我们只能做一些共情的评论来代替面质负性移情，到了中后期，再去面质负性移情。

处理对药物的负性移情

很多咨询师都会遇到这样的来访者：他们吃过药或者正在吃药。对药物的移情，指我们要重视、敏感地观察来访者是怎么描述、感受药物的，如果有负性移情，可能会导致反安慰剂效应。比如一个糖丸，人们如果不知道是安慰剂，以为是真的药，30% 的人吃下后会有一定的效果，这就是安慰剂效应。反安慰剂效应指一个人吃了真实的有药理作用的药物后感到没有效果，还有很多副作用，而且很多副作用不是药物的化学成分能够解释的。很多学者发现，一个人如果对开处方药物的医生有负性移情，那么开出来的药容易导致反安慰剂效应。一个人如果早年有被照料者虐待或者忽视的体验，或者一个人容易在权威面前感到自己非常弱小，也容易出现反安慰剂效应。

之前我去查房，有一个住院的病人，29 岁，男性，有很多躯体化症状，也有抑郁的情绪，已经四年多了。我在了解他治疗的经历时发现，他一开始时因为痛苦去求助，求助后得到的帮助就是诊疗，诊疗后主要是吃药，吃完药后他出现了更多比原来更严重的症状。他觉得如果自己不向那个医生求助就好了，自从看了那个医生，症状更多了，心想是不是吃药吃坏了。然后过一阵子换一个医生，很痛苦。他想解决问题，但最后得到的帮助让他感到他的病情更加严重，他没想到自己的病越看越严重。

　　仅仅从药理上是无法理解他的表现的，我们要理解他，就要了解他从小对父母矛盾的依恋状态。他从小对父母的依恋关系的体验是矛盾的，即想依赖的时候依赖不到，不想依赖的时候往往被控制。这样的经历不是一天两天的，所以他后来向权威寻求帮助的时候，往往也会表现得非常矛盾。他需要帮助，但是每次帮助让他得到的结果可能是相反的，这就需要我们评估是不是负性移情导致的反依赖、反安慰剂效应。在观察反安慰剂效应中发现，如果来访者在潜意识中希望被伤害，那么他们就容易出现反安慰剂效应。如果来访者在情感层面认为医生是不可信的，甚至是危险的，这样的移情经验会使他们容易产生抵抗的动机，甚至都察觉不到对药物效果的抵抗，所以意识层面上往往是勉强同意医生开具的药物、剂量和使用时间，但是潜意识中会自我调节。为了不受经验丰富的权威医生的"恶意控制"，他们会暗中进行自我管理和支配，比如开了两种药，少吃一种，一次要吃三片，他们会少吃一片。他们无法在意识层面直接抵抗权威的指令，但是身体会在潜意识中抵抗，出现很多不良反应。

　　从对药物的移情来看，药物其实在潜意识中可以对周围的多种形式进行防范。如果一个人潜意识中总感觉人是不可信任的、是危险的，他就会试图用药物取代人。就像很多人说心理咨询没用，还不如吃药。当然这样的话不一定完全正确，但是有一个潜台词——没有人可以相信，还不如相信药。我们确实发现有一部分人，宁可相信某一种客观存在的物质，也不相信带有主观色彩的人，这跟他们的成长经历有关。如果对这一点没有察觉，会导致开处方药物的医生倾向于更加复杂的用药方案。临床中会碰到很多人，他们吃过各种新药、效果好的药，但都没用，医生会想："这么多药都没用，是不是要联合用药，合用三四种药？"这种情况可能不是药物能改善的，而需要我们面质他们是不是对人有负性移情，否则反复换药、联合用药，药越用越多，也不能帮到他们。

　　碰到这种情况，我们非常有必要跟来访者讨论负性移情与对药物抵抗之间的关系，特别是来访者在咨访关系刚开始就显现出对药物或者医生有潜在的抵抗时。有了线索，我们就必须优先指出，希望来访者对处方医生出现大量抵抗之前就与之形成好的治疗联盟。必须识别、处理负性移情，而不是从科学、理性层面想有没有更好的药物。

对反安慰剂效应的共情性解释可以减少不良反应。比如一位来访者服用了一些药物后，感到有很多副作用，病情更严重了，我们可以共情地面质他的负性移情，说："是不是你从小有很多不被好好对待的经历，所以你会感觉我也不会很负责地对待你？"把潜意识中的东西直接摊到台面上说，并且不责怪他，而是理解他事出有因、情有可原——他有这种感觉是因为他受过去负面经历的潜移默化的影响。这样会是一个恰当的面质。

敏感察觉负性移情导致的阻抗

移情，特别是负性移情，比较容易在咨询中导致阻抗。有些阻抗是见诸行动，见诸行动是不成熟的防御机制：在咨询阶段用行动把内心的冲突立刻表现出来，而不是用语言表达，具体表现就是突然冒出各种混乱、有害的行为。我们也要敏感察觉到咨询以外的各种见诸行动：来访者在咨询的时候告诉我们前几天他们在学校、家里、单位等场合有过一些什么特别的事和行为，这些可能都与咨访关系有关，有一定的象征性关联。而这些事和行为究竟如何，我们要进行面质。

一位女性来访者，23岁，上大四。她来咨询已经半年多了。在一次咨询中，咨询师打了一个哈欠，她对此感到非常失望，但是她没有说。咨询后的周末发生了一些事，在下一次的咨询中，来访者告诉了咨询师：她在上次咨询后的周末出去玩儿，到了一个酒吧，碰到一些人，然后又吸毒了，还跟碰到的两个男人分别发生了关系。咨询师听后非常诧异，因为她接受心理咨询就是为了解决吸毒、跟异性混乱的性关系问题，这些问题在接受咨询的半年时间里都没有发生过，怎么突然又发生了？面质的时候来访者很不耐烦地打哈欠，不听咨询师的话。

进一步面质会澄清许多问题，只有不断跟来访者面质，她才会进一步探索内心的感受。其实当时咨询师无法察觉自己打了哈欠，也不知道她会失望。后来了解到，咨询师打哈欠触动了来访者的内心，她从小的体验是父母很忙、高高在上、不关心自己，她从小被忽略。她小时候有一个特点：只要谁对她有点儿关注，对她投入一定的情感，她就会投入那个人的怀抱。给我们的感觉是太缺爱了。所以她很容易因为咨询师打了个哈欠就把咨询师投射成很忙、高高在上、从来不关心她的真实感受的父母。她被忽略的体验再一次被触发了，所以她在外面碰到谁跟她搭讪，对她比较感兴趣，她就马上投入那个人的怀抱。一个人一旦跟咨询师建立了一定程度的关系，有移情出现，可能就会出现阻抗，在咨询中见诸行动，影响咨询的进程，当然这也是必然的。

关注创伤案例的移情

一些有严重创伤的个案在咨询中比较容易体验到咨询师是危险的，也就是说在与咨询师建立关系的过程中，他们会感觉容易再次体验创伤。因为曾经与亲密关系的人建立信任关系的能力已经遭到破坏，所以在情感中很容易感觉咨询师会让他们再次受伤。创伤影响一个人的全能感和自我理想化，有创伤的个案丧失了保护他们和共情他们的人，他们觉得依恋他人是危险的，因此在人际关系中，他们的时间感会崩溃，体验是负面的。受过严重创伤的人的情感体验相当于早年感知到危险，早年的危险就是婴幼儿时没有得到满足，有挫折，他们感受到周围世界都是危险的。PTSD的状态就是幼年时没有被照顾好的体验被完全唤醒了，容易感受很多焦虑、攻击，意义认同感丧失。

这些都是会在咨询中呈现的移情，让我们感到他们好像对我们有非常负面的感受，我们感到很同情他们，对他们特别好，但是他们会感觉我们对他们很冷漠、忽略、迫害等。因此给严重创伤的个案做咨询，我们会很容易体验到很多负面的东西，让我们非常绝望、无助、失去信心，甚至有的时候会非常愤怒，其实这都跟创伤者的移情有关。严重的创伤会立刻让人退行到很早年的负面情感体验中去，这些必然会在咨询中体现出来。

了解独立和依赖个案的负性移情

有些来访者会特别莫名地感到强烈的愤怒。

有一位23岁的女性来访者，正在读研究生，咨询了一个阶段后，咨询师有一个两周的休假，所以咨询要隔两周再继续。在意识层面、理性层面她能接受，觉得没什么问题，大家事先都打好了招呼。但是等到咨询师开始休假的时候，这位来访者在生活中有很多很失控的愤怒，情绪非常激烈，甚至有谋杀的幻想。

来访者在生活中跟别人有强烈的冲突，她感到强烈的愤怒，其实都是防御内心的某种无助。如果她对一个人表达愤怒，感觉到最后的结果还是会被遗弃，她就会陷入严重的抑郁中。有愤怒又没办法表达，确实非常失落。这样的往往是独立和依赖的冲突，是分离困难，有分离创伤。听起来一次休假不是一件大事，但对她来说有一些独特的意义，她会把情感移情到咨询师身上。

了解带有敌意的负性移情

有些负性移情带有敌意，我们可以在亲密关系中看到潜意识被表现出来。例如一位男性，他在生活中的角色是丈夫，他察觉不到自己潜意识中指向妻子的敌意。他潜意识中经常诱发、刺激妻子，比如他经常很晚回家，回家后把家里弄得一团糟，还不守信用。妻子实在无法容忍，就骂他。但是他一脸无辜的样子，感到很惊讶、愤怒，总觉得自己的命怎么这么苦，总是被妻子骂。所以外人觉得他妻子很凶，其实这种凶是被他引诱出来的。这种情况（诱使别人，并让别人非常愤怒）在咨访关系中也会出现。

了解与考试有关的负性移情

一位 23 岁的女大学生，医学专业。她因为两次结业考试不及格来做心理咨询。她是有能力的，不应该不及格，但就是考不好。了解了她的成长经历，会发现有非常严重的问题困扰着她，使得她不能发展同学关系，也不能在其他领域找到自我价值。她在考试中面对众多的男性老师，这是她非常困难的部分，因为她的冲突是俄狄浦斯期的诱惑，她的愿望受到了恐惧的影响，而这个恐惧并非来源于理性，一旦有乱伦禁忌的突破和诱惑她就会受到非常严重的惩罚，过分强烈的恐惧使她没有办法面对考试。

这样的情形在咨访关系中也会出现。面对男性咨询师，刚开始咨访关系进展得很好，也充满信任，但是到了一定的阶段，关系进入一定的程度，她会莫名恐惧，表现形式是反复迟到，好像如果每次都准时到就会发生一些让她恐惧的事。这就需要我们联系她的成长经历，探索她的移情方式。

一位男性来访者，法律专业的学生。他已经取消确定了时间的考试两次了，因为他在考试前无法克服莫名的兴奋和恐惧，在考试前有非常冲突的、矛盾的强烈情绪，这是考试恐惧症的个案。

在咨询中发现，考试对他来说有特殊的意义 —— 卷入很有挑战性的竞争。潜意识里，他会把参加考试看成对老师的攻击和对同学的挑衅，当然背后的来源肯定指向负性。如果我们对这些有了基本的理解，就能够理解他在咨访关系中用这样的方式面对咨询师：很想挑战、竞争，又会感到莫名恐惧。面对一个权威的男性咨询师，维持咨访关系的过程就是一个练胆的过程 —— 能够恰当表达攻击又不会被惩罚。咨询师需要在咨访关系中不断解释呈现的移情并让他领悟。

　　一位 20 多岁的女性，在公司做实习生。她因为睡觉错过了结业考试的时间，在考试的前一天还因为一个过错造成了工作事故。她的带教老师建议她看心理医生。交谈了解后发现，她内心很希望这次考试后能搬出父母家，开始自己的生活，但是她担忧自己将来的处境，不确定，所以很矛盾。

　　她是独立和依赖的冲突个案。面对这样的案例的移情，我们往往是站在潜意识的角度加以诠释，特别是对于神经症水平的个案，我们可以这么说："你很害怕——如果你对我生气，我就会拒绝你，就像你害怕你母亲。"这是有前因后果的，我们发现来访者之前应该对我们生气的部分，她居然不敢表达生气。因为她从小害怕对母亲生气，如果对母亲生气，母亲会不管她、拒绝她。所以在咨询中，如果咨询师占用她的咨询时间接听电话，生气的她也无法表达她的生气。这样深度的诠释能够促进来访者更好地整合，让她有更多的连接和深度的理解，而不是简单找个原因——你是因为什么遭遇才会在现在有苦恼。当然怎么诠释、选择哪个点还是根据整个咨询过程的张力、强度决定。

　　咨询师还是要参照现场的感觉，而且我们要有思想准备：我们可能感觉某个点不是很合适，没有把握。有的时候，诠释负性移情是尝试性的，很可能某个点就抓错了。咨访关系刚开始的阶段一般显现的是目前的问题，大部分的负性移情在咨访关系中比正向移情隐蔽，而且是若隐若现、逐步出现的，让人感觉有可能又不太确定。移情的解释往往要等到它反复出现，积累到一定的强度，而且负性移情往往会激发负性的反省。

　　对于面质，我们的出发点是好的，但对来访者来说，有的时候面质可能是一种攻击。到底是面质还是攻击，我们把握起来就比较困难，而且有的时候还要察觉我们的反移情。

　　其实负性移情是感性的、主观的，我们需要根据对来访者的个案概念化、核心冲突，特别是此时此地我们自身的感觉去更好地察觉。

答疑解惑

问： 一个 12 岁的学生，玩游戏、对抗父母、发脾气，从小由外婆带大，跟父母的互动比较少，这种情况好像是反抗权威，我们怎么更好地帮助他？

答： 12 岁属于青少年，咨询师要跟他建立关系，往往要跟他的整个家庭建立很好的关系，但不一定每次都采取家庭咨询的形式。跟家庭建立关系就意味着跟来访者建立关系需要的时间会长一些。有的时候我们可能跟来访者很难共情，因为他会感到我们也会站在他父母的角度或外婆的角度理解一件事情。这些是总的背景。那怎么帮助他呢？我们要了解他为什么用这样的方式反抗权威，既要结合他在青春期特别渴望独立的问题，又要考虑亲子关系中的长期问题是不是在青春期呈现了。有了这样的了解与把握，我们才有可能给他提供更多的视角，让他对自己的问题有更多的理解，而不是我们能够纠正、扭转他做的事情。

问： 来访者跟咨询师反馈说，她在做事情的时候，感觉自己像咨询师的母亲。这有可能是咨询师把自己的母亲投射在来访者身上吗？

答： 有这个可能，这是我们讲到的反移情。但不一定完全是咨询师的问题被激发了，也可能是来访者投射过来的。来访者很渴望自己被一个很好的母亲对待，她就会投射过来，反馈自己可以像一个很好的母亲对待咨询师，其实是在暗示她需要得到这么好的对待。

问： 一位男性来访者，40 岁，事业很成功。来咨询时说自己很有觉悟，有意识来做心理咨询。感觉他整个过程挺控制的，觉得周围的关系是利用和被利用，似乎什么问题都很懂。作为咨询师，很想继续约他，给他帮助，但是看到他什么都很懂，也不知道怎么入手。

答： 我们可以通过察觉到的自身的反移情评估、判断这位来访者带有明显的自恋特征。对于这位来访者，我们需要动用所有的能力，尽可能共情地理解他。来访者说："我有什么不对吗？"这就需要我们非常共情地理解他：他成长的环境让他必须使出最大的能力，用最优秀的方式，这样他才有掌控感，否则就会有被贬低、被羞辱的感觉和强烈的自卑。已经够成功了，还这么控制，总是想利用、被利用，他肯定有独特的苦衷。当我们站在这个角度更好地共情理解他，我们也会被激发得非常努力，必须要非常优秀，这时候我们才有可能帮到他。

问：怎么界定和来访者共谋、共情的界限？

答：确实，真正有深度的共情也是一种共谋，因为共情是潜移默化的、潜意识的，内心跟来访者的情感贴得很近。但是共情里还有一部分，就是我们希望能够跳出来，有自我察觉，察觉和思考自己为什么跟来访者有共谋。这是共情的目标，希望利用得到的素材进行工作。共谋指没办法开展有效的工作，身不由己地陷进去。这是我理解的区别。

问：为什么很少有负性移情？是不是因为咨询师在防御攻击？我们怎么做能激发来访者的负性移情，还是说这是顺其自然的？

答：这个问题非常好，我也经常有这个困惑 —— 没有出现负性移情，是不是因为防御。但是，没有负性移情，我们也不要故意找冲突，这像没事找事，也显得挺假的。从理性层面讲，察觉不到负性移情有可能跟防御攻击有关，而且是潜意识的防御攻击，咨询师和来访者可能都有。对来访者来说，他们需要防御攻击，这是他们的特征、模式，然后会激发起咨询师内心的这一部分。这样也是一种共谋，使得负性移情就不容易被激发出来。我想，顺其自然这个说法也挺对的。毕竟我们咨询是有目标的，要花时间、金钱来解决一定的问题，随着关系的深入，负性移情早晚会被激发出来的。

问： 一个人在某个领域做得不错，然后就转行了，咨询中也是，做到一定阶段就停止咨询了。这是怎么回事？

答： 我想，每个人都有各自的原因。我的感受是：他总是不满足，一定要非常出色、有新的挑战，他才能感到自己是有价值的；或者是因为害怕持久的关系。持久的关系为什么让人害怕？我的理解是：时间长了会有不理想、不好的东西呈现出来，会让人失望，所以不停转行业、停止咨询，其实是害怕理想的破灭，害怕失落。这有点儿相当于网恋，之前总是很理想化，最后"见光死"。当然不是说网恋就一定不好，只是借助这个比喻，说明一个人在理想化的时候总感觉可以达到最好的，可一旦回到现实，有许多不那么如意的情况出现时，一部分人很难接受，所以必须要换。一旦察觉到这个模式，就可以对此进行工作，包括在自我体验中也可以去处理。

问： 一位中学心理老师刚完成了对一个高三女孩的最后一次咨询。这个高三女孩做了九次咨询，最后在结束时表达了她下个学期还想找这位老师做咨询。老师说自己因为个人原因要离开这个学校了，来访者听后反应非常大，老师回以了淡淡的微笑。

答： 我认为这是一个恰当的回应。女孩的反应很大，但不一定会产生破坏性的结果，其实是因为不舍和留恋而表达了强烈的情感，我认为可以坦然对待。这也是一次承受分离焦虑和失落的机会。当然这不是绝对的，如果我们判断出她的分离太过强烈，这个失落对她来说是难以忍受的体验，我们要做点儿工作，分离前做一定的过渡铺垫。但是通过问题的表述，我并没太担心，我认为这是一个很好的咨访关系，不能再见面是一种遗憾，所以会有强烈的反应，挺自然的。

问： 一些创伤个案可能为了获得掌控感会不断强迫性地重复负性移情，我们在咨询早期能不能进行面质？

答：对于严重的创伤个案，早期阶段面质负性移情会比较困难，我们还是需要等到咨询过程有了一定张力的时候，再去做一定的诠释和面质。有些人刚开始可能因为受到严重创伤的打击，人格结构受到了影响，承受很多不确定和负面东西的能力也受到了影响。所以对创伤的个案，我们要非常小心谨慎地面质负性移情。

问：来访者很依赖咨询师，但又很质疑咨询师的能力，所以总是在纠结到底要不要、能不能结束咨询。

答：这个问题让我觉得有点儿相当于断奶断不了。对咨询师的能力有质疑，其实是对自己能不能承受分离有质疑。我们需要把这种矛盾呈现出来，而且这样的个案可能既需要言教又需要身教。言教就是解释，身教就是我们需要做一定的分离，承受某种不确定。也就是说，结束咨询可能有波动，我们要承受这种张力、压力，这是一个示范的过程。

问：一位来访者第一次做咨询，整个咨询过程都是满满的负能量，很愤怒，还骂脏话，让咨询师有很强烈的负性反移情，甚至不想给他做咨询了。但是咨询师又觉得见诸行动不那么合适。

答：这个问题很真实。我认为这时候首先要对自己的负性情感、被激发出来的反移情保持开放和敏感，只有这样才能真正共情地体验来访者其实也非常厌恶自我、对自己非常不满意，因此才会有这种感觉传递过来。有了这样的基本理解，我们就比较容易做到不见诸行动，能看到他需要得到帮助，内心其实很脆弱无助。他让别人感觉他很凶、很愤怒，让别人很不舒服，背后到底是什么原因使得他用这种方式防御？对此我们要保持一定的好奇。这样可能就有机会邀请来访者在下一次咨询中做进一步的探索。来访者也会感觉到，尽管他对咨询师有这么多的负能量，咨询师也没有以怨报怨，还能够把握住咨询现场。如此，咨询师就有机会对这部分进行工作。

永远无法完全搞定的反移情

在心理咨询实践中，反移情是最困难的部分，甚至可以这么说，心理咨询的功底主要还是体现在对反移情的察觉，以及怎么回应、应对与处理上。反移情概念非常明确，就是咨询师被来访者激发的潜意识反应及相关移情的总和。这句话说得非常笼统，也比较抽象，但指向是明确的，是咨询师指向来访者，而且是潜意识的。

反移情可能来源于咨询师的一部分人格，咨询师人格中可能有影响咨询的因素，比如咨询师自己有什么问题没有解决、修通。反移情也可能来源于任何人都会有的一些情绪，只是来访者把它激发出来了。它是分析来访者的重要载体，所以咨询师对反移情的察觉和理解备受强调，并且在精神分析发展过程中越来越被重视。在最开始阶段，弗洛伊德非常严厉，非常强调反移情是有问题的，是咨询师没有修通的部分。现在专业人员的想法没那么严格，认为是来访者激发出来的。

不同学者对反移情的理解

弗洛伊德的观点和现在强调的观点有不同的侧重点，这对我们的实践非常重要。如果特别强调弗洛伊德的观点，认为是咨询师指向来访者，是无意识的婴儿性反应，要加以消除，那我们很有可能没办法工作。因为内在隐约的感觉一旦冒出来，我们就会想："是不是我有问题？是不是我没有修通？"我们就无法恰当地开展工作。以科恩伯格为代表的学者认为，虽然反移情是咨询师指向来访者的，但可以让咨询师意识到适切的情绪反应，特别是可以了解来访者如何跟别人互动。科恩伯格比较强调处理好反移情的前提：咨询师不过度介入，能够体验自己的这部分，能够跳出来自我察觉，看这些情绪是怎么被来访者带到咨询中的。这给了咨询师很大的解脱——只要在现场，来访者总容易激发起我们的情绪，我们的情绪是可以用来工作的。通过自己的情绪，我们可以重新解读来访者的内心世界，能够知道来访者的人格特点，因为只要跟别人相处，他们总会带给别人这样的感觉。

除了弗洛伊德和科恩伯格，还有一些学者从不同的角度对反移情做了阐述：温尼科特认为反移情是情感的共鸣和共情，克莱因、比昂认为反移情是投射认同的结果，沙利文说这是两个人之间的互动。还有人认为这是分析师对患者的移情或潜意识的反应，弗洛伊德也这样认为，因为患者是分析师早年的重要人物，这完全有可能。弗洛伊德也认为反移情是盲点，或者是某种抗拒。

我自己的经验是：如果察觉到了反移情，我们要先把它看成是来访者激发出来的。有些人格特质的来访者很容易激发我们的一些共有反应。比如依赖特质的来访者容易激发出我们无所不能的感觉，要为他们承担很多责任；自恋特质的来访者容易让我们想要表现得非常好，或者内心很想贬低他们。

察觉、利用反移情

咨询师要利用反移情进行工作。

一位男性来访者，他妻子已经生病5年了，他要一直照料妻子，非常苦恼。在每次咨询中他都充满负能量，哭诉、抱怨，觉得自己的咨询一点儿进展都没有。他激发了咨询师的无助感、无望感，咨询师很想放弃他、转介他。

我一直强调，咨询师被来访者激发出的体验往往就是来访者内心的体验。因此我们可以共情地理解：在生活中，来访者面对妻子也是这样的感觉——无助、无望、想转介，当然现实中来访者不能把生病的妻子转介。有了这样的理解，我们就不会见诸行动，不会真的放弃他，把他转介，还可以用自身被激发出的反移情进行工作。我们可以这样回应来访者："你每天看到妻子生了病却好不了，你还帮不上忙，一定很难过，一定觉得没有人能理解你的失望。"对自己的反移情有了察觉，才有可能澄清界限。所谓澄清界限，就是我们的这种感觉是来访者带给我们的，并不是我们自身人格中有没有修通的部分。

一位17岁的青少年，被迫来咨询，并且是养父母陪着一块儿来的。很多人，不仅仅是青少年，刚开始来的时候往往是迫于无奈，没有强烈的动机。这位来访者在第一次访谈时就嘲笑心理咨询没用、无能、可笑，居然世界上还有人做这样的职业，说自己来做心理咨询是浪费钱，是为了应付大人。他整个是满不在乎、玩世不恭、非常抵触的态度，咨询师当时感觉很恼怒。我们要察觉，不要总是很淡定的样子。我们内心会很想拒绝他，让他自作自受，当然这只是内心活动，不会见诸行动。

　　我们怎么通过这样的感受进行工作？其实我们也挺矛盾的。一方面，理论上说，心理咨询要有自己的动机，否则效果不好。但这是理论，我碰到的来访者中，超过三分之一的人第一次来都没有动机，或者本身不愿意来，很勉强。另一方面，我们不断帮助他，却不断被他弹回来，被他拒绝，我们的感受也非常不好。不帮他，是我们没有尽到责任；帮他，又被他拒绝，进退两难。

　　体会到这种进退两难的感觉，我们就可以理解来访者也是进退两难。他被迫来咨询，肯定是被打败和被支配——他出了状况，别人建议他接受心理咨询。虽然现在我们说接受心理咨询很正常，但在许多语境中，被别人建议接受心理咨询就说明有问题、做错了。我们也会被激发出外表好像很强硬的样子，但其实内心害怕来访者不断拒绝我们，这种感觉是我们难以忍受的，我们要对此有所察觉。其实任何一位来访者，虽然一开始很抵触、不配合、没有动机，但他们有独特的苦衷和理由，他们的成长经历决定了他们的方式。这位来访者3岁的时候被亲戚领养，有早年分离创伤和被抛弃的体验，青春期的时候出现了反叛行为。接受过心理咨询，两年间都很平稳，后来因为和女朋友分手，又出了状况。

　　这位来访者对于被动放弃亲密关系的反应特别强烈，非常容易受到伤害。这跟他成长中的一些创伤经历有关。但是更需要我们理解的是：来访者从小比较习惯的防御方式是用过分强硬的态度放弃别人，来防御他无法忍受的被拒绝的感觉。在可能被别人拒绝前先拒绝别人，外表显得非常强硬，其实是外强中干。这样的方式容易激发他人恼怒的情绪，会让人有"你不理我，我还不想理你呢"的想法，其实他还是害怕被拒绝的。

　　这个案例的情景提示我们：我们要对此时此地自我的内心感受有比较敏锐的察觉能力，这样才可以传递评价。因为刚开始咨访关系还没有很深入，没办法做很深入的诠释，只能根据我们自己的感受共情地回应来访者。这样咨询师就有能力，也有意愿接受来访者的投射，而不是简单地以怨报怨、抛弃他们。这能充分体现抱持能力和包容能力，咨询师还要有自我察觉、理解做基础，而不是简单地表态。

我非常认同把反移情的处理原则类同于父母回应孩子的痛苦的原则。孩子很小，不能控制自己难以忍受的情绪，会将情绪外在化，这样会把痛苦传递给父母，父母身上会被激发出相同的反应。比如父母看到孩子摔跤了，肯定感同身受，好像痛在自己身上。面对这种情况，父母应该用言语的方式把情绪反馈给孩子，说"我知道你膝盖擦破的时候肯定要痛死了"。给予情绪的反馈，孩子就有机会内化情绪。如果父母控制不住，会怎么回应呢？比如父母哭得很伤心，抓一把药敷在孩子的伤口上。不是孩子承受不了这样的痛苦，是父母看到了孩子的痛苦自己先受不了了。这有点儿相当于见诸行动，是一个极端。此外，另外一个极端是父母完全回避，认为孩子不能哭，不许叫痛，要坚强一点儿，其实本质上还是父母控制不住难以忍受的情绪。控制得住，就要首先察觉、体验到情绪，然后用恰当的方式回应孩子，这样孩子才有机会改变其内在的经验。

利用线索进行自我察觉

在心理咨询实践中，我们要通过一些线索进行自我察觉，确认是不是反移情。

如果我们对自己内在的感觉没有一点儿察觉，那就是我们过于防御。过于防御会让人察觉不到自己的特别感受。愤怒会被用来防御内心的罪恶感和无聊感；如果我们被激发出来的反移情是性欲望、性冲动，可能会表现得不屑一顾，或者很想帮助对方；如果我们内心承受了哀伤，可能会用过分乐观来防御。

反移情中有置换，置换也是一种防御机制，就是把一些强烈的情绪指向让我们有较少冲突的对象身上。比如有的时候我们会对来访者的家庭或他们曾经接触过的机构非常愤怒。因为了解了来访者以前的许多事情，我们会觉得来访者的家人怎么这样对待他们，学校怎么这么处理他们，他们以前的咨询师怎么这么做。我们难以忍受、非常愤怒，这就是置换。置换背后的意义是我们认同了自己该对来访者不好的结果承担责任，但我们承担不了，于是就愤怒地追究别人的责任。这样我们就有了很大的责任：必须正确对待他们，就是因为之前没有遇到我，他们才这么倒霉。

在心理咨询过程中，我们会体验到内心有隐隐的无聊感。我们要察觉是不是双方在回避攻击和竞争。特别是有的时候，双方会缺乏情绪接触，氛围很无聊，其实背后可能是正在回避冲突。双方对彼此有爱慕或者欲念、不安，我们也会体验到无聊。咨询师被当成某个自体客体或者某部分客体，没有被作为自己，时间长了也会感到无聊。

有时候我们被激发出来的反移情是很想贬低来访者。因为有时候来访者会把内心轻蔑诋毁的自体投射过来，我们感受到了，被激发了，就会做回应。也就是说，来访者看不起我们，其实是他们内心看不起自己。

一位精神科医生在处理了一个吸毒的案例后，去了同事的办公室，对同事说："我刚才做了一件多年来我都没机会做的事情。我告诉他，我不会给他任何药物。"同事笑着说："这些药还是很容易拿到的。"这位医生就回应说："这个家伙很狡猾，说如果我不给他镇静剂，他就会再用海洛因，而且会说这是我的错。他还说，如果他继续药物成瘾，他的孩子会非常痛苦，那也是我的错。"同事就问他是怎么处理的。这位医生说："我打电话给处理药瘾的部门，发现他没有按月进行治疗，我就没给他药。"然后这位医生坚持转介这位来访者，让他下周去药瘾部门接受治疗。

从处理过程来看，这位医生的处理没错。但是他很想贬低对方，有这样的反移情，因为他内心感到来访者太烦了。其实这是来访者投射过来的，他把自己和孩子内心的失望投射到医生身上，然后潜意识中通过操纵医生来控制自己的不良感受，并获得药物，把医生看成他获得药物的介质。他内心总是感到被贬低和剥夺，所以才会有这样的投射。

强迫型人格的案例往往因为害怕做出错误决定而过分迟疑不决。咨询过程中，在跟咨询师互动讨论时，他们会理性地罗列自己思考和决定的优缺点，潜意识中诱使咨询师给予他们具体的指导。一旦咨询师给了具体的指导，他们就会驳斥，提出反对意见，指出错误的地方，这是他们为了避免以后愧疚做的努力。碰到这样的情况，尤其是重复发生时，咨询师会察觉到内在有防不胜防、恨铁不成钢的情绪，经常被来访者的阳奉阴违激惹，努力压抑自己的报复冲动。强迫型人格的案例会在理性层面上很听权威的话，认为咨询师总是对的、科学的。但他们会吹毛求疵，担心出纰漏。最后我们会觉得他们其实并不想听从我们的建议，甚至我们对他们直接表达不同的意见也会非常困难。

借助自我察觉进行工作

我们一旦察觉到自己被激发出来的感觉，就可以借助这些感觉理解来访者的人格特点，即利用自己的反移情进行工作。

有些来访者有受虐的特质，互动的时候，我们刚开始的反移情是非常温暖，非常同情，因为来访者会呈现他们悲惨的现状和人生经历，比如路途遥远、咨询费用高、刚刚失业。有时候他们会说医生开的抗抑郁药物还是没有效果，但是说的时候嘴角带着微笑。他们潜意识的模式是：只有说自己不好才好过一点儿。其实就是在别人面前习惯了总是显示自己过得很惨，好像只有这样活着才是对的。他们会无意识地破坏自己的状态，让自己处在无望中，他们要把自己弄得状态很差才能跟别人建立关系。他们从小的经历就是被父母忽略，只有在生病、很惨的时候，父母才会关注自己。他们非常绝望，只有在经受痛苦的时候，亲密关系才有可能存在，这是他们从小的情感体验模式。

碰到这样的来访者，咨询师有的时候会心软，会为他们做一些额外的事，比如降低咨询费、放宽时间。其实这样做的时候我们自己受虐的点已经被激发了。对受虐型的来访者来说，不降低费用就相当于身教。如果我们对自己不好，来访者也会进一步对自己不好。来访者会觉得生活中总是充满了厄运，但是咨询师会发现，现实中这个在咨询中把自己说得很惨的来访者，他开的车比自己的好，也就是说他会忽略自己过得很好的部分。

如果我们感到受虐，就会转向施虐。有时候来访者会诱惑我们成为施虐者。当我们在反移情中出现施虐时，最大的风险就是我们把反移情合理化，显得我们其实是在咨询来访者。每个人，包括咨询师，其实内在都有施虐倾向。我们要接受自己的这部分，甚至可以享受它，但不要付诸行动。什么叫付诸行动呢？比如：我们经常很想跟来访者对着干，想挫败他们的企图，当我们真的挫败了来访者潜意识的某种企图，我们会体验到快感，这就是一个施虐的过程。

在心理咨询的现场，面对某些来访者时，我们会感到自己的价值提升了，能够碰到这样的来访者真是幸运，让人大开眼界。我们也会感到被贬低，甚至面对某些来访者时很羞怯。作为咨询师，我们需要很小心地选择干预方式。这本身也是一个现实，可能是来访者的内在自卑激发了我们，也可能是来访者容易受伤害的倾向激发了我们。

有一种反移情在创伤中很常见：我们被激发出来的英雄式治疗热忱——太想拯救来访者，或者用另一个我们很熟悉的词语表示——替代性创伤。其表现的方式是我们觉得要用所有学到的技术和方法帮助来访者解决痛苦，或者拯救他们——咨询师被诱使用英雄式治疗掩盖旧创伤。来访者难以接受创伤，一直在做幻想的无所不能的努力，没有成功，会在咨访关系中诱使我们重复这样无法成功的努力。

在一些严重的创伤案例中，比如 PTSD，这样的反应非常强烈。我们会想，一定要用学到的所有技术，使出绝招儿，把他们的痛苦处理好。

我们会非常积极热忱，甚至使用满灌疗法——又是掏伤口，又是拼命疗伤，又是共情，对他们使用各种各样的技术。但是，这样极其热忱地拯救来访者，来访者会感觉被伤害，没有得到真正的帮助。我们首先要理解，在严酷的条件及特殊的压力下，一个人真的需要依靠夸大、无所不能、非常高的自我期待才能完成不可能完成的任务。我们在许多案例中可以体验到这一点。如果我们有了这样的感受，就可以更好地理解创伤。如果我们被激发出的反移情是英雄式的治疗热忱，基本上可以说明来访者的创伤非常大。哀伤、绝望的情绪把来访者淹没，所以咨询师要用英雄式的治疗热忱掩盖深深的绝望和无助。

一位年轻的女性来访者情绪非常不稳定，所以来寻求心理咨询的帮助。她的经历有些坎坷：夫妻关系不好，孩子出生前，由于一些现实原因，她跟丈夫离婚了。但是她非常能干，坚持工作，一个人带孩子，让孩子享受最好的待遇，还不断地看关于如何带孩子的书。她认为前夫是废物，自己其实不需要丈夫。在咨询过程中，她会对咨询师说"我其实并不想知道你会如何帮我"，言下之意是她这样的情况不是咨询师能帮得了的。咨询师讲的任何话，她都能够驳斥、不同意，但每次咨询她都准时来。

我们可以看到她这种矛盾的模式：为了避免感受失去一个人的痛苦，所以总说他不好的部分，总感受他的不好，习惯压抑正面的感受，她其实内心非常深切地期待有人照料自己，但是表达出来的又是"只靠自己"。就相当于为了摆脱罪恶感而加重自己不好的特征，进而惩罚自己。这种罪恶感可能来源于父母中某一个的背叛，失去了理想化，她不甘心，期待那个理想化的人回来。现实中任何一个伴侣都不如内心理想化的人。跟现实中的伴侣继续下去就意味着对理想化的人的背叛，内心会有内疚感、罪恶感，接下来就会自我惩罚。这是她整个心路历程，在咨询时会投射给我们，我们会强烈地感受到被拒绝。

在心理咨询实践中，我们经常会碰到一些个案，这些个案会激发起我们内在深深的悲惨、绝望感。我们会感到心理咨询没用，有些人的人生底色已经不明亮了，一辈子都会挺悲惨的；这个世界一点儿希望都没有；有些来访者可能这辈子都好不了。当我们有非常强烈的悲惨、绝望的感觉或者说反移情时，说明来访者有深度的创伤或者极其自恋。

反移情中的加害者与受害者

反移情会涉及受害者和加害者的问题。受害者总是处于特殊的位置，很容易激发周围的人的强烈情绪，特别是看上去很无辜、很倒霉的人，会让我们充满幻想。其实我们每个人都有加害心态，我们从小希望"消灭"跟我们竞争、分享情感或食物的人，所以当我们看到有人受害时，我们也会被激发出一些特殊的反应。这是我们理解这一感受的根本背景。除此之外，受害者也容易激发我们从小到大经历过的一些受害的情景，或者摆脱不了的受害的情景，这些经历我们每个人都会有，只是埋在潜意识里。

一位女性性侵受害者，刚开始咨询时症状消失得很快，咨询效果让人兴奋，受到鼓舞。但是随后的咨询则陷入泥潭，停滞不前。她时不时地透露出新的信息来逗弄咨询师，每个信息都值得深入分析，但要去探索时，她又什么都不说了。这个时候咨询师感觉好像被侵犯，被加害，被来访者当老鼠逗着玩儿。

其实来访者内化了加害者，而且认同了加害者，然后转移到咨询师身上。被激发出反移情，咨询师很想做什么？很想让来访者把没说的说出来，把心结都打开，这就是来访者诱使别人虐待自己，让咨询师逼她说出内心的秘密或创伤。如果咨询师真的做了，就是在虐待来访者，变成了加害者。但是咨询师的加害者身份是来访者诱导出来的。虽然来访者从中获得了掌控感，但现实中会引发更多的虐待。因此我们可以尝试这样回应来访者："你刚才提到谁对你做了什么事，然后你就很模糊、回避。如果希望咨询有进展，我们要详细讨论这件事。但是如果我逼你说出口，又很不妥。"表示我们会等待，等到她准备好了，我们再去倾听，不强迫、不虐待。来访者听到这样的回应会感到某种解脱，会哭泣，因为总算有人能真正理解她了，不使用她感受到的别人习惯的模式——只要她一诱导别人"施虐"，别人就会"虐待"她。

有时候咨询师会把加害者的角色投射给来访者的家属、医疗机构，完成跟来访者的共谋。这无助于来访者克服受害者的角色，反而让他们一次次认同这个角色。为什么这么说呢？因为当我们觉得是来访者的家人或者某些医疗机构害了来访者，应该让他们承担全部责任时，就像前面提到的置换，我们就认同了自己有责任帮来访者解除苦恼，这无助于来访者认同自己能够承担责任的部分，反而让他们更加认同受害者的角色，觉得是别人对自己不好，自己才倒霉的。

确实有时候我们会被激发出许多愤怒，还会置换到同事、来访者的家庭或者机构上，或者我们内心会体验到罪恶感。来访者会暗示甚至明示咨询师应该对他们负责，这时候如果我们没有恼怒，还充满了罪恶感，我们会认同自己确实有过失，觉得自己应该做得更好。反移情性的怨恨有点儿相当于职业耗竭感。我们有时候会对整个系统感到挫败，会体验到内心的一种强烈的感觉——做什么都没有用，有时候会把愤怒转到同事身上。如果同事跟我们的模式不一样，我们会觉得他们对我们充满敌意或批评。这时候我们需要察觉自己的反移情——愤怒，然后从罪恶感中解脱。

我们对别人充满敌意与批评时，可能在防御内心的罪恶感。我们需要察觉、理解这是来访者投射过来的原始的、没有调节好的攻击。察觉到这部分，我们就可以更好地包容、共情地面对来访者的愤怒。我是这么理解的：在与来访者的互动中，当我们因为来访者的糟糕经历而很想怪罪别人时，先不要把这种情绪转到别人身上，而是先感受。这是来访者内在的部分，我们不要轻易化解。化解了，我们是轻松了，但来访者也会使用这样的方式，让别人承担负面情绪，他们自己就不会正视。

反移情中的性幻想

反移情中有性幻想，是咨询师指向来访者的性幻想、爱的欲望。来访者产生共生、依附感，以为亲密就是性的渴望，对咨询师的爱慕让人喘不过气。假如这时候咨询师内心也是孤独的、不安的、需要被理想化的，那么潜意识中会接受来访者爱的欲望，咨询师会被自己内心的反应吓到，从而变得非常冷漠和缺乏共情。其实，来访者投射性渴望也好，极度地依恋也好，都是非常正常的。如果咨询师内在正好孤独，就会真的迎合对方。也就是说，一个内心孤独的、有不安感的咨询师很需要来访者强烈的爱慕，以使自己感到存在，这是我们需要自我察觉的部分。一旦察觉到，会觉得自己怎么能对来访者有这样的感受，就会用冷漠和不共情防御自己被激发出来的性幻想。

有些来访者有很多引诱的行为，其实他们是在掩饰内在的敌意，他们往往通过调情取得掌控感。这时候，咨询师要直接跟来访者澄清他们是不是正在做某些引诱的行为，可能这对来访者来说反而是种解脱——可以从罪恶感和害怕过度亲密中得到解放。有些来访者表面上很有敌意，其实内心很渴望得到认同和温暖，相当于"刀子嘴豆腐心"。

此外，对男性而言，很多人对自己是否有同性恋倾向而感到焦虑。一位男性来访者对权威的男性咨询师说话的时候，经常会有婴儿性的冲突——到底是依赖、顺从，还是独立。许多人会有这样的冲突，特别是对方又是同性，这是对于男性亲密感的矛盾，也会激发我们的反移情。

团体治疗中的反移情

在团体治疗中也可以看到反移情的呈现。比如一位来访者来到一个团体，他对团体其他成员的需要一点儿都不敏感，他只想把自己的想法告诉别人，别人听后会给他建议，或者反对他，他就会离开，过一会儿再回来。他感受到挫折的时候会发脾气，引得团体其他成员也有无力感。但当团体成员都有无力感时，他又会帮助团体成员。这位来访者的反应模式是用全能否认无助，把别人的协助当成侮辱，只能接受别人想得到帮助、需要他。他就像一个摇摆学步的孩子，内心感到无望和低下，必须付出更大的努力才能避免自我认识到"这件事件并不是自己能控制的"。理解了全能感，才有可能理解我们被激发出来的无助感。

关注自己未修通的部分

咨询师也要注意自己未修通的部分，这需要我们面对、解决，当然首先要察觉。无法察觉，就谈不上修复。

在专业实践中，我们经常需要听别人的反馈，比如会参加同伴小组督导。我们会听到对于许多个案的处理过程，别人、督导的反馈跟我们自己的期待是不一样的，这有助于我们更好地自我察觉。如果有条件接受一对一的督导，那就更好了。听到别人碰到某一类的来访者被激发出来的感觉是什么样的，能让我们更好地处理自己未修通的部分或者一些自我体验。

自我体验不仅仅指精神分析取向的心理咨询，现在很多流派都很强调咨询师要有一定的自我体验的经历，更大限度地察觉反移情中源于自己人格的部分。当然这是一个努力的目标，我们不能指望做了多少次的自我体验就能全部修复。成长是终身的，有的时候我们无法进一步成长，只能停留在某个阶段，甚至我们修通不了自己的某些部分，这都是我们要面对的。

·········· **答疑解惑** ··········

问： 有些来访者在做首次访谈时咨询师就很不想接。这是因为不匹配，还是反移情？应该怎么处理？

答： 我也遇到过这种情况，第一次就感到很不舒服，莫名地不舒服。我的经验和应对方式是：不立刻做决定。因为我们不可能总跟让我们舒服的人工作，而且我们的职业就是要跟很多让我们不舒服的人工作。我们要逐步理解为什么会有这种不舒服的感觉，我认为很有可能是来访者带来的，他在生活中会让人有很不舒服的感觉。当我们对前因后果、潜意识有了更好的了解，工作了一个阶段后，这种不想接、不舒服的感觉可能会有所改变，这对来访者是最大的帮助，希望他有机会看到自己的这部分。当然也不是绝对的，可能是来访者的某些特质激发了我们自己未被解决的部分。这个时候我们要察觉自己的这部分。

问： 来访者总是挑选一些他认为咨询师感兴趣的话题。当我们进一步引发他的联想、感受时，他总是有否定的感觉。是不是来访者限定了我们反移情的察觉，甚至不太信任咨询师？

答： 我认为这个问题很有意义。这是许多迎合投射认同模式的来访者经常让我们有的感觉。首先我们要对此有所察觉，察觉后，我们就有机会跟来访者进行面质。我认为在理性层面上，他并不是不信任我们，而是觉得只有这样才是安全的。他无法走进自己内心的感受，不得不从小牺牲自己内心的感受去照顾周围重要的人，这是他的模式。只有经历了这种模式，我们才有可能与他建立某种关系，哪怕这种关系模式是病理性的。在情感层面上，他从小就不认为自己的感受被表达出来后别人会在意，这是他从小的经历决定的，需要在咨询中加以处理。

问： 很难察觉自己的反移情是不是自己的某种防御，除了自我体验，怎样更好地察觉自己的反移情？

答：我觉得这是一个让我很为难的问题。首先一点，我们任何一个人都会防御，防御是人的本性，不因我们的主观意志而转移。可以这么说，大部分咨询师在大部分时间里都很难察觉自己的反移情。我经常说，我们事后隔三四次，甚至几个月后才察觉自己曾经有那种感觉，已经算不错了。我认为，对反移情的察觉，当然好的办法还是多积累咨询实践经验，能够察觉、理解来访者的移情、防御。来访者感受到了我们的理解，能促进咨访关系的发展。这样的经验越来越多，我们就更容易放松，才有可能有体验自己内心感受的余地。这是除了自我体验外的一个很好的方法，还有就是参加案例讨论，呈现自己的案例，进行同伴案例督导。

问：来访者有明显的抑郁状态，但是每次来咨询的时候，感到来访者挺享受这种状态的，因为这可以得到咨询师的关注。咨询师会被激发出怒其不争、恨铁不成钢的感受，要不要面质这样的感受？

答：这样的个案我也经常遇到。刚开始让我们很同情，很想给他们建议、帮助。我们要花很多力气去拖他们，但他们不动。于是就靠我们帮他们，但好像总是处于一种喂奶喂不饱的状态，他们一直在吃，最后我们也会感到很无力。我的个人经验是：我们一次一次地感受这种无力感，当我们察觉到以后，可以呈现出来，即暴露我们的反移情，但是我们继续做力所能及的努力。让来访者感受到我们花了很多力气，最后也对他们没有办法，我们很无力，但是还在做力所能及的努力。当然这话说说容易，过程是很艰难的。只有当来访者最后发现只能靠自己，我们也只能做到这一部分的时候，改变才可能慢慢发生。

问：除了精神分裂症，什么样的来访者是一辈子好不了的？

答：可能我误导了大家，因为我至少两次说到有些来访者很惨，好像一辈子都好不了。我认为这不是一个客观理性的判断，而是一种当时当下的感受，就像我们经常遇到有些来访者，觉得自己这辈子没有希望了。从极端的角度讲，没有一个人永远是好的，或者说我们不得不接纳有些地方是好不了的。但我想说的是，从积极的角度讲，现实中最后的结果可能并没有那么糟，不存在完全好不了的人，哪怕是精神分裂症，也可以恢复一定的社会功能和自我接纳能力。

问： 来访者需要建议，我们要不要给？

答： 这个问题很矛盾。虽然理论上说咨询师一般不给具体的建议，但实践中几乎每个咨询师都给过来访者具体的建议。我认为，如果任何建议都不给，也显得不太自然。我们的职业是助人的职业，给人一些善意的建议，或者明显有帮助的建议，我认为不是问题。关键是我们要去察觉，为什么有的时候我们很想给建议，为什么有的时候我们不想给建议，这背后肯定是有动力的。当我们反复给建议，而最后问题还是没解决时，我们要去面质：是不是来访者要的不是表面上的建议。

问： 对于有些个案，咨询师很想拥抱他，但是又感觉这么做可能不好，觉得自己是不是卷入太深了。

答： 咨询师体验到了矛盾——情感中觉得不用拥抱这样的表达无异于不支持来访者，但又感到现实中有界限，担心这样做会突破界限。对这样的感受能够有所察觉，非常有利于理解来访者。我估计这位来访者的经历挺悲惨的，显得非常弱，或者有依赖特质。我们可以通过这样的感觉反过来评估来访者，并在后面的咨访关系中验证我们的假设。

咨询师被激发出很想拥抱来访者的冲动，但是感觉有某种不妥，需要有所节制。能够察觉、体验这个感觉非常不容易，因为有的时候我们非常容易进行防御，比如冷漠、漠不关心。感受到和真正去做是有所不同的，一旦有感受，马上去做，就是见诸行动。有了感受，能控制住，去体验，能够思考背后的意义并对此进行工作，这才是更重要的部分。

问：来访者沉迷网吧。来访者的父亲非常优秀、成功，出身于底层，非常努力，也希望孩子能够奋斗。来访者的母亲非常温柔，有自己的想法。虽然来访者的父母有一定的冲突，但对于孩子的问题，他们的想法非常一致。在整个咨询中，来访者有好转的时候，但是因为他有一次反弹——又到网吧去了，最后脱落了，他的母亲也脱落了。这是不是因为我的回应和把握有什么不妥的地方？

答：这是一个实践性很强的情景，我也不止一次遇到过类似的情景。我付出了很多努力，理解孩子的家庭、父亲和母亲，也理解孩子。有的时候会身不由己地跟孩子站得更近一点儿，最后也可能发生某种脱落。这是很自然的，我们身不由己地想对孩子做得更好，是因为我们希望成为更合格的父母，身不由己地想跟孩子的父母竞争，要呈现自己更好的部分。然后孩子的父母可能会感受到压力、被指责，所以会身不由己地防御。碰到这种情况，我们难免很矛盾：担心如果不理解、支持孩子，孩子就不想坚持咨询，但是如果跟孩子关系太近，父母就会感到威胁，想是不是自己做得不妥。

父母总会有办法把孩子从我们身边拉走，我自己的经验就是有的时候不得不做一定的节制。就是跟孩子建立联盟、共情的速度可以慢一点儿，先跟他们的整个家庭有共情，让整个家庭能够更好地坚持联盟。这说起来容易，在现场把握的时候会比较困难。如果我们事后能够察觉这一部分，还是有机会的。可能某个阶段父母会回来，我们也可以打个电话表达一下关注，问问到底是碰到什么困难，有没有可能继续咨询并进行讨论，等等。

最后，事后能察觉反移情已经非常不容易，我们要能够承受不确定，一边摸索，一边尝试。

第四部分

资深心理咨询师告诉你

看得懂，分得清，有方向，你将知道在什么情况下需要做心理咨询，在什么情况下可以建议身边有需要的人做心理咨询。

什么时候结束一段心理咨询比较好？

心理咨询刚开始时，咨询师会根据来访者的评估结果进行时间上的设置，根据这样的设置，来访者和咨询师就按照约定好的频率和次数进行咨询。有时候也会有比较宽泛的时间设置，比如约定做长期咨询，那么只能大致设置一个时间范围，比如一到两年，难以确定具体的时间。这样的约定没有确定的标准，一般根据来访者的意愿和咨询师的评估来安排。其他需要考虑的因素还有咨询师与来访者的匹配程度、经济因素、时间精力等。

当心理咨询接近当初约定的时间时，咨询师和来访者往往会花一两个月讨论这段咨访关系是否结束或分离。该不该分离还涉及潜在的分离焦虑。分离焦虑可能来自来访者和咨询师的任何一方。咨询师要做到不产生分离焦虑，以免影响来访者的咨询，而来访者也确实会对咨询师产生依赖。

心理咨询确定结束后，来访者是否还能见咨询师？有两个极端的现象：其一是心理咨询结束后来访者仍然不定期找咨询师，一遇到烦恼就寻求咨询师的帮助，这看上去没问题，但恰恰说明了当初心理咨询结束时咨访关系分离得不彻底，这段关系没有真正地结束；其二是咨询结束后来访者一次也不见咨询师，希望避免陷入对咨询师的依赖关系中，所以在遇到烦恼时佯装毅然决然的样子。这两种极端的情况都是不恰当的，当我们有需要时，还是有必要再次面对咨询师并敞开心扉的，就像子女见父母。

如果来访者认为咨询可以结束了，而咨询师从专业的角度认为咨询还没有到可以结束的程度，那么咨询师要提出专业性建议，并与来访者讨论。如果来访者内心的冲突太过强烈，在潜意识中想要逃避，那么咨询师就可以进行评估，再与来访者进行讨论。不过最终是否接受咨询师的建议，决定权还是在来访者手上。

该不该劝说亲人、朋友接受心理咨询？

我的情感我做主

大部分人确实没有必要接受心理咨询，每个人都有对于负面情绪的处理经验，自己可以预判、预测心理问题的出现，并通过自己的方式解决，比如运动、音乐等休闲活动。很多公司、学校也提供心理服务和减压指导。大家可以很方便地通过自己了解的、掌握的方式缓解生活压力，甚至解决情感上的困惑。

有一些人，他们的心理状况的确已经到了需要心理咨询干预的程度，但是由于爱面子，他们不愿意在公开场合告诉别人自己有心理问题，或者不愿意告诉别人自己正在接受心理咨询，但是他们会把朋友的建议放在心上。虽然表面上他们会说"我很正常，不需要这些帮助"，但他们还是会留心寻求心理咨询的帮助。对于他人的建议，他们会默默接受，但不让身边的人知道。

如果一个人对心理咨询本身就存在抵触情绪，那么即使在他人的劝导下进行了心理咨询，他也不可能与咨询师建立良好的咨访关系，因为他的内心想法是"我很正常，不需要你的帮助"，他心中会建立防御，从而妨碍咨询师有效地与他沟通。因此，如果一个人确实不愿意接受心理咨询，我们不需要强求，也许他有自己更好的处理方式。

心理咨询的资源该如何抉择？

现在网络很发达，可以通过网络查找心理咨询服务机构，但是有些人会存在选择上的困难。对有些人来说，去医院精神科或者心理科可能显得太严重了，于是他们会去社会机构，比如心理咨询公司。如果问题比较严重的话，就需要去医院。大部分人对于这方面不太了解，不知道哪一种更适合自己，尤其是家长为孩子寻求帮助，可能更一头雾水。如果家长认为孩子的问题比较严重，把孩子带到医院接受诊断，会不会给孩子造成心理阴影，这也是一个问题。

对于一般人来说，如果情况不是很严重，可以去社会机构接受心理咨询，上海的心理咨询行业经过了很多年的积累，社会机构也可以提供非常专业的帮助。另外，社会心理咨询机构的服务质量也很好。而且心理咨询机构的咨询师可以与来访者建立长期的咨访关系，充分倾听来访者的感受。

当然，如果因情况比较严重而寻求心理咨询机构的咨询师帮助，咨询师相应地也会建议转介到医院，接受更全面的医疗性质的治疗。比如抑郁症就需要药物辅助心理治疗。社会心理咨询公司没有处方权，因此需要前往医院接受治疗。

心理咨询中，挖掘过去的负性记忆有何正向意义？

最典型的挖掘负性记忆的治疗手段就是精神分析的方法，比如关注恋母情结、早年创伤等问题。回忆过去的经历经常遭人质疑：为什么人们不可以多看未来，纠结于过去有什么好处？过去的事情既然已经发生了，为什么还去提及呢？

从专业的角度说，如果一个人能够积极地面对当下，迎接未来，那是最好不过的，自然不必回忆过去。但是，前来接受心理咨询的人都是带着疑问及困惑来找咨询师的，那就意味着他们对于未来是没有方向的，不知道该往哪里走，这时咨询师不得不去理解为什么面前的这个人做不到大多数人都做得到的事情，比如直面失恋，比如保持工作效率。那么，要解答这个问题，回忆过去就是一个很好的方式，因为每个人的人格形成与其成长过程是密不可分的，通过成长经历，我们可以了解来访者的性格特质。

一个人如果总对过去的某段经历采取回避措施，那么也必然不能很好地面对未来。比如一个人失去了一位很重要的亲人，而他没有见到这位亲人的最后一面，那么在将来的日子里，他也必然不能轻易提到这位亲人，否则心里一定非常难受。对于一件痛苦性事件，我们只有经过足够的哀伤才能直面它，不然它就永远是我们内心的阴影。

因为当初遭受负面刺激时没有面对、消化痛苦，而这些痛苦对于当下的生活产生着潜移默化的影响，所以在心理咨询中需要来访者补一补这门"课"。通过咨询师不断地了解，来访者相信在咨询师的陪伴下自己可以直面过去难以面对的经历，然后直面未来。回忆过去的目的就是直面未来。

当然，如果来访者不愿意提及过去的创伤，咨询师也会尊重来访者的感受。因为这意味着来访者还没有做好准备，或者还没有充分信任咨询师。咨询师应该做好心理准备，通过足够的咨询次数给予来访者足够的安全感。

有一部分来访者也会借由时间挑战咨询师的界限，如果他们每次都要求咨询师延长时间，那么就是在暗中考察咨询师是否坚持原则。当然咨询师可以根据具体情况或多或少地加减时间，比如提前十分钟介绍，或者稍微延长五分钟让来访者的情绪稳定下来。

心理承受能力是天生的吗?

能够意识到自己的心理承受能力不够强，本身就说明有一定的承受能力。很多人认为心理承受能力只有两种极端 —— 好或不好，其实普通人的心理承受能力往往介于好与不好之间。每个人都会被事件影响情绪，甚至影响身体健康。最好的改善方式就是实践，既然担心自己无法承受，那不如硬着头皮适应，等过了一段时间回过头看，如果发现自己过得还可以，这就是一种进步，心理承受能力便会一点点提高。通过长期的实践，我们可以发现，重要的往往是事情的结果，心理承受能力不强不代表自己一定不能做好，承受能力差一点儿也没有太大的影响。

这是一个看脸的世界吗？

很多人说"这是一个看脸的世界"，这个问题现在的确很突出，或者说与以前相比越来越明显了。原因可能是现在的人越来越没有心思做更多深度的思考，倾向于根据第一感官和直觉做判断，于是"看脸"似乎成为现在的一大趋势。

跳出逻辑上的绝对性

对于看脸的现象，我们仍然可以做出逻辑上的一些判断：很多混得不错、有条件的人，其实不一定脸比别人好看。从这个角度我们可以说看脸的现象并不是绝对的。只不过有时候我们抱怨"这是一个看脸的世界"时，一定是遭遇不顺的时候。当我们生活比较顺利的时候，便不容易想到"我的脸比别人差"这件事。

也许你错怪了自己的脸

为什么人们更容易在失败的时候强调"脸好不好看"的问题？

很多时候，我们倾向于将失利的原因投射于客观条件不足，而不是归因于"我没有尽力而为"，其实就是找"恰当"的理由来解释自己的失败。失败后，"脸"这一客观的、几乎无法改变的条件就被提到了，尤其是现在社会的趋势是越来越注重外表的光鲜亮丽，很多人便喜欢把一些事情的失利归因于"我长得没他好看"或者"我的颜值不够高"，进而回避自己或者他人对于"责任""努力""能力"等主观因素的责问。简单地说，通过归因的改变让自己心里好受一点儿。

很多人会把找不到男（女）朋友解释为"长得不好看，没人喜欢"。不难发现，很多有另一半的人并不都是颜值很高的人。我们往往规避那些主观上的不足，比如"与人打交道时不够友善""不够幽默""能力不足以吸引异性"。直接一股脑儿地把罪魁祸首定为"长得不好看"恰恰是一种自我安慰的方式。如果脸也是有人格的，它一定会强烈抗议："怪我咯？"

别人长得比我好看？别气馁

"看脸的社会"会不会引起很多人的自卑情绪？这个大可不必太操心。没有自卑的因素，那这些事情就不会直接导致一个人自卑。产生自卑也是需要很多条件的，在一些特殊的经历后，有某件事情的诱导，才可能引起一个人的自卑，这与人格的形成有关。自卑的情绪来自遗传、家庭、社会、个人成长等方方面面的因素，并不是直接由社会现象决定的。

"没有情绪"也是一种自我保护吗？

　　"没有情绪"也是一种心理防御机制，属于人们平时说的自我保护。有时候一些太过激烈的情绪超过了我们的心理承受能力，于是我们通过一种手段将这些情绪隔离起来，假装自己感受不到，这种防御机制就叫作情感隔离。其实在生活中情感隔离经常发生，比如发生灾难性事件时，人们有时会发现自己并没有表现得如自己想象地那样难过。

　　情感隔离往往让人有得有失，它的直接好处是可以防止一个人在绝望和灾难中崩溃。但是如果长期使用这种防御机制，我们平时的生活会受到影响。虽然情感隔离让人暂时告别了激烈的负面情绪，但这些负面情绪其实都压抑在人的潜意识中，长久得不到宣泄的话，会让人崩溃或者引发更严重的情况，甚至有可能导致抑郁。

　　一个人长期使用情感隔离的防御机制也会感到很苦恼，会发现自己突然没有了情感，犹如一具行尸走肉，生活中再大的波澜似乎也与自己无关，曾经那种面对惊喜鲜活的感觉，那种对待朋友"爱恨情仇"的体验，突然就消失了。这就是此类防御机制对现实生活的人生体验造成的不利影响。

当你产生这种感觉时，需要对自己的生活进行反思：是不是最近积累的压力太大了，太过沉重了？如果有压力，就需要及时释放，先解决眼前的困难处境，在处理压力之后再真实地面对自己的感受。

产生这种心理防御机制比较常见的原因是：面对太过沉重的压力，一时半会儿没办法处理好，久而久之会产生深深的无力感，仿佛一切失去了意义，进入了"没有情绪"的状态。如果这种情况是短期的，则是正常的，可以通过释放压力及自我调节情绪的方式减轻症状。

需要申明的一点是：这样的心理防御机制是正常的，每个人面对过度的压力时都有可能产生这样的情感状态。只是如果长期压抑负面情绪，甚至习惯性地逃避情感体验，个人生活与社会功能会受到影响。

为什么"道理都懂，执行力差"的现象如此普遍？

　　"道理都懂，执行力差"是普遍现象，有一个词语表达了同样的意思，就是知易行难。一般我们不会简单地说这是意志力有限导致的，因为保持意志力也是很艰难的一件事。

　　"知道"的往往只是理性层面上的内容，当一个人想要做某件事时，只要有好的出发点，从常识看，就很容易知道自己应该怎么做。但是具体"做"的过程就涉及一系列的体验，它会触动坚持与惰性、心情及影响各方面决策的因素。比如一个人"立志"要做某事，往往一开始把结果想象得很美好，但是具体考虑时就会犹豫，会思考好的结果可能不一定有，最后会不会功亏一篑。因此很多人中途就放弃了。影响我们执行力的有很多主观、客观的因素。

　　真正的"明白"可能是经历过，对这件事有过期待，有过失望，有过犹豫，有过疑问，最终通过身体力行的行动与感受完成了对这件事的体验。真正经历过，悟出了一些道理，这比理性的、更类似于口号性质的"知道"重要得多。

在心理咨询中，我们强调尽量不要对来访者讲道理。很多来访者懂得的道理甚至比咨询师多，有些更是学术上的，比如抑郁症是什么、治疗方式有哪些。可他们即使知道，却还是做不到。所以心理咨询尽量不讲道理，而更多地把焦点聚集在咨访关系的建立、双方的感受上。当来访者让我们给出建议时，单纯地给出道理性的建议是无效的，关键还是要读懂他们的潜台词。

一位年轻的母亲来寻求心理咨询师的帮助。她知道自己太爱孩子了，孩子比较任性，他要什么自己就满足什么。母亲知道这样很不好，但是一遇到具体问题就过度纵容、娇纵孩子，便询问咨询师该怎么办。遇到这样的问题，关键不在于告诉来访者"溺爱是不好的"，或者"溺爱对孩子有负面影响"等大道理，关键是探索她为什么做不到自己明白的事情，是什么激发了她内心的内疚，咨询师的任务是探索来访者做出或无法做出某些事的内在原因，而不是给出大道理。

当然来访者也会对咨询师不给建议有所抱怨，会认为"我要的就是建议，你怎么不给我想要的呢"，会因此不满意。但一段时间后，来访者会发现，咨询师虽然没有给出建议，没有给自己"想要的东西"，但是咨询师仍然对自己保持关注和理解，也尽量尝试帮助自己。这会让来访者联想到并且懂得，没有溺爱的亲密母子关系也是存在的。

为什么工作没有动力？

　　我遇到过不少这样的个案：读书的时候成绩非常优异，但是踏入社会后，因为脱离了学校的要求，没有了定时定点的课程考试，没有了明确的量化考核方式，很容易不清楚自己想做的到底是什么，导致自己陷入一种迷茫和沉沦的状态，最简单的表现就是没有动力。

　　对于环境的突然改变，每个人都有自己的应对方式。有的人会自我鼓励，努力寻找新目标。有的人会感到实在没有动力，不知道该做什么。这样的处境不能说一定不好，而是有得有失，陷入迷茫才能促使人们走进内心，思考自己真正想要的是什么。体验无力和迷茫也是成长过程的一部分，很多人的人生道路不是一时半会儿就可以理清的。当然也有人先随便挑选了一条道路，然后再根据自己的体验决定是继续沿着这条道路走下去，还是重新找个方向。

　　那么这样的情况是早年老师和家长对孩子过高的期待导致的吗？很多人把家长与老师对孩子的过高期望看作导致很多不良结果的首要因素，

但这种看法其实有些片面。因为过度的期望有不好的一面，也有好的一面，比如孩子受到激励而奋发向上就与获得的高期望有关。当然过高的期望也会有一些不利的影响，每个人感受期望的标准不同，当一个人持续地感受过高的期望时，人格会受到一定的影响，他会选择放弃自己的兴趣，比如音乐、美术等业余爱好，迎合老师和家长的期望，慢慢地失去自我。等到突然有一天，压力爆发了，他可能会产生"这都是你们逼我做的，我不干了"的想法，生活会受到很大的影响。

有些人平时态度认真，内心也比较诚恳，但是说的话和做的事总让人感觉有些假。这是因为他们潜移默化中已经习惯努力达到世人眼中的最高标准，满足周围的人，而忽视了自己内心的真正需求。这就是过高的期望对一个人人格的侧面产生的负性结果。

为什么这么多人反感文艺青年？

普遍意义上的文艺青年给人的感觉是脱离现实、理想化、比较"酷"，有时候明显在层次与追求上高于别人。很多时候我们不想被排斥，或者不想感受那种与文艺青年比较后的被贬低感。但矛盾的是，我们也很想做这样的文艺青年。内心想做却做不到，所以可能会反感"别人是文艺青年"的事实。

进一步分析，很多人可能不能接受自己无法像文艺青年一样表现得更加自我。我们很想做到那样地洒脱和随性，但是由于种种原因无法做到。可毕竟，每个人都有自己的选择，每个人都可以选择不同的呈现自我的风格。

有些人在生活中确实会非常明显，时常将小说、散文中的名家之言挂在嘴边，这样的行为可能是希望自己被认为是高层次的人，但可能现实中落差太大，而选择以这种方式应对落魄的现实。

还有的时候，人们的自我感觉和真实状态有很大的差距。比如有的人肚中墨水不多，却觉得自己比较文艺，周围的人认为他"也就这样"。这就涉及自我感觉和他人评价的关系，自我感觉和他人的评价很难完全一致。从一个人称呼自己是文艺青年的出发点来看，我们可以推断此人想要以一种身份来标榜自己，表现出认同自己具备更高的追求、渴望与众不同的态度，希望自己能够更有内涵，当然现实中不一定能达到这种境界。这样的人最需要的就是周围的人肯定他们的层次，他们渴望被关注，渴望展现自己的与众不同。

为什么从小家庭富足，却依旧没有安全感？

　　家庭环境平稳、衣食无忧都是物质层面、理性层面的，达到了这些条件也不代表一个人具备安全感。安全感取决于一个人在幼年时有没有从照料者身上得到足够的情感回应。在感知尚在发育的阶段，婴幼儿唯一能够辨别的就是自己的基本需要有没有得到照料者的及时回应，如果有，他们就会有最基本的安全感。婴幼儿的表情、探索的动作是否能够得到照料者的言语及肢体上的回应，对于他们是否有安全感也非常重要。

　　所以，即使家庭环境良好，甚至是富足的家庭，也会出现孩子到了青春期或者在成年后没有安全感的情况。安全感的缺失很大一部分就来源于幼年时缺乏照料者的情感支持。有人说小时候缺的东西后天怎么补都补不回来，在安全感的形成中这句话的确是正确的。如果小时候缺乏家长或其他照料者的赞美和认同，那么长大后会"拼了命"地追求别人的赞美和认同，这就是没有安全感的表现。

　　现在很多家庭的确生活条件不错，但是家长对孩子缺乏关心，或者说即使是关心，也是为了尽家长的义务而关心，并没有站在孩子的角度感受孩子所感受的，也有一些家长对孩子的关心仅仅停留在"有没有达到我的期待"上。孩子感受不到照料者实实在在的关怀，比如鼓励、赞赏、满足，于是缺失了安全感。

再次强调：婴幼儿时期是决定安全感的关键时期，在这一时期是否得到及时的情感回应是日后安全感有无的决定性因素。

如何在精神病院证明自己是正常人？

被诊断为精神病，肯定每个人都会感到恐惧。精神疾病的诊断有医生经验和主观判断部分，不像感冒、胃炎可以通过验血、拍片等进行查验。如果被精神科医生判断为患有某种精神疾病，这种判断的依据有时候看得见摸不着，自己仿佛无处辩解，可能会对精神病产生恐惧，甚至很多人会产生"病耻感"，觉得不好意思告诉别人自己有精神病，于是大众害怕自己被诊断为精神病。

现实中真的存在精神科医生误诊的情况吗？答案是有。再加上现在的娱乐媒体，比如电影，对一些精神病例的描绘更加重了人们对精神病人及精神病院的恐惧。但是，真正的生活中正常人被误诊为精神病的情况可能小于万分之一。

当然，小于万分之一也是有。那如果不幸轮到了你，该怎么办？退一万步讲，就算你被不靠谱的精神科医生误诊为精神病，精神病院也不是你想住就能住的。而且就算你是被人陷害而荒谬地被诊断为精神病患者，根据国家精神卫生法，哪怕你有精神分裂症，只要你对自己和周围的人没有明显的伤害，只要你想出院，医院就没有权力不让你出院；另外，法律也规定，就算一个人存在妄想、出现幻觉，也可以拒绝吃药，哪怕医生和家属是打着为他负责的名义强迫他吃药，他也有权拒绝。这属于当事人的人权。虽然这看起来挺难实践的，但是法律确实有这样的规定，哪怕医生强调精神病人不懂病理，需要吃药才能缓解症状，只要对方不愿意吃药，便可以不吃，除非病人出现了伤害自己、伤害他人的情况，医生才会采取一些强制措施。

回到主题，如何在精神病院证明自己是正常人？很简单，只要你不伤害自己、不伤害他人，你随时可以要求出院。

至于医生会建议什么样的病人住院治疗，我也解释一下。第一种情况是需要考虑病情观察，心理或精神科的诊疗门诊时间有限，如果病人病情复杂，短时间内观察不出详细的情况，可以通过住院进行更细致的观察。第二种情况是治疗过程出现困难的病人，医生需要通过安排他们住院制定详细的、全天的治疗计划。第三种情况是病人不住院便达不到治疗效果，比如病人不按时吃药，或者在外容易出现伤害自己或他人的行为。以上的情况除了"出现伤害自己和他人的行为"，病人都可以选择不住院，哪怕医生认为需要，病人都有权拒绝。另外，哪怕是监护人也无法代替当事人决定住院或者不住院，因为这侵犯了人权。简而言之，只有当出现了伤害自己或他人的倾向，医生才能强制当事人住院及吃药，其他的都是浮云。

那如何说服一个真正患有精神病的人吃药呢？大部分病人都是愿意吃药并接受治疗的，当然也有人会在发作期因为感受到不安全而拒绝吃药。这需要一个过程，我们不指望一次两次就能说服病人，如果能轻易地说服病人，那他们一定没有处在发病状态。经过一段时间，当病人发现周围的人真的对自己没有威胁后，自己也意识到自己的确需要帮助，权衡之下还是能够接受药物的，不然自己只能反复生活在失去控制中。

如何应对失眠？

有人问我，自己难以入眠是不是因为神经衰弱？神经衰弱也叫精神衰弱，现在在医学上几乎已经不作为诊断的名词，取而代之的是广泛性焦虑障碍、抑郁症等病症，因为神经衰弱这个词语太过笼统，失眠这一症状在很多心理障碍中都会有所表现，所以我们很少把失眠诊断为神经衰弱，而是具体看还有哪些症状，根据具体的表现确定是否有心理疾病或障碍。

除了难以入睡，我们还需要了解一些详细的信息，比如症状出现的时间。如果时间比较短，是最近一两周才有的情况，那么可能只是适应障碍。每个人到了新的环境都会有适应问题，比如到了高三，势必会面对很多压力，对于这样的环境肯定会有一些焦虑和担心，从而造成失眠或者躯体不适的情况，这种情况被称为适应障碍。没有缓解这种短期内的焦虑和不适的非常有效的方式，比较推荐的舒缓方式是针对失眠采取一些措施：每天按时上床，做好可能会睡不着的心理准备，哪怕睡不着也不担心，因为少睡一晚并不会对智力、体力等造成严重影响；早上按时起床，哪怕昏昏沉沉也立即进入工作状态。这样晚上按时上床、早上按时起床，日复一日，睡眠会慢慢恢复到正常状态。这里需要注意的是，不建议白天补睡，因为补睡多数情况是浅睡，不会对睡眠有较大的调整，反而会影响正常的作息规律。

如果症状出现的时间较长，则可能是比较严重的焦虑障碍，需要专业人员进行心理诊断与评估，并制定比较专业的治疗方案，包括药物的和心理的。

医生一般不会只针对失眠进行治疗，失眠往往是作为心理障碍的症状出现的，所以医生会详细地询问来访者的病情，并根据这些病情做出确凿的诊断，对症下药。

哪些话不宜对抑郁症患者说？

哪些话不宜对抑郁症患者说？这个问题问得很大，具体问题还需要根据具体的情况判断，不过以下几句话是一定不能对抑郁症患者说的：

（1）你的意志要坚强一点儿。

（2）你这样都是因为自己想不开。

（3）你可以试试转移一下注意力，可能就没事了。

（4）你可不要杞人忧天。

……

这些话都有一个特点：让对方感到我们并不能理解他们的感受，对他们的情感持否定、排斥的态度。

那应该对抑郁症患者说些什么呢？我建议还是要抱着平常心对待抑郁症患者。平常心不是指以对待普通人的方式对待抑郁症患者，而是尽量做到理解他们的感受，给予他们情感上的回应和支持，表达自己对于他们态度的一些理解，也就是顺着抑郁症患者的感受做回应。

当然这需要把握分寸，因为当我们听到抑郁症患者诉说一些很消极的感受时，我们很担心他们会越陷越深，很希望可以把他们拉起来，可是一旦说了希望他们积极一点儿的话语，便会使他们感到我们不相信、不理解他们。我们需要尽量站在抑郁症患者的角度回应他们的体验，让他们知道自己的感受是可以被理解的。

当抑郁症患者逐渐相信我们站在他们那一方，并能够理解他们的感受时，我们便可以告诉他们：我和你可以共同跨过这个看似不可逾越的鸿沟。通过表达理解来给予他们信心。

父母生二胎是否需要征得第一个孩子的同意？

　　父母生二胎是否需要征得第一个孩子的同意，或者考虑第一个孩子的意见？当然要倾听孩子的意见，但是需要强调的是，决定权在父母手中，孩子并不具有一票否决权。如果父母有生二胎的计划，那就需要和孩子沟通，让孩子有心理准备。沟通不是指通知孩子，而是通过聊天了解孩子的看法。

　　现在有一些关于孩子不愿意接受弟弟妹妹，甚至拿自己的生命做威胁，逼迫父母不生二胎的新闻。我们需要走进孩子的内心，孩子一定希望能够独享父母的爱，不希望有人和自己分享父母的关爱和给予。那么如何让孩子不对弟弟妹妹抱有排斥心理呢？父母需要告诉孩子自己有生二胎的愿望。一般来说孩子内心都是排斥的，然而有些孩子会理解父母的感受，知道顺应父母的愿望，就表现出积极的态度，有些孩子则会直接一点儿，大喊"不要"以表达不满。父母需要了解：孩子在得知自己将有弟弟或妹妹的一个月内，所有的反应都是正常的，父母不需要过多纠正孩子的言行，而需要让孩子尽量表达出内心的感受。父母要询问孩子为什么生气，是不是担心父母会不爱他了，为什么难过，等等。通过语言的表达，让孩子的不满情绪得到释放。然后父母需要做必不可少的一步：坦诚地告诉孩子，父母对你的爱不会减少。即使父母这样说，有的孩子还是不能接受，那就需要父母多次向孩子强调这一点，毕竟孩子最担心的就是父母的关爱被剥夺。

此外，还需要注意的是：如果父母太过关注孩子的感受，会不会因此过度内疚？比如同样面对持排斥态度的孩子，有些父母知道"孩子就是这样的"，而有些父母则会考虑"孩子真可怜，我们是不是很对不起他"。需要强调的是：父母生二胎完全没有对不起孩子的地方，只是为了孩子能够适应，需要通过沟通缓和一些情绪。

40 多岁的父母想生二胎，已经 21 岁的我该怎么办？

父母在自己 21 岁时突然决定再生一个孩子，对很多已经习惯做独生子女的孩子来说是一个一时半会儿无法接受的事情。拥有一个比自己小 20 多岁的弟弟或妹妹相当于自己在家庭中也要承担一部分父亲或母亲的角色，有些人也很难接受这样的年龄差。其实即使父母做了这样的决定也还是有回旋的余地的，毕竟孩子不是说生就能生的，当事人和父母需要互相逐步理解，有空的时候与父母多交谈，了解父母的渴望及想要第二个孩子的深层原因是什么，不能一味地抱怨父母做出的决定。

换个角度想，弟弟或妹妹的出生可能会促使自己过去 21 年那种一直被照顾、依赖家人的生活终结。这就相当于断奶的过程，原来一直享受生活，但有一天父母告诉你，你需要自己承担一些责任了，不能再这么依赖他人了。一开始总会不情愿和不乐意，甚至怀有深深的抵触，但当一个人逐渐学会承担责任时，也会有成就感。这个责任是对家庭的责任，也是对自己的责任。尤其是到了 21 岁的年纪，是时候走出父母的庇护，尝试依靠自己了。如果在独立生活的同时又能帮助父母承担一些照顾孩子的任务，那么这无疑是难得的成长契机。

也有人会有这样的担忧：父母想生二胎是因为自己是女孩，父辈或者祖辈有点儿重男轻女，希望借二胎政策生一个男孩。虽然的确存在这样的情况，但这种重男轻女的色彩不一定非常浓厚，开放二胎政策后已经中年的父母想生男孩不见得一定是重男轻女，他们可能只是希望借政策的放行生一个不同性别的孩子或者单纯地生第二个孩子（不管性别如何），从而让生活丰富一点儿，抑或是想要再次体验养育孩子、陪着孩子一天天长大的那种感受。当事人不需要想太多。

如果真的担心弟弟或妹妹出生后父母以及家人不会那么喜欢自己了，或者非常怀疑（或者确信）父母具有重男轻女的思想，可以及时和父母讨论，通过沟通印证或否定自己的猜测，而不是一味地猜疑。在适当沟通后，我相信最后的结果通常并不像预期的那么差，只不过刚开始时确实会让 21 岁的青年有很多担忧以及焦虑。

经常虐打孩子，自己痛不欲生却无法改变怎么办？

　　我的孩子很乖很善良，被同学打了也不还手，我问他为什么，他说怕打疼了别人，他还特别黏我。他成绩不好，智力发育迟缓，八岁上一年级还是跟不上，三岁确诊以后就开始积极训练。我一直说服自己以后会越来越好，学习差就差吧，自己的孩子自己能接受就好，觉得只要自己顶住，孩子快乐开心就好，成绩根本不重要。但是入学一年，没日没夜地学习，最后看到糟糕的成绩，感觉自己被击垮了，不知道明天怎么办，一样的问题到底要重复多少次，这个好不容易学会了，以后的呢，更难的呢，将来每天都是这样吗？不敢想象。我天天这样想着，想着想着就发狂了。从一开始动一点儿手，发展到现在，我控制不住自己，拼命地打孩子，天天打，明知没用还是打，甚至下死手打，打到孩子求饶，可我还是继续打。我边扇自己的耳光边打孩子，就像发狂的畜生，把孩子吓得要死。多少次打完孩子后我躲起来，难过得无法呼吸，整晚整晚睡不着，觉得自己不该生下他，生下他又不该这样折磨他，归根结底是我的无知与暴躁害了他。每天打完孩子我就想杀死自己，可是我死了他怎么办，于是我想到带他一起死，一产生这个想法我就又开始一边打一边叫他跟我去死，不敢相信我居然能对我最亲爱的宝贝说这样的话。看到路上的人温柔地逗着自己的宝宝、电视上真人秀亲子之间温馨的互动，我都会突然失声痛哭，觉得这种温柔是我没办法体会的，自己和孩子都好可怜。最让我难过、让我无法忍受的是，无论我怎么残暴、怎么恶毒，第二天孩子还是会过来抱住我，一边往我怀里钻一边喊着："妈妈我喜欢你，我最喜欢你了。"可我心里没有一丝幸福感，只感到痛不欲生，他越爱我我越想死，他抱得越紧我越想死。他抱我、亲我、对我撒娇，我都想挡住他，我害怕这些，我不配收到这些爱，我是罪人，于是我刻意和他保持距离，但看到他受伤的样子又很心疼。我每天都在深深的自责中睡去，怀着清醒的痛苦醒来；孩子放学就遭受新一轮毒打，晚上带着新的痛苦躺下。不知道这样的生活什么时候才是个头儿。

这样的问题明显不仅仅是打孩子的问题，表面现象是打孩子，其实是严重的自我惩罚、自我虐待。这样将自我虐待转移到孩子身上的现象与自己的心理状态有紧密的联系，建议寻求专业的心理咨询与心理治疗的帮助。如果没有外界的介入，靠自己的力量很难克服。此外，除了有专业的心理医生持续的帮助，生活中还需要有一个最亲密的亲友介入。必要的时候还可以联系、求助一些社会组织。

心理医生首先会对来访者进行评估，考察来访者的心理状态，根据评估得到的心理状态评定决定采取什么样的治疗手段。初步看来，这位母亲有比较明显的抑郁状态，需要及时寻求帮助。心理医生的治疗手段一般是心理治疗和药物治疗同时进行。

灾难中，需要做哪些心理干预？

灾难中的心理干预需要注意两点：

第一，在灾难发生后的短时间内，心理工作者千万不能贸然行动。如果心理工作者看到电视新闻后情绪太过激动，马上赶往灾区，过去后只会造成更多的混乱。灾难中的心理干预必须要科学、有序地进行，要有统一指挥，这才是专业的心理干预方式。

第二，心理工作者到达现场后，需要认识到，自己进行的心理干预工作只是庞大救援工作的一小部分，也需要充分理解其他救援人员的辛苦和艰难，不能期望别的救援人员放下他们手中的事情，都来配合自己的工作。心理工作者更应该提前考虑周围的人包括受难者、同事、消防员、医生等需要的是什么。简单的一个原则就是，只帮忙不添乱。

PTSD 指的是个人遭遇或目睹突发性灾难后产生的严重心理障碍。诊断为 PTSD 需要一个严格的标准 —— 时间，如果超过一个月，个人的认知、情绪、心理感受有严重的变化，则是严重的障碍，个人会明知自己情感体验有强烈的变化但是无法做出改变。越战后很多美国士兵不能从战争的创伤中走出来，人们才因此意识到 PTSD。事故发生早期可以通过恰当的干预减少 PTSD 的发生。

需要说明的是，幸存者和目击者、普通群众、家属等在灾难发生后的一个月内的任何情绪反应、身体反应都是正常的，因为人在灾难发生后有一个适应过程，各种生理、情绪的变化都是应对危机的正常反应，人们不应该随意给自己扣帽子、胡乱下诊断，而应该学会接纳自己的心理和情感状况。

如何克服严重的拖延症？

拖延症成为一个热门话题已经很多年了。其实仔细想想，号称拖延症的人中，什么人都有，甚至于很"杂"，他们没有什么共性。拖延症候群的情况很复杂，拖延的内涵很丰富。

道理大家都懂，做不做就是另一回事了

生活中，确实会有很多人对自己的表现不太满意，觉得自己没有及时把事情做好，没有抓紧一点儿。原因有很多，有人对自我要求比较高，有人比较被动，会根据 deadline（截止日期）安排工作。俗话说"deadline 是第一生产力"，这句话对于比较被动的人而言更为明显。

解决拖延症的方式也要根据具体情况而定，需要有针对性地拯救拖延症"患者"。比如对于自我要求高的人，可以进行"社会下行比较"，也就是环顾周围的同事和朋友。如此他们会发现，原来比自己还拖延的大有人在，自己已经是很有效率的人了，这样他们会觉得自己还是比较

优秀的，会更容易接纳自我，可以缓解很多因为"认为自己拖延"而产生的焦虑或者其他负面情绪。

那些确实很拖延的人也会很焦虑，总在寻求克服这种缺点的方式。拖延严重的人其原因也有很多，比如女性刚生完宝宝后的工作效率会较之前下降不少，也有人到了一定的人生阶段会产生很多心理冲突，比如优秀的大学生刚踏入社会，会不适应，这些不适应会导致工作效率低下。

换一种思路：拖延未必是坏事

怎么治拖延症还得看每个人身上的具体原因，从而对症下药。其实，虽然生活中很多人在说"我有拖延症"，但是我们往往可以发现大多数人的日子还算过得去，真正因为拖延而误了很多大事的人还是很少的。

其实我们可以这样说，拖延症对于很多人来说是一种生活常态，很少有人能够每天做到"今日事今日毕"，否则必然会有很大的压力。拖延其实恰恰给了人们缓冲的时间，通过这一缓冲时间，人们可以进行思维的放松，甚至是参加娱乐活动，这些都是更好地完成工作的精神基础。反过来想想，如果每天都不间断地从事对效率要求很高的工作，有多少人能够承受住？

拖延后效率的爆发是一种正强化

那么这样每天等着 deadline 混混日子就可以了吗？这就因人而异了。每个人的生活态度不一样，有些人会因为自己的效率保持在一定的程度而觉得满足，有的人则会认为只要完成了就可以了，不对自己有很高的要求。心理学不会逼人做很多的事情，而是追求多元化，只要自己觉得自己的行为合适，自己能够满意，就可以了。

还有一种情况：很多人实在搞不定一件事，就面朝大海大喊一句"这个项目太难了，我选择放弃"。这其实并不属于拖延，而是一种面对高难任务的危机情绪，通常表现在期限将至但自己可能无法应对的"危机时刻"。说出这样的话并不是真的想要放弃，恰恰是为了自我鼓励，给自己一种"这件事真的很难，就算最后我失败了，也不是我个人的问题"的想法，从而缓解一下情绪。不管怎样，最终大多数人还是会硬着头皮上的。而当我们最终经历了这些事情，自我观察一下，我们会发现，往往我们当初认为难以搞定的事情，到了最后，结果都比我们想象的好。这样的"deadline 之前的爆发"反而给了我们未来面对其他困难任务的信心。

当你下次想要放弃时，想一想你的放弃会带来什么，看看你周围的人在干什么，再做出最后的决定吧！

怎么安慰炒股失利的人?

面对炒股失利的人及他们表现出的情绪,我们应该先倾听,而不是急着帮助他们,或者跟着他们抱怨。我们要让他们觉得我们明白他们的情绪和心情。

炒股是很现实的事情,因为钱都是自己的,每个人都有自己的经验,大多数人还是比较理性的,会做出适当的判断,至少不会拿命去赌,钱也是很重要的。如果失利了,那是他们的人生经验。如果想要开始一段良好的沟通,唯一的方式就是与他们充分地共鸣。他们如果因为股市产生负面情绪,比如生气、伤心、懊恼,我们可以和他们一起表达生气、伤心和懊恼的情绪,让他们发现,有这么多人和自己一样,遭受着股市的煎熬。

当然,不排除一些极端的情况。如果有人由于炒股失利,经受不住打击向别人说出了"自杀"二字,我们该如何应对呢?首先我们一定要充分重视,因为一个人不会轻易地跟人说"自杀",就算是玩世不恭的人，也会在一定程度上对"自杀"二字有所收敛。当我们发现并感觉到他们有异常，或者有自杀倾向时，我们要第一时间告知他们的监护人，因为作为朋友，我们无法独自承担如此大的责任，我们需要和他们的父母、家人共同关心他们的心理状况，并尽量多地倾听。

如果我们恰巧是心理工作者或者有心理学背景，注意尽量不要轻举妄动，急着帮助朋友。如果他们因为知道我们是心理工作者而来寻求帮助，我们可以进行一些心理干预，但如果他们只是以朋友的身份来诉苦，那我们就只需要以朋友的身份陪伴在他们身边并且倾听。

抑郁症的心理治疗就是逗人开心吗？

有抑郁情绪体验是否就是抑郁症？

十多年来，媒体报道了许多名人得了抑郁症，引发了社会的广泛关注。人们常常会产生一个疑问：每个人多少都有抑郁情绪的体验，这是不是抑郁症呢？其实，抑郁症不仅仅是情绪不愉快，还需要符合特定标准才能下诊断。2019 年，北京大学第六医院黄悦勤教授在线发表于《柳叶刀·精神病学》杂志的文章表示：心境障碍（抑郁症和躁郁症）的终生患病率为 7.37%。尽管抑郁症已经在一定程度上成为一种社会病，但由于种种原因，特别是因为认知不足和耻辱感，人们对此的态度是回避，所以该病的就医率并不高。老百姓无法自我诊断是否患上抑郁症，要尽早、及时地寻求专业人士的帮助，以免对自己的健康、生活和工作带来严重影响，甚至影响家人。

抑郁情绪到达什么程度就需要就医或者寻求帮助？

每个人体验到丧失性的事件后都会有一些不开心甚至抑郁的情绪性反应，这些是可以预料的。但如果感觉该开心的时候开心不起来，对任何事情都没有兴趣，思维变慢、脑力不够用，同时存在睡眠问题、身体不适、没有原因的疲乏感，对自己产生负面评价，甚至出现自杀行为，学习、人际关系、工作或者家庭生活受到了明显影响，自己以往的经验难以应对……当这些表现足够严重、足够多，且持续两周以上时，就应该到医院请专科医生确认是否符合抑郁症标准。如果无法自行摆脱，要及时寻求专业人士的帮助。

是否某些躯体症状也可能是抑郁症的表现？

确实是这样。抑郁症相关的躯体症状可遍及全身，包括无痛症状，如食欲减退、睡眠障碍、性欲减退、乏力、头晕、心悸、胸部不适等；也包括痛性不适症状，如头痛、背痛、肌肉骨骼疼痛、胃肠疼痛、身体局部轻微疼痛等。疼痛是抑郁症患者常发生的一种躯体症状。通常老百姓是哪里不舒服就去看哪个科，但是如果临床医生发现，该做的检查病人都做了，没有发现明显器质性改变，那么生理上的痛苦可能是躯体化的症状，是抑郁症或者其他心理障碍的表现，最好建议病人去精神、心理科就诊。

抑郁症该选择心理治疗还是药物治疗？

一般而言，轻度到中度的抑郁症可以选择只用心理治疗方式。如果病情严重，比如已经不愿意讲话、思考交流困难、甚至不愿意动，就需要优先考虑药物治疗。重症患者会感到个人没有办法努力了，通过药物治疗让患者在更短的时间内（比如两三个月内）症状得到明显改善，然后再与心理治疗相结合，减少复发。

心理治疗是通过谈话逗病人开心吗？

心理治疗涉及的不仅仅是逗人开心的问题。虽然沟通交流中病人也希望情绪得到改善，但毫无疑问，既然已经达到"症"的程度，仅仅依靠逗开心是无法取得疗效的。虽然心理治疗的形式也是谈话，但逗笑不是心理治疗的主要方式和目的。心理治疗需要针对产生抑郁的心理原因进行治疗，心理治疗的谈话是围绕解决问题这一目标进行的。专业心理治疗也特别强调明确设置的重要性。而且，心理治疗根据不同的理论流派，聚焦解决的目标也是不一样的。虽然生活中我们经常看到非专业人员也可以帮助他人疏导，比如某些谈话类节目的主持人，但是他们并没有固定的治疗设置，也不存在效果评价和承担责任的问题。

抑郁症的心理治疗疗效是否确切？

虽然通过反复谈话的方式取得疗效比较慢，但优点是治疗起效后长期随访使得复发率相对较低。心理治疗已被现代科学认同的研究方法证明有确切疗效，大量研究明确证实，心理治疗可以起到跟只用药物治疗相当的疗效，两者合用的疗效会进一步提高。

如何找到好的心理咨询师？

目前心理咨询师水平良莠不齐，且咨询师之间很难进行客观的比较。除了水平高低，是否适合也非常重要。建议从以下几个方面考虑：

执业资格：二级心理咨询师目前是我国的最高级别。需要注意的是：从事心理咨询必须具备国家心理咨询师资格，但拥有此资格的人不一定有能力从事心理咨询。

是否全职：心理咨询是一项专业性极强、综合素质要求极高的工作，需要非常用心才能做得好，全职才能在真正意义上做到潜心、全心全力。

地点：心理咨询即使是短程的，也可能需要进行 20 次的会谈，特地去大城市找咨询师会很浪费精力和财力。而且，一旦脱离了原有的生活环境，心理咨询就无法取得满意的效果。尽量在自己工作和生活的城市找，如果当地找不到，则距离越近越好，当天能够来回。

不要以价格、职称取人：心理咨询相对比较主观，较难监测和控制，监管机构很难确认心理咨询的收费标准，基本由医院、咨询机构或咨询师本人确定，收费标准并不代表咨询效果。虽然职称一定程度上反映了执业人的经历和水平，但职称高的咨询师未必一定和你匹配。没有"教授""主任"头衔，但经过严格专业培训又有丰富临床工作经验的咨询师也可能是最适合你的咨询师。

直观感觉：某个咨询师是否适合你，交流时的感觉非常重要。首先你们之间的沟通需要很顺畅，一点儿不费劲，你能很容易、很轻松地明白他的意思。其次，面谈时会让你感到安全、信任、温暖、专业，你有兴趣、有热情继续和他交谈下去。最后，交谈之后让你对人对事的理解变得更深入、更全面、更丰富，对工作、生活和人际交往等更有自信。如果经过三四次的交谈后你有这样的感觉，他就是适合你的心理咨询师。

亲友疏导谈话是心理治疗吗？

亲友疏导谈话不是心理治疗。心理治疗主要通过谈话的方式进行，属于人际互动。如果进行了专业的设置，这种人际互动就比较单纯，是简单的治疗关系。若是给朋友或亲戚进行治疗，就潜在地存在各种问题，比如是否能遵守设置、是否能进行规范的服务。另外，考虑到以后相处的问题，朋友或亲戚在暴露自己的时候会感到不安。这些潜在的问题会影响双方的沟通交流，进而影响治疗效果。如果想做心理治疗，还是应该去专业机构，进行有设置的专业心理治疗，而以朋友身份请治疗师来家中治疗其实不能产生期望的效果。所以，来访者与治疗师之间除了治疗关系，最好没有其他的关系。

心理咨询有没有副作用？

完全有可能。从药物角度讲，一种药物一般都是既有正作用又有副作用。如果一种药物或者方法标榜没有副作用，那么基本可以肯定它也不会有正作用。在心理咨询过程中，来访者正处于心理困扰中，非常需要帮助，这时候咨询师的话和非言语的治疗对他们的潜在影响是非常大的。来访者可能会潜移默化地被咨询师误导，感觉自己更加糟糕、无法解决问题等。因此，在专业心理咨询中特别强调咨询师要保持自我察觉。所以心理咨询也未必就是一个毫无副作用的治疗方法，在选择或进行心理咨询时，需要注意这个问题。

心理咨询到底有没有疗效？

心理咨询作为医学中的一种治疗方法，必须有疗效评估，否则这种方法很难持续存在。从大家的经验看，很多心理咨询方法都有效果。当然，现在医学界比较强调证据支持，要通过对照研究得出有效的论证。最近几十年，心理咨询已被现代科学认同的研究方法证明有确切疗效，而且目前证明有效的心理咨询方法也不少。

心理咨询有没有禁忌症？

总体来讲，心理咨询的禁忌症不像手术或者用药那么明确和明显。一般来说，能进行正常的语言沟通交流、希望解决心理问题、有求助动机的来访者都可以做心理咨询。通常，对心理咨询方法的选择是根据咨询师个人接受的方法训练，以及咨询师对方法的喜好而定的。同样，来访者也会有个人的喜好。我认为尊重个人的喜好是最重要的。最近的文献研究认为，选择个人偏好的咨询方法，疗效会更加明显。而且不论药物治疗还是心理治疗，都是有效的。

心理咨询有哪些主要风格？

我将心理咨询分成三大块：

认知行为的风格 —— 把认知行为疗法作为一种风格、一种标签，简洁明了、操作性强、比较清晰，疗效比较明显。

模糊的风格 —— 以精神分析为代表，现代精神分析和经典精神分析都有这种风格。这有点儿像电视剧《扪心问诊》里咨询师保罗采用的风格：允许来访者主导、踩油门、掌控方向盘，咨询师在后面跟随，体会多角度的深度思考和反馈，与来访者共同印证。没有明确答案，也没有明确的时间。

体验式的风格 —— 在现场创造一些咨询条件，激发体验，比如家庭系统排列、萨提亚、戏剧治疗、角色扮演等。我把这些都归为体验式的，因为生活中很少有机会体验某些东西，整个咨询过程就是创造条件，激发我们平时体验不到的东西，然后让我们体验。

第五部分

讲好自己的故事

每个个案都有各自独特的防御内心痛苦的方式和风格，但这也会导致咨访关系处理困难，需要咨询师识别并进行工作。个案的改变和咨询师的成长往往是同步发生的。

总是为了妹妹好的哥哥

厚脸皮自恋 —— 你不行！没有我，你什么也干不成！

"你不行！没有我，你什么也干不成！"像这样，有人通过贬低你，指责你，让你感觉自己很差，需要他出面才能搞定一切，而这，真的是为了你好。当你软弱、无助时，特别需要他出现；当你想要独立与自由时，又很希望他不要干涉，最好是鼓励、支持你，但往往事与愿违。

你想依赖吗？可以，但你要全部听我的！你想独立、自由吗？可以，你感到不行时别来找我！对于他，你爱恨交加。"爱"，是因为软弱无助时需要依赖；"恨"，是因为被剥夺了独立成长的机会而越来越离不开。他责任心强、进取心强、道德感强，在关系远的人眼里，他往往还是一个有着很多光环的人。

前段时间，一位朋友说起他一位50多岁的亲戚A先生，A先生正为工作和家庭事务烦恼。

A先生工作能力强、有闯劲儿、有思路，一直获得好评，近期被派到一个新部门。该部门在单位属于"老大难""落后部门"，A先生到岗后雄心勃勃，提出了很多建设性意见，想快速扭转局面，但大家都不配合他的工作。"他们这些人素质实在太低，完全不思上进！阻碍了我事业进取的速度！""我明明可以成功的，可他们……"A先生感到全部门的人都反对自己，他们一点儿都不理解自己可以引领大家走向成功，A先生也担心自己在部门太孤立。

更让A先生苦恼的是家中的妹妹。妹妹40多岁了，还未成家，一直靠A先生的经济支持，工作也是A先生帮助安排的。妹妹一直和父母住在一起，生活上依赖父母。但父亲两年前肺癌手术后去世，妹妹抱怨是A先生害死了父亲，因为当初妹妹不同意手术，而A先生听从医生的建议决定让父亲接受手术。"怎么是我害死父亲的！"A先生越想越生气。其实妹妹的情感逻辑很简单："你有决策权，事情都是你决定的，所以结果不好当然怪你。"

让A先生更恼怒的是，自己一直帮助妹妹，而妹妹却非常恨自己，总是对他恶语相向，最近为了房子的事情还到自己单位闹，说他人品极差，家丑外扬啊！房子的事情自己这样处理是为了妹妹好啊！她怎么就不懂？

其实妹妹最恨的是被剥夺了选择的权利，然后还要对哥哥感恩戴德，并承认哥哥完全尊重自己的意愿——A先生在形式上很尊重地过问妹妹的意见，却在最后出于为了妹妹好而代替她做了正确的决定。

这个案例涉及厚脸皮自恋。厚脸皮自恋的人际关系模式表现为严重的自我界限混乱或没有自我界限。从自我出发（却常常以社会最高道德标准的名义）为别人做决定，无能力理解他人行为的意义，将他人当作自己的一部分。他们赞美他人，是将他人潜意识地当作一个自身客体以满足自己的自恋，无视周围的人的存在，眼中只有自己，周围的人对于他们来说只是一个用具，或仅是一面理想化的镜子，从中可照出同样理想化的自身。

厚脸皮自恋的形成可以追溯到一个人小时候的成长经历。如果照料者不能共情地接纳、回应和肯定孩子，孩子就会缺失发展所需的雄心和理想化父母印象。缺失导致这种需要在以后会代偿性地加强，表现为在人际交往中对他人过分理想化，以及自认为无所不能，以此来代替自身缺失的那部分精神结构。厚脸皮自恋还需要一个全能的、神化的他人，并潜意识地将其当作自己的一部分。出于对早年缺失共情、接纳的补偿，厚脸皮自恋会在随后的人际关系中对赞美无限需要，并用赞美证实自己无所不能。

有些父母由于种种原因无能力照顾孩子的情感需要，反倒需要被孩子照顾。这样在成长中需要照顾父母的父母化儿童常见于酗酒家庭，他们只有在控制住一切与自己有关的事时才能获得有能力和自我价值的感受。为了确保成功，儿童变成小父母。有些父母退缩或不可及 —— 扣留了爱和情感，儿童感到不被渴望（被遗弃的威胁），为预先阻止这种感受，他们会通过幻想控制父母的行为。

厚脸皮自恋常使用的心理防御机制是分裂、全能、贬低、投射认同（控制）。当我们面对这样的来访者时，会感到在咨询中他们是我们的督导，咨询中弥漫着批评，好像只有他们知道如何更有效地做这件事。

我到底要怎么做你们才能满意？

假性自体的痛苦，别人看重的我不是真正的我

之前，我碰到这么一个女孩：27岁，从小家境优渥，学习成绩优异，高中毕业就去了欧洲著名大学学习，大学毕业后接着完成了研究生学业，还在当地从事中外文化交流工作，并寻求进一步发展的机会。一切似乎都不错。

我见到她时，感觉她是一个阳光、自信、干练、沉着、冷静的女孩，我无法想象她几天前因经历了情感变故而割腕自杀，连续几天歇斯底里地痛哭、失眠，并在几天内瘦了10多斤。

她说这不是她第一次这样了，也担心今后再这样。她父母觉得女儿为了一点儿情感上的事做出这样极端的自杀行为太夸张了，无法理解又不知道怎么帮她。她对父母的反应一点儿都不意外，甚至站在一定的高度理解父母对自己的不理解。多懂事啊！

那么她，一个有着丰富情感经历又很独立的人，这次到底是被什么伤到了？

最伤害她的，不是前男友不爱她去爱别人了，而是最后得知前男友原来一直暗恋自己的好友，但未得到好友的积极回应，就先和自己交往了。后来前男友偶然得知那个女孩其实也很喜欢自己，两人就走到了一起。关键是整个过程她的前男友和好友虽然对她有内疚，但都认为她是强大、独立的人，能成全别人，这让她十分受不了。她反复追问前男友："你原来爱我是真的还是假的？"反复追问好友："你原来和我做朋友是否就是为了接近他？"

她感到自己没有任何存在的价值。这种情况下，我想，什么回答都是搪塞。

在工作上，她觉得老板看重自己仅仅是因为自己出色的应酬能力，而这是她很不喜欢做的事情，但这又是她从小被别人欣赏、肯定的事。她希望老板因为她对事业的独特追求而欣赏自己。她受不了人际关系的功利性和互相利用，但同时发现自己从小也是靠这个获益的。

她是一个很认真、很想真诚对人的人，但时常被人说"假"。那种委屈，甚至愤怒，无人能够理解——我到底要怎么做你们才能满意？

假性自体，又是假性自体！现在怎么那么多假性自体！是本来就多，还是我关注得多？

前面提到过，假性自体来自早期的镜映失败。婴儿成长需要母亲给予他们恰到好处的回应。婴儿需要感到自己是强大的，需要感到母亲会回应他们的愿望，需要感到母亲能轻易满足他们。如果母亲因种种原因不想回应或无力回应，反而不断要求婴儿调整自己来适应她，问题就会出现。婴儿意识到如果想让母亲站在自己这一边，想让母亲微笑而不是皱眉，温暖而不是冷冰冰，自己必须学会随和，学会做母亲想让自己做的事，于是婴儿开始努力取悦母亲，学会让自己变得可爱。

成为母亲的好孩子需要付出代价：逐渐与自我真实的感受和情绪失去联系。这样的孩子长大后可能会成为非常好的学生，擅长运动，或擅长其他任何受母亲赞许的活动。但对母亲想要他们做的事，孩子内心深处感受不到任何愉悦或满足。表面上可能非常努力工作，成绩出众，非常成功，但内在感觉迷茫、空虚。

说到这里，我感到非常心痛和悲哀，又有无奈和宿命的感觉。说这是"假"？这是从小练就的"武功"！是潜意识层面的。只有这样才有存在的价值，但又离真实的自我越来越远。

这样的人，在成长过程中，一旦遭遇涉及自尊的挫折（在别人看来可能很小的挫折），就会引发强烈的自我否定、抑郁或对这个世界的愤怒和绝望！

写到最后，好像总得再说点儿什么。其实我已经没有力气再说什么了，内心充满了悲凉和无助，也许这正是她自己的感受。

委曲求全，只为被看到

女性来访者，工作能力强、认真负责，与人起冲突后常常懊悔自责

李女士，外企人力资源部门主管，做事认真负责，工作能力强。她内心有个很大的苦恼：工作中，在某一项事情上需要坚持原则，可能会与他人发生冲突或争执，在此事之中，她要在心里忍很久，最后爆发的时候情绪很失控，说话的声音都在发抖，内心委屈得想哭、想逃开，事后会很懊恼、羞愧，并会反复想，有时回到家还会哭。

李女士想：怎么别人吵架时这么理直气壮，吵后很快就过去了，自己怎么就内耗这么大？都40多岁的人了！她碰到事情容易往坏的方面想，睡眠有时候也不好。当她回顾过去时，发现初中阶段是她性格发生转变的重要转折点。

她从小学习成绩好，为了能上好的初中，就寄宿在姑姑家（父母插队支援、落户边疆），遭受了姑姑和姑父的冷言冷语、白眼和嫌弃，还经常被要求感恩。只能忍啊，没有办法。父母不在身边，他们也都是老实人、懦弱、委曲求全，总会要求她忍。

　　初中和高中的六年是"极其压抑、黑暗的岁月"。现在每年过年她还要强忍着情绪去看望姑姑和姑父。每次去看望，都像受刑一样难受。丈夫说："你这么难受就别去了吧！""不，还是要去的。"

　　其实对姑姑和姑父的情绪，潜意识中置换了多少指向父母的爱恨情仇！从小父母不在身边，李女士由外婆带大，而弟弟却生活在边疆，在父母身边长大。李女士长大后一直感到和父母不亲，但很孝顺；弟弟虽然没自己有出息，却可以和父母很亲，在父母面前任性。

　　李女士时不时冒出来的内心体验和情感记忆是这样的：自己是不是给别人添麻烦了？自己是不是遭嫌弃了？自己这么乖、这么努力、这么懂事是不是都没有用？努力，失望；再努力，又失望；不甘心，怨恨，然后愧疚……

　　不公平啊！李女士一直企图救赎承受痛苦的父母，替代父母承受不能承受的情感。父母个性懦弱，老实本分，她在道理上知道他们不容易，从小习惯了不向他们提什么要求。如何在内心修复与父母的爱恨情仇并与他们和解？自己的努力他们看到了吗？

　　李女士在咨询中也很懂事。不但承受了症状的痛苦、药物的不良反应，还经常体谅我的不容易。她自己的诉求未被满足，她有无力感和愤怒感吗？

　　终于有一次，她在咨询中爆发出来了。瞬间，双方都感到了一种释放和某种力量，并看到了自己真正的内心……

被强加责任的女强人

无所不能，与众不同，非常成功、独特，可以超越很多男性，
在家里被依赖，经常替弟弟承担责任，被贴上女强人标签

　　对于女性主题，这些年我在实践中接触的案例比较多，在接触的过
程中有自己的感受和一些思考，确实会有不少提升。我把对于女性来访
者的临床实践和储备分享一下，特别是想跟男性咨询师分享一下。

　　"女强人"本身就是非常明显的标签，通常女强人要么在事业上很成
功，有一个很高的职位，要么在家里特别强势能干，非常有担当，她们
比男人厉害。"女强人"这个标签代表了嫉妒、竞争，也显示出自身的
问题。

　　在咨询中，咨询师非常需要利用自己的反移情进行工作，需要非常
敏感，并接受自己内心的感受。有时候敏感是逼不得已，我们在那个环
境面对这样的个案，会不由自主地非常敏感，甚至会感到自己的潜能都
可能被激发出来。一些人会有明显的支配行为，会把别人放在较低的位
置，会批评别人做的每件事，让别人感到自己很差、很内疚，只有等他
们出场才能搞定。有的时候在咨访关系中，刚开始这一切并不那么明

显，然而当我们去听他们的故事，了解他们的生活，包括他们的亲密关系，就会发现这个特点。这种反差带来的现场感非常强烈，以至于在生活中可能会激起别人强烈的感觉，而在咨询室内，在咨询师面前还没有出现这样的感觉，这样的话咨询师会一直担忧，担忧哪一天自己也会落得这个下场。所以，刚开始咨询师就会把所有的内在动力或者敏感性释放出来。

作为咨询师，最艰难的就是职业上遭遇挫败，咨询没有效果，或者来访者没有得到好的反馈。不能帮到来访者是我们非常担心的部分。女强人个案的责任心、进取心、道德感比较强，如果不是亲密关系，不是天天跟她们相处，像我们咨询师，一周就和她们相处 50 分钟，短时间内很难体会到很负面的感受，因此她们会有很多光环。从这些感受的察觉来看，我们希望能够用自己的反移情来保持察觉，目的是不要更快地见诸行动。

我的感受是，一些非常出色的女性如果被贴上"女强人"的标签，她们会对这个标签产生矛盾的情感：为什么没有"男强人"的标签？女性要不要过三八妇女节？如果要过，那为何没有"男人节"？这就是矛盾的地方，一方面希望自己有非常强的一面，无所不能、非常成功、独特，甚至可以超越很多男性，希望发展自己内在的潜力并获得很好的人生体验；另一方面，这个标签本身也会带来某种贬低、歧视，或者某种误解、排斥，因为被标签化即被归类。因此，当女性被评价为"女强人"时，很难简单地说她们想不想要这个评价。

最理想的情况是，想要被认为强的时候就要这个标签，想不被歧视的时候最好不要用这个标签。然而世界上往往没有这么好的事，更多的时候可能是不想被贴标签的时候有人给我们贴标签，想强大的时候可能就有人来打压我们，等等。

这是一种非常强烈的无奈。如果我们接触这样的个案，从她们个人成长经历或者整个家族来看，她们真的是非常无奈，也就是被逼到这条路上，不得不非常强大。家庭内部也好，社会中也好，单位也好，朋友之间也好，经常有这样的情景：碰到某种情况，局面不能继续下去，最后大家都会习惯性地期待她们出来解决问题，而且她们已经习惯从小被赋予这样的使命。那种很深的无助或者被强加责任的无奈感，如果与她们接触，我们可以触及这部分。

如果一个人习惯了从小承担某种责任，哪一天别人跟他说"我才不需要你来管我"，这可能是一个非常强烈的触发。"劳碌命"，"我们能够过上好日子全靠你"，只要经常有表扬，再辛苦也值得！而哪一天别人对他说："就被你管坏了，没有你管，我可能更厉害。"他会感到自己好心没好报，会感到付出这么多最后没有被理解，会感到与他有亲密关系的人离开他走自己的路，此时他会非常沮丧，有火发不出。

我们扮演自己最有力量的角色，防御抑郁和无助感。我认为这句话适合所有人，只不过每个人的程度有区别。职业耗竭中这一点也非常明显，咨询师付出了所有帮助很多来访者，一天接八九个个案，到最后许多人说咨询师瞎闹、没用，还导致哪个来访者病情加重，咨询师可能会非常沮丧，感到没有人理解。当咨询师面对女强人个案，这种感觉会更加强烈。

A女士工作能力非常强，很有想法，一直受到好评，老板派她去调整一个落后部门。她到岗后提出了很多建设性意见，想快速扭转局面，但是感到大家都不配合她的工作，她内心觉得那些人素质太低，而且不是一般的低。

有时候，她跟我说这样的话，我会感到她在说我。我真的会过度敏感，接触这样的来访者我真的会非常担心，如果没有及时、恰当地回应，咨访关系的进展会受到阻碍。她工作这么忙，还要抽时间来咨询，真是很重视。咨询师要把握好，要努力。

而且我真的会感受到，她能做到，工作中很多问题、糟糕的情况，只要她出面，就能快速解决好。她非常有执行力，但是其他人不配合。道理上，如果一个部门不行，在单位里也没有什么话语权，不改变真的是不行。所以她非常希望引领大家成功，有些担心，也太过虑。

她在单位经常承担这样的角色，哪个部门搞不定，领导就派她去。在家庭里也是，弟弟会非常依赖她，但她有时也会很苦恼，因为弟弟总是把坏结果推给她，她不得不承担。

对于这样的个案，在家庭环境中，小时候她们非常希望有一个人能够有担当，这个人尤其应当是父亲，父亲应承担更多的责任。同时，也要看母亲在家庭中的恰当存在和她起到的非常重要的作用。也就是说，如果父亲有担当，或者母亲给予肯定和维护，理想化的形象就会在比较早期建立起来。

如果在咨询中碰到这样的个案，咨询师会发现，她们的话真的像是忠告，还很让人心悦诚服，关键是她们很照顾咨询师的面子。所以如果知道背景，她们不是故意贬低、批评咨询师，而是习惯这样的防御，咨询师就可以共情地理解她们，当然咨询师也会察觉到自己被激发出的无助感、无能感，特别是对于自己无能的那种羞耻感。这部分的察觉非常重要，因为察觉到了才可能做到不卑不亢地回应。

答疑解惑

问：刚才提到现在有女强人的现象，也提到有三八妇女节，却没有男人节，我在临床工作中遇到的问题是：我们可能没有男强人这个概念，但是我们有男弱人这个概念。比如一对夫妻，女性很强大，就像刚才说到的案例，男性相对弱一点儿，在家里承担传统意义上的女性角色，和以前的传统观念正好反过来。我想这会不会跟俄狄浦斯情结、男性被阉割有关。

答：这是非常有意思的一个问题，其实女强男弱也挺好的，我认为是绝配，这样也比较和谐。我觉得可能并不是俄狄浦斯情结、阉割，还没有到这一步。我的理解是：如果一位女性非常能干，她肯定把弱的一面投射给她的伴侣，这位男性是这位女性内在的另外一部分，所以他们两个可以紧紧在一起。为什么我说是绝配呢？有时候会有夫妻亲密问题，而他们出现亲密关系问题的时候，往往也是两个人共同成长的契机，互相在对方身上看到自己没有办法面对、承受的部分，可能也是成长的机会。

问：刚才您说弱男子和女强人是绝配，我遇到这样一个个案：原来男人比较弱，女人比较强，后来男人在女人的帮助下变得非常强大，这时候女人却和男人离婚了。这又是怎么回事？

答：我认为可能跟这个男人有关系，我还没有碰到哪个女人把男人培养得非常成功后选择全身而退的，一般只有对儿子这样。肯定发生了什么，可能是男人的背叛，也可能是他做了伤害女人的事。